METHODEN DER KUNSTTHERAPIE

Maria Karoline Haas

Lektorat: Dr. Margarete Bründl

Buchgestaltung und Satz: Michael Blechinger
www.designblechinger.eu

Bild auf Seite 234-235 von Franz Xaver Teubl
Bild auf Seite 236-237 von Dvora Barzilai

Produktion: Hofeneder & Partner, Ueberreuter Print & Packaging GmbH

ISBN: 978-3-200-05446-2

Design
BLECHINGER
web & printdesign

Inhalts VERZEICHNIS

Vorwort

Sie hat es schon wieder getan! Nach ihrem Buch Dialog des „Ich“ mit dem „Ich“, in dem sie sich mehr auf die Grundlagen der Kunsttherapie konzentriert hat, legt Dr. Maria Haas nun folgerichtig ein Buch zur konkreten kunsttherapeutischen Arbeitsweise vor.

Dieses Buch zur Praxis der Kunsttherapie macht deutlich, wie sehr sich die Kunsttherapie in Österreich schon etabliert hat. Nach mittlerweile über 25 Jahren seit der Gründung der ersten Ausbildungsstätten in Österreich geht es nicht mehr so sehr darum, die Kunsttherapie allgemein zu erklären, sondern darum, anschauliche Beispiele für die kunsttherapeutische Arbeitsweise les- und sichtbar werden zu lassen. Ein Buch, das sowohl das Fachpublikum als auch Menschen, die an kreativen Prozessen interessiert sind, ansprechen kann.

Für die KunsttherapeutInnen in Österreich sind solche Bücher unverzichtbare Möglichkeiten, um Einblick zu nehmen nicht nur in individuelle Prozesse, sondern vielmehr in konkrete Arbeitsweisen verschiedener kunsttherapeutischer „Schulen“ mit unterschiedlichen theoretischen Hintergründen und Ansätzen. Es ist ein Beitrag zum Austausch und zur wechselseitigen Wertschätzung. Denn mit der Lektüre dieses Buches wird vielleicht deutlich, wie wenig die verschiedenen Richtungen in der Praxis unterscheidet und wie weit und vielfältig die kunsttherapeutischen Methoden in der Praxis sind.

In diesem Buch geht es zuallererst um die Achtsamkeit der Kunsttherapeutin und das darin eingeschlossene Nicht-Bewerten. Der Klient ist das Subjekt des therapeutischen Prozesses und die Therapeutin die Begleiterin des Klienten auf dessen Weg zu sich selbst.

Da ist der sichere Raum, der von der Therapeutin dem Klienten zur Verfügung gestellt und bereit gehalten wird. Ein Raum, in dem sich der Klient entfalten und entwickeln kann.

Die Therapeutin bietet dem Klienten die Materialien und das Werkzeug an, um ihm die Entwicklung seiner Kreativität zu ermöglichen.

Schließlich unterstützt die Therapeutin mit all ihrer Erfahrung und Kenntnis den Klienten, nicht nur seine eigenen Gestaltungen wertzuschätzen, sondern auch die eigene Entwicklung im therapeutischen und gestalterischen Prozess wahrzunehmen und sich in seiner Eigenheit anzunehmen.

Die Praxisbeispiele, an denen uns Dr. Maria Haas teilnehmen lässt, machen deutlich, wie wenig es braucht, um kunsttherapeutisch tätig zu werden, und wie nah ihre Arbeitsweise am Alltagsleben ist. Materialien des täglichen Gebrauchs werden zu wundersamen Gebilden, werden zu Strukturelementen von Bildern, im Gebrauch verfremdet und experimentell verarbeitet.

Es ist die Kreativität, die aus der Kargheit entsteht und die wie Minimal Art aus dem „gerade zur Hand Seienden" eine Welt entstehen lässt. Die Beispiele zeigen, wie komplex und ausdrucksstark die Bilder sind, die entstehen. Und sie zeigen auch, wie hilfreich es für den kreativen Ausdruck ist, sich zunächst in die Kargheit zu begeben, die verwirrende Fülle der Möglichkeiten und Angebote zu reduzieren. Kargheit heißt nicht Mangel an Ausdrucksmöglichkeiten, sondern Raum, der die Möglichkeit zum spielerischen Handeln öffnet, der nicht verstellt ist durch Vorgefertigtes.

In einer Welt, die immer weniger offene und undefinierte Freiräume zulässt und die den Handlungsspielraum des Einzelnen immer mehr einschränkt und der Rationalität und Zweckmäßigkeit unterwirft, wird der Raum für Kreativität, für die freie Selbstausgestaltung immer wichtiger. Kunsttherapie im offenen Atelier oder im therapeutischen Setting bietet in dieser Situation die Möglichkeit zum kreativen Handeln und dazu, sich handelnd selbst zu finden.

Das vorliegende Buch von Dr. Maria Haas ist eine Ermutigung, sich aus dem rationalen und zweckmäßigen Alltag zu lösen. In der Offenheit des kreativen Raumes kann Verwandlung stattfinden. Eine Verwandlung, die auf wundersame Weise nicht nur die Dinge, sondern auch den Schöpfer ergreift.

Ernst Johannes Wittkowski

Einleitung

Dieses Buch enthält eine Sammlung von kunsttherapeutischen Methoden, die ich in jahrelanger Arbeit mit meinen kleinen und großen Klienten entwickelt habe. Aber das, was im vorliegenden Buch an kreativen Möglichkeiten aufgelistet ist, ist trotzdem nur ein minimaler Ausschnitt von Methoden, die im kunsttherapeutischen, kreativen Arbeiten mit den Klienten im Laufe der Jahre entwickelt wurden, sich immer noch entwickeln und wahrscheinlich nie ausgeschöpft werden können. Es waren oft lange Entwicklungsprozesse, die wir – meine Klienten und ich – durchschreiten durften, und ich habe von jedem Klienten gelernt, auch wenn er noch so jung war.

Im Laufe der Jahre sind in meiner Praxis sicher schon tausende Bilder entstanden, Bilder, deren Themen zwar oft ähnliche waren, aber weder eine Lebensgeschichte noch ein Bild glichen einander, alle sind sie trotz ähnlicher Themen individuell und einzigartig. Alle Bilder waren und sind Unikate, so wie die Menschen, die sie erschaffen haben.

Dieses Buch entstand auch auf Wunsch vieler angehender bzw. schon ausgebildeter Kunsttherapeutinnen, um mögliche Anhaltspunkte zu haben, welches Material man wie, wann und warum einsetzen kann, um damit zu unterstützen, dass der Klient einen Ausdruck für das findet, was ihn gerade beschäftigt.

Dieses Buch ist aber kein Rezeptbuch in dem Sinne, bei einem bestimmten Problem nehme man folgende Zutaten, denn das wäre viel zu plakativ und zu einfach und meist auch nicht zielführend. Natürlich habe ich eine Vorstellung, eine Vermutung, ein Motiv, warum ich dieses oder jenes Material bei diesem oder jenem Klienten anbiete, damit in dem Klienten etwas ausgelöst werden soll, was er dann als Thema in seinen künstlerischen Arbeiten zum Ausdruck bringt, etwas, was ihn z.B. belastet, bedrückt, freut, ängstigt, oder dass sogar etwas sichtbar wird, was vielleicht bis zu dem Zeitpunkt des Gestaltens in den Tiefen seines Unbewussten unbeachtet geschlummert hat.

Dieses Buch zeigt auch auf, dass ein entstandenes Bild nicht isoliert gesehen werden darf, sondern Teil eines Prozesses ist, der das nächste Bild bereits andeutet, und dieses sich scheinbar wie von selbst aus sich heraus ergibt. Ich vergleiche diese Prozesse oft mit Wegen, an deren Lauf sich die Landschaften, die Bilder verändern. Wege können einfach, steil, steinig, holprig sein, die Landschaft kann lieblich, aufwühlend, bedrohlich, ängstigend, verlassen, überlaufen u.v.a.m. sein. Der Weg kann von Sonne beschienen, dunkel, windig, regnerisch, kalt, stürmisch sein, aber der Klient weiß, er ist nicht alleine, er wird begleitet und auch nicht alleine gelassen bis dorthin, wo er dann alleine weitergehen möchte.

Der Helfer

Er ist ein Heiler auf körperlichem und geistigem Gebiet in einem,
denn er eben kennt beider Verbindungen
und vermag von da aus auf beide einzuwirken;
er lehrt dich deine Geschäfte zu verwalten,
dass dein Gemüt frei wird,
und er lehrt dich dein Gemüt so in sich zu festigen,
dass du den Geschicken standhalten kannst.
Und immer wieder weiß er dich so weit an der Hand zu führen,
bis du dich allein weiter zu wagen vermagst,
er tut nichts statt deiner,
was du schon selber zu tun erstarkt bist;
er nimmt deiner Seele keinen Kampf ab,
den sie selber bestehen muss,
um ihr besonderes Werk in der Welt zu vollbringen.

Martin Buber

Dieses Buch setzt sich mit dem Umstand auseinander, dass die Wahl der Methode nicht beliebig ist, sondern dass das die Führung von meiner Seite her ist, zu verstehen als der verlässliche Rahmen, als der Untergrund, der hält, damit der Klient die Sicherheit hat, dass er all die Kämpfe, die Begegnungen, die Ängste, die Wut, den Zorn, die Ausgelassenheit, die Freude in einem sicheren Rahmen ausleben und sichtbar machen kann, um es dann auch besprechbar und letztendlich veränderbar zu machen. Denn jedes neu entstandene Folgebild ist in der Regel als eine Antwort auf das vorher entstandene Bild zu verstehen, als eine Weiterentwicklung, als eine Lösung, also als ein weiteres Stück auf dem Weg zu einer möglichen Selbstentfaltung, zu einer Selbstbestimmung einhergehend mit Lebensfreude und dem Mut sich dem Lebenskampf zu stellen, also auch selbst in seinen Emotionen sichtbar zu werden.

Dieses Buch listet mögliche Wege von Therapieprozessen auf und zwar in einzelnen Schritten, wobei jedes Werk ein Abschnitt ist, so wie Raststationen auf einem Weg, die dem Innehalten, den Pausen dienen, um Kräfte zu sammeln für den nächsten Anstieg, der mehr oder weniger anstrengend sein kann.

Zu Beginn eines Therapieprozesses setze ich meist jene Materialien ein, die Mut machen, weil sie z. B. Entfaltung evozieren. Das sind die Materialien und die Farben, die ein hohes Veränderungspotential haben, also fließen, Farben, die sich mit viel oder wenig Wasser vermischen lassen, z. B. Wasserfarben, Tinte, mit Wasser vermalbare Ölkreiden u.v.a.m. Denn zu Beginn der Begleitung ist es mir wichtig, dem Klienten Mut zu machen, Pläne und Vorgenommenes aufzugeben, um frei zu werden für das, was kommt, was sichtbar werden soll, was bis jetzt verborgen im Dunkel lag. Farben mit Wasser vermischt lassen sich, so wie wir sie einsetzen, nicht kontrollieren, sie gehen (rinnen) ihre eigenen Wege, sie vermischen sich, sie verfärben sich, Dunkles überdeckt Helles, Helles bekommt eine andere Strahlkraft, Farben entstehen, die gar nicht aufgetragen wurden. Die meisten Klienten erstaunt das oft im hohen Maße, sie schauen zu, wie sich etwas verändert, sie staunen über die Entfaltungsmöglichkeiten, geben die Kontrolle über ihr Tun auf, weil sie ja nicht mehr möglich ist, finden fast immer Gefallen an ihrem Werk und haben längst vergessen, dass sie einmal vorgaben, dass sie weder zeichnen können noch wollen, dass sie unbegabt sind, es meist Jahre zurückliegt, dass sie gemalt haben, oder sie nicht wissen, was sie malen sollen.

Das Gefühl einer Erleichterung, nicht alles selbst kontrollieren zu müssen, stellt sich oft als angenehme (von mir beabsichtigte) Begleiterscheinung ein.

Dieses Buch behandelt auch große Themenbereiche wie Enge, Zwänge, Starre oder Grenzen, oft wird das ausgedrückt in „ich enge mich so ein, ich werde so eingeengt, ich lasse mich so einengen, dass ich kaum mehr Luft zum Atmen habe, und ich meine, manches Mal an den Problemen zu ersticken“. Aus den Zwängen, der Enge des Alltags nicht aussteigen zu können, ist an keine Altersstufe gebunden. Staunend erlebe ich oft die Klienten, wenn es ihnen, angeregt durch das kunsttherapeutische Material, möglich wird, Grenzen als Schutz für Entfaltungsmöglichkeit und Freiheit anzuerkennen. Denn Grenzen schaffen oft erst die Strukturen, die es möglich machen, dass ein geordnetes, respektvolles Zusammenleben möglich wird, und damit ist anzuerkennen, dass meine Freiheit dort aufhört, wo die Freiheit des anderen beginnt, mit eingeschlossen, dass ich meines verteidigen darf und mir nichts weggenommen werden darf. Natürlich ist es für Jugendliche meist nicht einfach, wenn sie lernen müssen, den Standpunkt „ich bin der Mittelpunkt der Welt" zu verlassen zu Gunsten von „ich bin der Mittelpunkt der Welt – aber alle anderen sind dies auch". Dies anzuerkennen bringt aber meist ein wesentlich stressfreieres Leben und wichtige Schritte auf dem Weg zu einem verantwortungsvollen Erwachsenwerden mit sich.

Dieses Buch befasst sich des Weiteren mit Themenbereichen wie Wut, Zorn, Aggression, Neid, Missgunst u.v.a.m. In diesen oft lustbetont gestalteten Bildern geht es inhaltlich darum, Wut, Zorn, Aggression, Neid, Missgunst als eigene würdige, wichtige Begleiter seines Lebensweges anzuerkennen, denn Wut, Zorn, Aggression, Neid, Missgunst sind die Energiefelder, aus denen wir Mut und Kraft schöpfen können, oft sind sie unser Motor, nur vielleicht manchmal ein wenig zu ungestüm. Viele Klienten, die kleinen und die großen, erleben es meist als überraschend und lustvoll, Wut, Zorn, Aggression, Neid, Missgunst als wohlwollende, liebevolle Begleiter ihres Lebens anzuerkennen und sie nicht mehr „wegmachen" zu wollen, was ja gar nicht möglich ist. Wichtig ist mir dabei, den Klienten sichtbar zu machen, dass sie selbst es in der Hand haben, dass sie es lernen können, was anhand der Bilder oft gut sichtbar wird, diese liebevollen, aber ungezähmten Begleiter ihres Lebens würdevoll an die Hand zu nehmen und sie nicht mehr abzuwehren, denn sonst werden sie wahrscheinlich immer „lästiger". Wichtig ist, mit ihnen gemeinsam zu gehen, sie als Helfer anzuerkennen, wobei die Betonung immer auf Helfer liegen muss. Daher muss das Selbst die Chefrolle in seinem intrapsychischen Apparat übernehmen und darf die Lenkung nicht den „ungezähmten, verwilderten" Impulsen überlassen, denn dann ist man einer Macht ausgeliefert, die weder kontrollierbar noch vermeidbar ist. Vergleichbar ist das mit einem Automotor, es sind nicht die PS – Zahlen, die ein Auto aus der Kontrolle geraten lassen, sondern es ist der Fahrer, der die Kontrolle über das Fahrzeug verloren hat.

Dieses Buch enthält des Weiteren Methoden, die Themen wie Liebe, Sexualität, Hass, Männlichkeit, Weiblichkeit behandeln, die auch als „heiße Themen" interpretiert werden können, als Themen, die uns in unterschiedlichen Bildern und Abwandlungen meist ein Leben lang begleiten, meiner Erfahrung nach je jünger oder unreifer wir sind desto heißer. Wenn wir älter werden, dann haben wir wahrscheinlich schon Erfahrungen gemacht, indem wir festgestellt haben „es wird nicht so heiß gegessen, wie gekocht wird". Von der Methode her setze ich tatsächlich Feuer ein. Das Spiel mit dem Feuer lieben die meisten Klienten, angstfrei wird mit Feuer, Kerzen u.v.a.m. hantiert in dem Wissen, dass da Regeln eingehalten werden müssen, mit dem Wissen, dass dann sicher nichts passieren kann, und nur dann kann ich für Sicherheit garantieren. Denn erst dann, wenn bei den Klienten ein Ordnungs- und Regelbewusstsein in Verbindung mit dem sicheren Rahmen, den ich schaffe, vorhanden ist, ist es ihnen möglich, Kontrolle aufzugeben und sich der Lust und der Freude hinzugeben, mit dem Feuer zu malen und zu genießen, welche traumhaften, farbenprächtigen, starken Bilder entstehen – und dass dies ohne Anstrengung gelingt, und dass es meist ein ganz Leichtes ist, sich auf „heiße" Themen einzulassen.

Dieses Buch enthält auch Methoden, die die Themenkreise Beziehungen, Freundschaften erfassen, Themen, die immer wiederkehren. Dabei geht es aber auch darum akzeptieren zu lernen, dass es uns nur dann gut geht, wenn wir durch unser Mensch – Sein anerkennen, dass wir mit allen Menschen verbunden sind, bei gleichzeitigem bewussten Erleben unserer einzigartigen Individualität.

Die Beziehung zum Du ist unmittelbar –
das „Du" begegnet mir von Gnade –
durch Suchen wird es nicht gefunden.
Liebe ist Verantwortung eines Ich für ein Du.
Der Mensch wird am Du zum Ich.

Martin Buber

Möglichkeiten der Gestaltungen können sein, dass tatsächlich zu Beginn von Einzelelementen ausgegangen wird, Nägel, Splinte werden in Abständen auf eine Unterlage angebracht. Sie stehen vorerst „alleine" und auch das Bild schaut dann dementsprechend dürftig aus, „zu leben" beginnt es erst, wenn die Einzelelemente verbunden werden und das Dazwischen ausgefüllt wird. Damit entstehen aus den Vernetzungen auch Inhalte, denn jeder Mensch, der in Freundschaft, in Liebe, in familiärer oder kollegialer Verbundenheit dem „Du" nahe steht, ist in der Regel dem „Ich", dem eigenen und dem des anderen, eine Bereicherung seines Lebens.

Dieses Buch enthält auch Methoden, die speziell ausgerichtet sind auf Neubeginn, Ressourcenbildung und Lust auf Weiterentwicklung. Es gibt spezielle Methoden dafür, aber die aufgelisteten Aspekte sind eigentlich das Fundament jeder Methode. Ob das nun bedeutet die Lust am Experimentieren, ob das bedeutet gewollt und angestrebt über Grenzen zu gehen, und zwar über die eigenen und nicht über die der anderen, ob das nun bedeutet mutig zu sein, seine Meinung zu sagen, nein zu sagen und das zu vertreten – „denn nur tote Fische schwimmen mit dem Strom" – ob das bedeutet etwas zu vollenden oder etwas sein zu lassen, berechtigt wütend zu sein und dies auch zu vermitteln. Die Auseinandersetzung mit all diesen Aspekten und noch vielen, vielen mehr kann zu einem persönlichen Wachstum beitragen und ungeahnte Freiräume schaffen, die sich darin äußern können, dass man sich leichter fühlt, sich nicht mehr alles so zu Herzen nimmt.

Es muss das Herz bei jedem Lebensrufe bereit zum Abschied sein
und Neubeginn, um sich in Tapferkeit und ohne Tränen in andere,
neue Bindungen zu geben.
Und jedem Anfang liegt ein Zauber inne, der uns beschützt
und der uns hilft zu leben.
Wir sollen heiter Raum um Raum durchschreiten,
an keinem wie an einer Heimat hängen.
Der Weltgeist will nicht fesseln uns und engen,
er will uns Stufe um Stufe heben, weiter.

Hermann Hesse

In diesem Buch dienen all die angeführten Methoden, neben vielen Teilaspekten, auch einem heimlichen, überspannenden Ziel, das da lautet:

Nur Träumer werden die Sterne erreichen

Für dieses Buch wurden alle Bilder von Daniel Sternberg hergestellt.

Mein großer Dank gilt Daniel, im Buch Dani genannt, er wollte seinen Namen nicht verändern. Obwohl es kein Therapieprozess im herkömmlichen Sinn war, weckten die Methoden bei der Herstellung der Bilder in Dani Sorgen, Probleme, Freuden, Ängste, Wut, Trauer u.v.a.m. und für Dani war es ein Bedürfnis das mitzuteilen. Daher ein weiterer großen Dank an Dani, dass er auch bereit war zuzustimmen, dass all diese Geschichten veröffentlicht werden dürfen, als Erklärung für jedes Bild und dessen Entstehungsprozess, damit die Bilder und ihre Geschichten, die in Sprache gefasst wurden, untrennbar miteinander verbunden bleiben.

Ein großes Danke auch an Marion und Carl Sternberg, die Eltern von Daniel, für die Zustimmung zur Veröffentlichung nicht nur des vollen Namens von Dani, sondern auch der Bilder und der Gesprächsinhalte aus den Kunsttherapiestunden.

Daniel Sternberg ist ein Adoptivkind, er wurde in Äthiopien geboren, seine leibliche Mutter ist verstorben, sein leiblicher Vater ist unbekannt. Der Name Daniel ist noch ein „Geschenk" seiner leiblichen Mutter, es ist das Einzige, außer dem Leben, was er von ihr bekommen hat. Daniel ist sehr stolz auf seinen Namen, deshalb war es ihm wichtig, ihn in diesem Buch beizubehalten.

Das künstlerische, kunsttherapeutische Arbeiten mit Dani war großartig und einzigartig, dem kann ich nicht genug Dank, Anerkennung und Wertschätzung entgegen bringen. Denn durch seine Authentizität ist es Dani gelungen, Werke zu erschaffen, die in Verbindung mit seinen Geschichten, seiner Geschichte einfach zu Herzen gehen, die berühren, nicht nur weil sie so sind, wie sie sind, sondern weil von ihnen auch ein Funke überspringt und den berührt, der offen dafür ist.

Das Gefühl kann viel feinfühliger sein
als der Verstand scharfsinnig

Viktor Frankl

Material, Materialauswahl

Im Laufe meiner langjährigen Tätigkeit als Kunsttherapeutin hat sich meine Einstellung zu dem kunsttherapeutischen Material und meine Handhabung immer mehr zu einer Art Bescheidenheit entwickelt. Meine Philosophie ist, dass eine gewisse Kargheit für kreative Prozesse nicht nur notwendig, sondern auch förderlich ist, denn für mich bedeutet ein kreativer Akt, aus Wenigem etwas Erfüllendes herzustellen, kraft meiner Vorstellungen und meiner Phantasie. Meine Philosophie ist, wenn ich „alles" zur Verfügung habe, dann brauche ich nicht kreativ zu sein, wenn ich aus dem Vollen schöpfen kann, dann kann in mir kein Wunsch entstehen, was ich entwickeln möchte, was ich haben möchte. Wenn ich alles in meinem Leben zur Verfügung habe, dann brauche ich mich nicht anstrengen, dann brauche ich auch nichts erreichen, denn „ich habe ja eh alles", ich brauche nur konsumieren und, wenn mir das nicht die nötige Befriedigung schafft, versuchen es wieder loszuwerden.

Das Märchen vom Schlaraffenland dient mir dazu als bildlicher Vergleich.

Das Schlaraffenland

In den Flussbetten des Schlaraffenlands fließen Milch, Honig oder Wein statt Wasser. Alle Tiere hüpfen und fliegen bereits vorgegart und mundfertig mit Essbesteck versehen durch die Luft. Die Häuser bestehen aus Kuchen und die Dachziegel aus Lebkuchen. Statt Steinen liegt Käse herum. Genießen ist die größte Tugend für die Bewohner des Schlaraffenlands, denn harte Arbeit und Fleiß werden als Sünde betrachtet. Das Alter gibt es nicht, weil es in einem Jungbrunnen möglich ist, mühelos verjüngt und schön zu werden.

Das Schlaraffenland kann im übertragenen Sinne als Hinweis verstanden werden auf ein Paradies des Nichtstuns und des faulen Herumliegens als einen erstrebenswerten Zustand.

Meiner Vorstellung nach ist dieses wunschlose, üppige, träge Land der Ort, in dem Phantasie, Kreativität, Entwicklungsmöglichkeiten erlöschen wie eine Kerze, die niedergebrannt ist und sich nicht mehr neu entzünden lässt, weil vor lauter Üppigkeit und Sattheit Lebhaftigkeit und Bewegung sowohl körperlich wie auch geistig keinen Platz mehr haben.

Kreativität bedeutet für mich, die eigenen Ressourcen zu wecken, sie sich entwickeln zu lassen um sie zum Erblühen zu bringen. Damit werden sie sichtbar und erkennbar mit den Begabungen, die man zur Verfügung hat, und die sind immer reich und meiner Vorstellung nach unerschöpflich und nicht ergründbar.

Das Material, das ich einsetze, ist in der Regel einfach, auf möglichst wenig reduziert, es sind meist Utensilien aus dem Alltag, etwas, was bekannt ist, etwas, was wir ohne großen Aufwand zur Verfügung haben. Aber, und das ist mir ganz wichtig, es wird anders eingesetzt als im Alltag verwendet. Das wird in der Regel vom Klienten als kreativer Akt erlebt und kann in ihm die Motivation entstehen lassen, eigene Ressourcen zu wecken, einzusetzen und darzustellen.

Das ist eine Überzeugung, eine Feststellung, aus der ich schon lange mein Selbstverständnis als Kunsttherapeutin ableite, nämlich, dass die Handhabung des Materials stellvertretend für die Ressourcen, Begabungen des Klienten steht. Aber wenn wir uns diesen Ressourcen mit liebevoller und wertschätzender Kreativität annähern, dann kann der Erschaffer, der Klient, sein scheinbar unendliches Potential an Kreativität und Kraft zur Entfaltung kommen lassen.

Entfaltung

Material: Zeichenblatt A3, Papiertaschentuch, Filzstifte, Wasser, Tinte, Injektionsspritze (ohne Nadel), Pinsel

Methode: Ein zusammengefaltetes Papiertaschentuch, so wie von der Industrie vorgefaltet, wird auf ein Zeichenblatt gelegt, um es dann mit Filzstiften irgendwie zu bemalen, mit dem Hinweis, dabei kein bleibendes Kunstwerk zu erschaffen, damit das Gestaltete Veränderungen erfahren darf. Mittels einer Injektionsspritze wird Wasser auf das bemalte Taschentuch getropft, so lange, bis es mit Wasser vollgesogen ist, um es danach mit großer Sorgfalt zu entfalten. Das sorgfältige Arbeiten ist wichtig, denn sonst zerreißt das Taschentuch. Diese Sorgfalt ist aber genau das, was ich beabsichtige, denn Entfaltung – welche auch immer – braucht Achtsamkeit, Wahrnehmung und Aufmerksamkeit. Damit die Farbintensität erhöht und die Veränderungen besser sichtbar gemacht werden, kann das entfaltete Taschentuch noch mit flüssiger Tinte bemalt – mit kühner Linie – und dann nochmals mit Wasser behandelt werden, damit sich die Farben noch besser ausbreiten bzw. verändern können.

Zu Beginn einer kunsttherapeutischen Begleitung besteht oft seitens der Klienten eine große Hemmung sich künstlerisch ausdrücken zu sollen, zu können, zu dürfen, zu mögen und immer wieder höre ich die stereotypen Sätze „ich kann nicht malen“, „mir fällt nix ein“, „in der Schule war der Zeichenunterricht so furchtbar“, „ich habe schon ewig keinen Stift in der Hand gehabt“ u.v.a.m. Um dem entgegenzuwirken betone ich, dass es für das Folgende gar nicht notwendig ist zeichnen und malen zu können, weil das Bild sich soundso verändern wird, und dass das alles eher mit „Zauberei“ bzw. Veränderungen zu tun hat, denn es entsteht in der Regel etwas, was weder beabsichtigt noch geplant war, weil das Bild sich aus sich selbst heraus mitgestalten wird. Damit werden meist Neugier und Experimentierfreude geweckt und anfängliche Hemmungen treten wie von selbst in den Hintergrund.

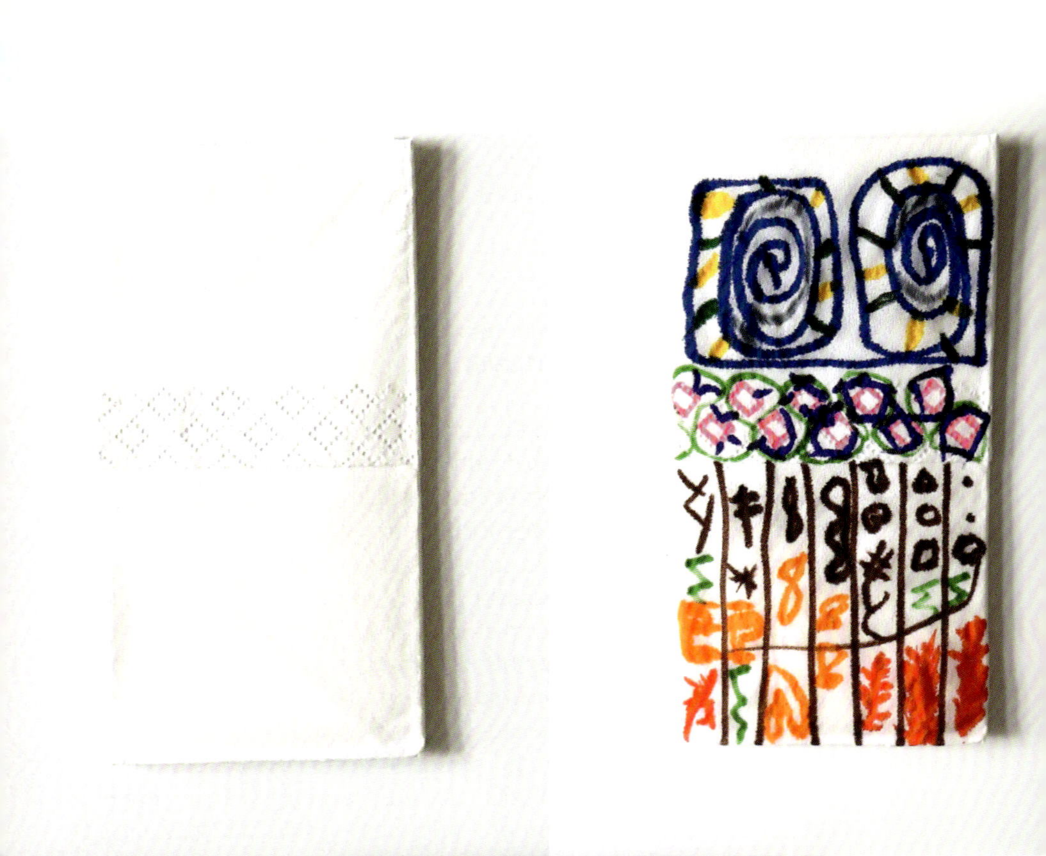

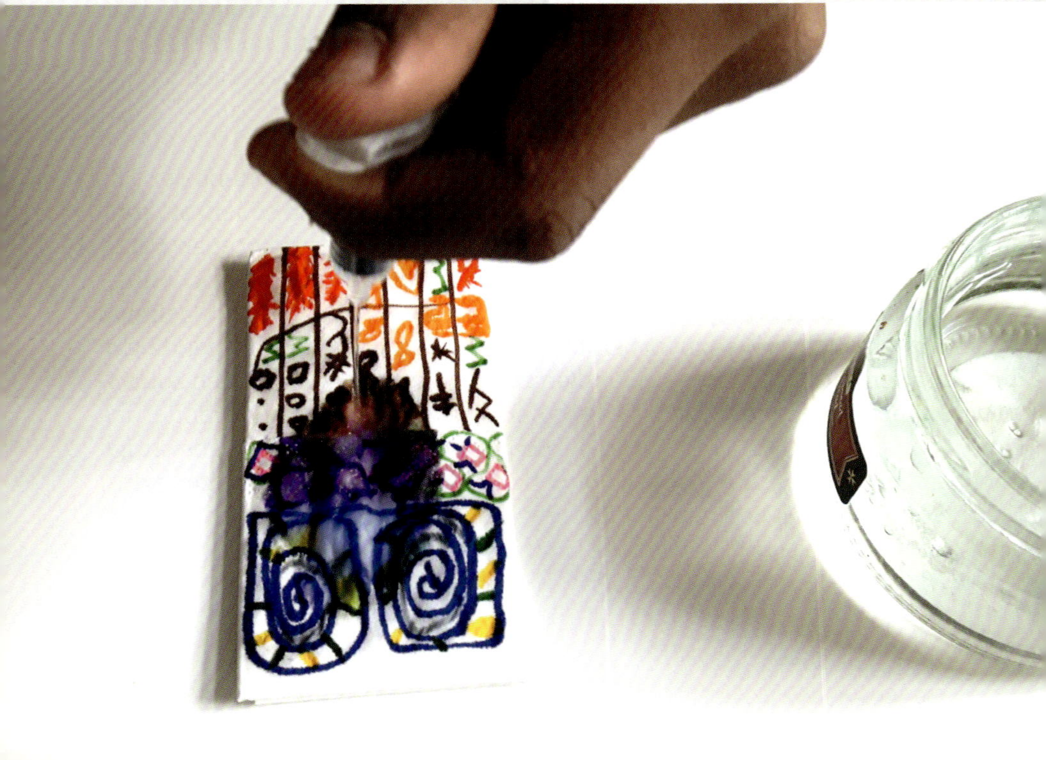

Ein A3 Zeichenblatt, ein Papiertaschentuch und Filzstifte waren rasch hergerichtet, Dani war zwar überrascht, aber entspannt, denn all das waren Materialien, Alltagsmaterialien, die er gut kennt, er war neugierig, was das nun werden sollte.

Mit der Anweisung, das Taschentuch irgendwie anzumalen mit Punkten, Strichen, Symbolen oder das zu machen, „was die Hand gerade will", damit hatte Dani überhaupt kein Problem, es fiel ihm auch nicht schwer, denn er wusste, und das habe ich ihm auch vermittelt, dass er weder etwas falsch machen kann, noch dass er darauf aufpassen muss, etwas Schönes zu produzieren. Damit hatte die Neugier und die Lust etwas auszuprobieren einen möglichen Zwang etwas kontrollieren zu müssen abgelöst. Nachdem Dani bemerkt hatte, dass das Taschentuch relativ leicht zerreißt, ging er unaufgefordert sehr vorsichtig damit um. Das vorsichtige Hantieren bei dem, was der Klient gerade macht, ist meine erste unausgesprochene Intervention, denn was mit sorgfältiger Hingabe entsteht, wird in der Regel wertgeschätzt und es wird darauf geachtet, dass es wie im Falle des Taschentuches nicht zerreißt.

Im nächsten Arbeitsschritt tropfte Dani mittels einer Injektionsspritze Wasser auf das Taschentuch, ich machte ihn aber darauf aufmerksam, dass sich die Farben dann verändern werden, und fragte ihn, ob das für ihn auch auszuhalten sein wird, denn Dani hat sich bei der Gestaltung sehr viel Mühe gegeben. Dieser Hinweis löste bei Dani aber nur ein mildes Lächeln aus, denn die Freude am Tun, am lustvollen Experimentieren mit Farben und Wasser, hatte Dani längst ergriffen, er wollte nicht etwas „bewahren", er hatte Spaß an der „Veränderung".
Dani arbeitete sehr ruhig, er schaute, wie sich die Farben ausbreiteten, sich mischten, dadurch sich veränderten und ständig etwas Neues entstand, Dani brauchte nichts kontrollieren, er schaute zu, wie sich ein neues Bild wie von selbst aus sich heraus zu gestalten begann.

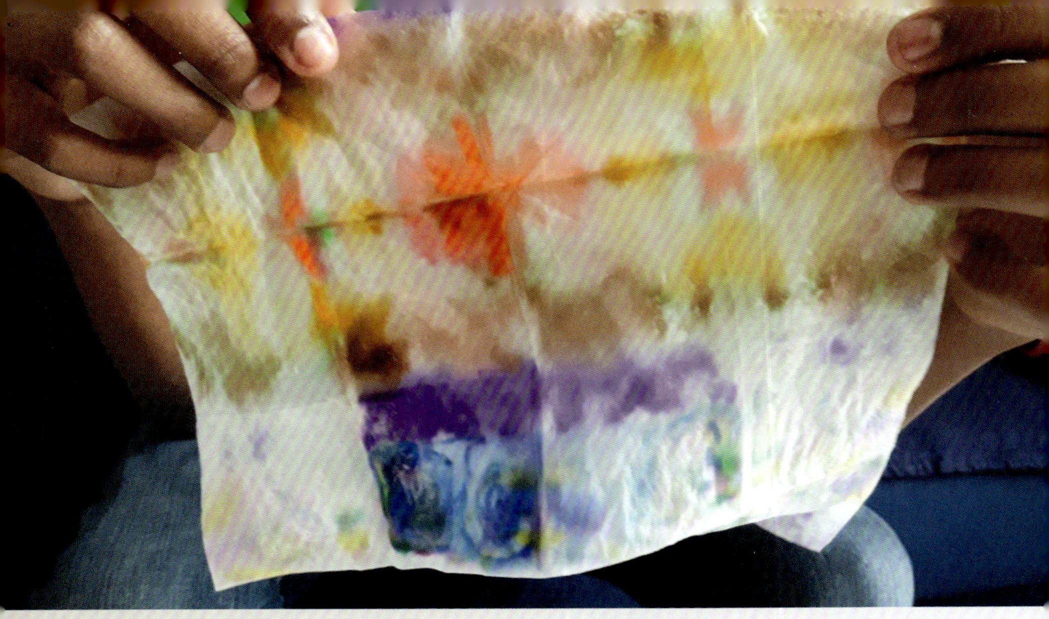

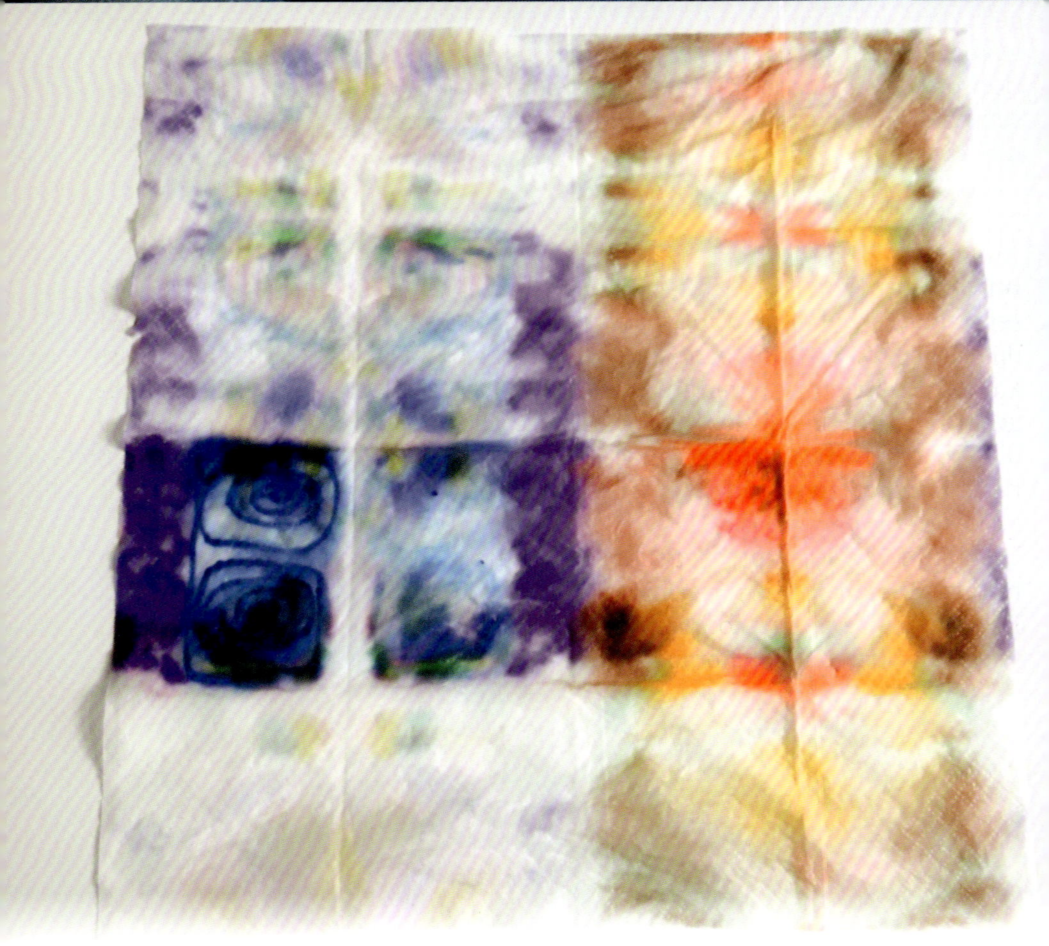

Dani tropfte so lange auf das Taschentuch, bis es gesättigt war und kein Wasser mehr aufnehmen konnte. Nun begann der sensibelste Prozess, denn es galt das Taschentuch zu entfalten, ganz vorsichtig und sehr sorgsam, damit es nicht reißt. Auch bei dieser Aufgabe war es erstaunlich, wie ausgesprochen liebevoll und sorgsam Dani diese nicht unschwierige Aufgabe, das Taschentuch zu entfalten, löste, denn das mit Wasser vollgetränkte Taschentuch verlangte ein sorgsames Arbeiten, was eine hohe Sensibilität voraussetzte.

Die Bemalung auf dem Taschentuch, die im Vergleich zur Anfangsgestaltung mit dieser überhaupt nichts mehr zu tun hatte, lag nun vor Dani, der sein Werk mit kritischen Augen betrachtete. Er konnte dieses Zufallsprodukt gut annehmen, es gefiel ihm die Zweiteilung des Taschentuches. Der eine Teil in blau-lila gehalten und der andere Teil in rot-braun Tönen. Aber ganz zufrieden war er nicht, denn das Bild wirkte für ihn „zu fad“. Um dem abzuhelfen gab ich ihm blaue Tinte und einen Pinsel.

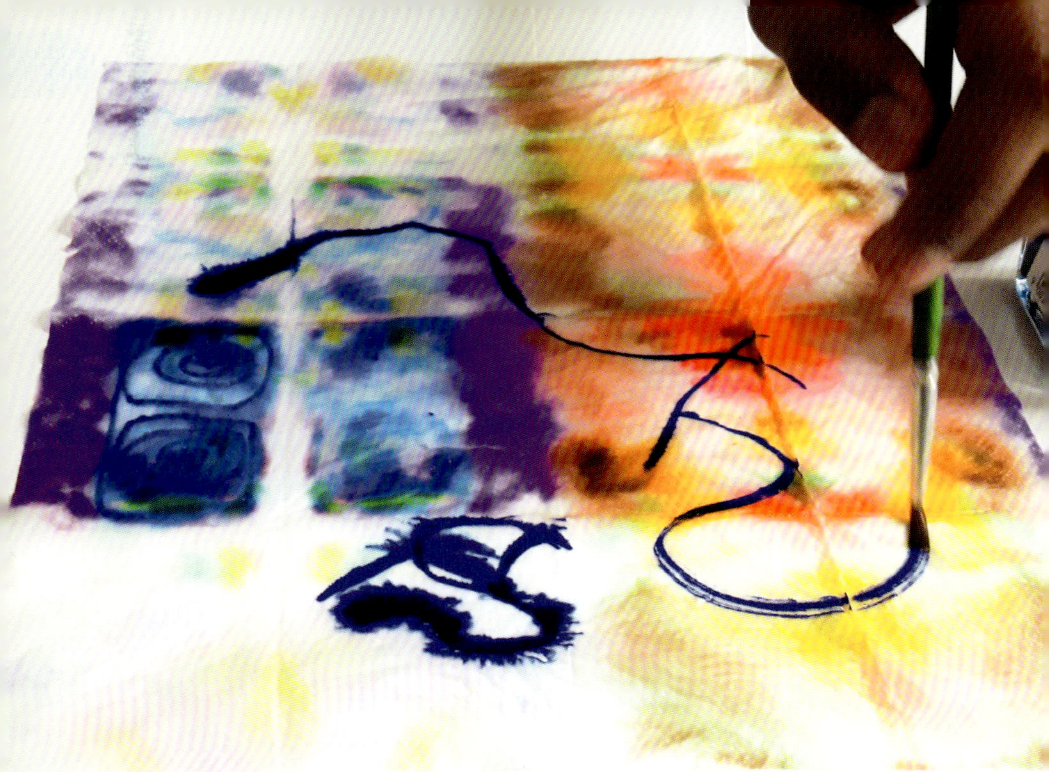

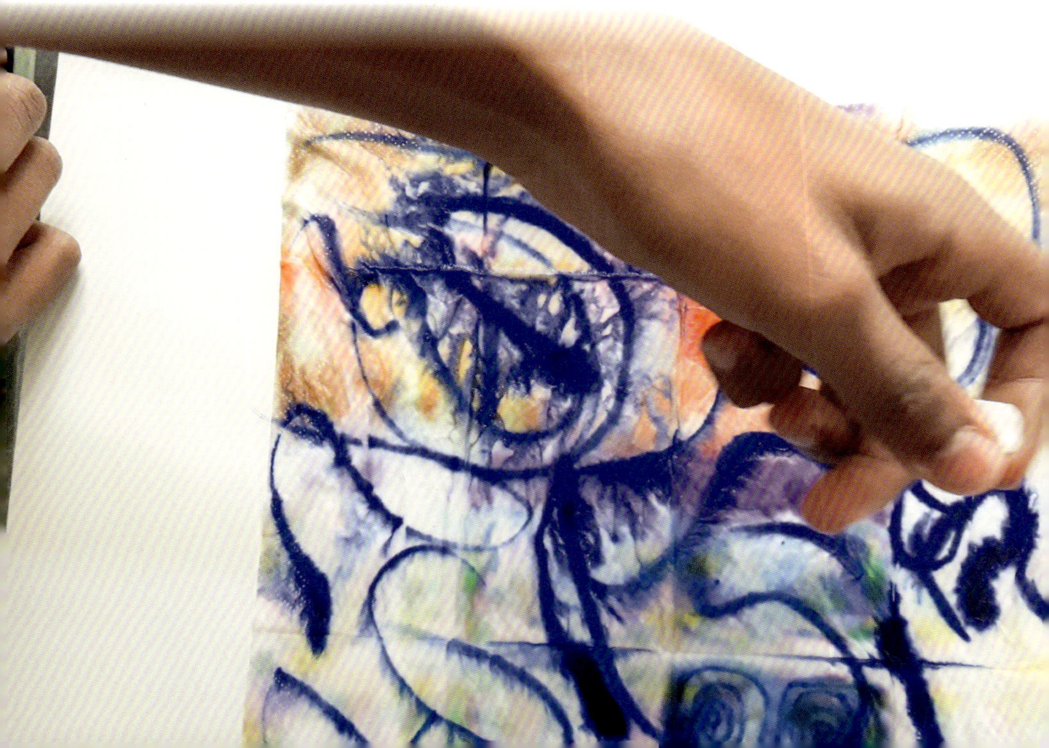

Mit kühnen blauen Linien, schwungvoll und lustbetont hat nun Dani sein Bild weitergestaltet, verschwunden waren längst alle Unsicherheiten, wie, es könnte nicht schön werden, es könnte etwas falsch gemacht werden oder ich bin nicht gut genug und es passt nicht u.v.a.m., denn das Experimentieren, das Schauen, das Staunen hatten bei Dani nun längst gewonnen, fernab jeder Kontrolle oder der Vorstellung, ein Ziel erreichen zu wollen oder zu sollen. Obwohl Dani mit der Zweiteilung zufrieden war, setzte er mit den blauen Pinselstrichen Interventionen, die plötzlich Verbindungen zwischen dem Trennenden herstellten, diese Verbindungen schienen Dani ganz wichtig zu sein, das Bedürfnis und der Wunsch nach Verbindungen waren Themen, die Dani in der Folge dann noch oft mittels seiner Bildsprache zeigte.

Zum Schluss tropfte Dani noch mit der Spritze Wasser auf die blauen Linien, damit wurde der nächste Veränderungsprozess eingeleitet.

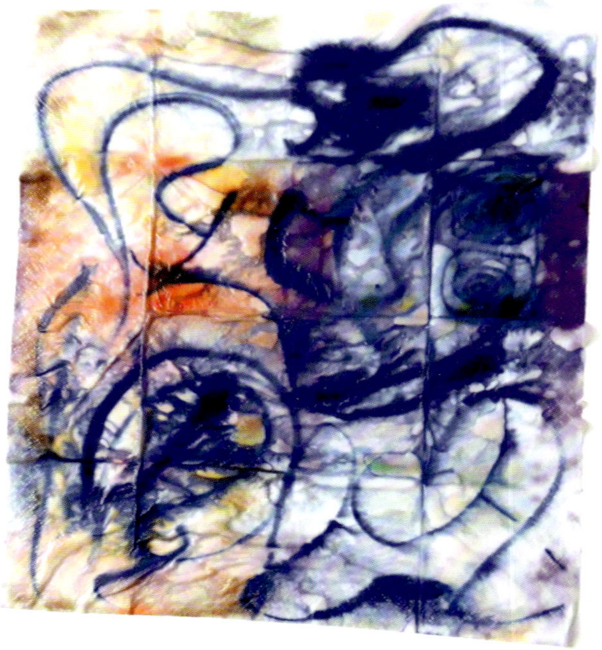

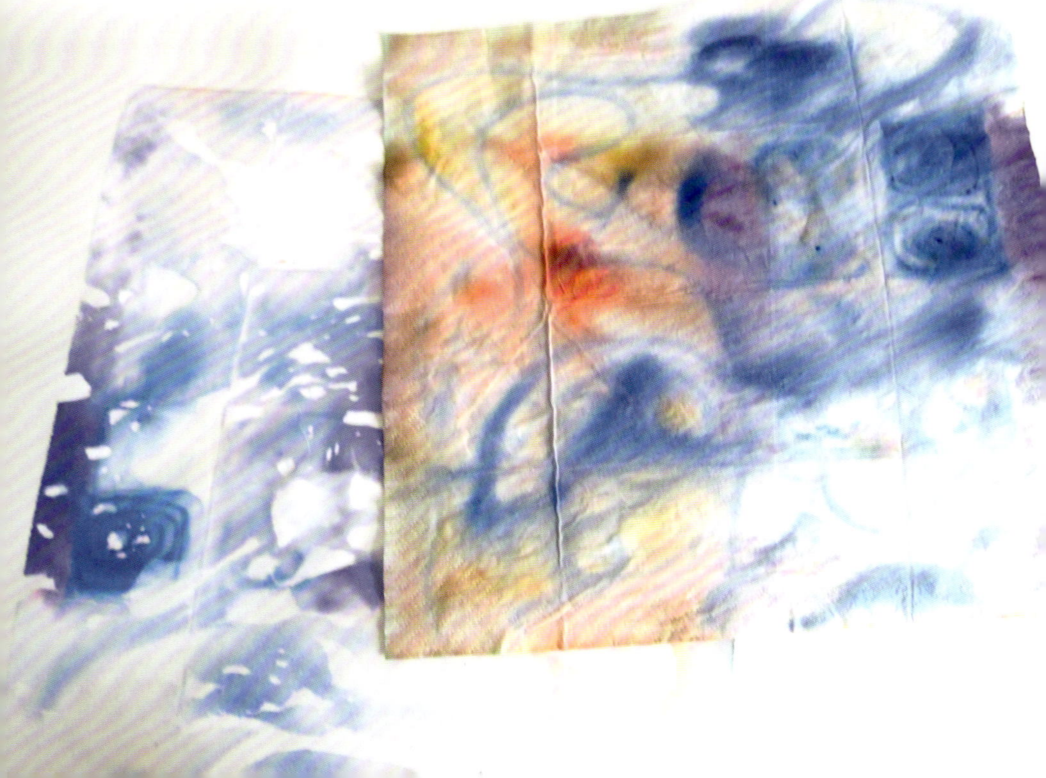

Erst wenn das Bild trocken ist, enden die Veränderungsprozesse, das Ursprungsbild hinterlässt auch einen Abdruck, der aber nicht ident ist mit dem Ursprungsbild, meist wird dann dieser Abdruck auf dem Zeichenblatt als das „richtige" Bild bezeichnet, weil es oft besser gefällt und noch nuancenreicher ist als das bemalte Taschentuch.

Gedanken: Das erste Bild eines Therapieprozesses dient in der Regel dazu, vorgefertigte Denkmuster aufzugeben, etwas zuzulassen, aufzuhören kontrollieren zu wollen und Gefallen an Beweglichkeit zu finden, Leichtigkeit zu akzeptieren und anzunehmen und auch zu erfahren, dass Entfaltung nicht zwangsläufig mit Mühen und Plagen verbunden sein muss, sondern auch gepaart sein kann mit Neugier und Lust am Gestalten.

Annehmen

Material: Wasserfarben, Pinsel, Zeichenpapier, Fließpapier, Injektionsspritze und viel Wasser

Methode: Zur Vorbereitung wird mittels einer Injektionsspritze Wasser auf die Wasserfarben getropft, damit sich diese aufweichen und sich farbintensiver auf den Fließpapierstreifen auftragen lassen. Der farbgetränkten Pinsel wird vorerst nur auf das Papier „gestellt", das Papier saugt die Farben auf und diese breiten sich langsam rund um den Pinsel aus.

Damit der Malvorgang nicht unterbrochen und der Malende nicht gestört wird, gieße ich immer wieder Wasser auf die Farben nach. In Folge grenzen dann unterschiedliche Farbfelder aneinander, die entweder zusammenstoßen oder Abstände zueinander lassen. Um eine neuerliche Bewegung in das Bild zu bringen, wird mit der Injektionsspritze noch viel Wasser auf die Farben des Bildes getropft, damit sie sich nicht nur ausbreiten, sondern auch überlappen und vermischen. Auch dieses Bild hinterlässt einen spannenden Abdruck auf dem Untergrund.

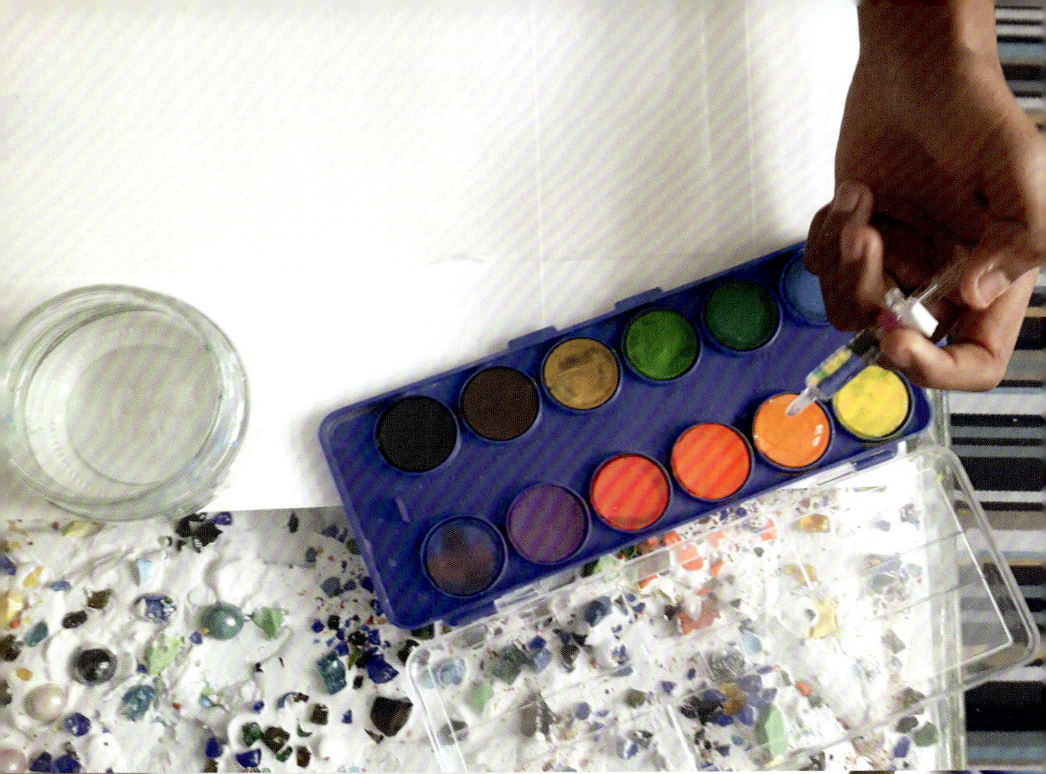

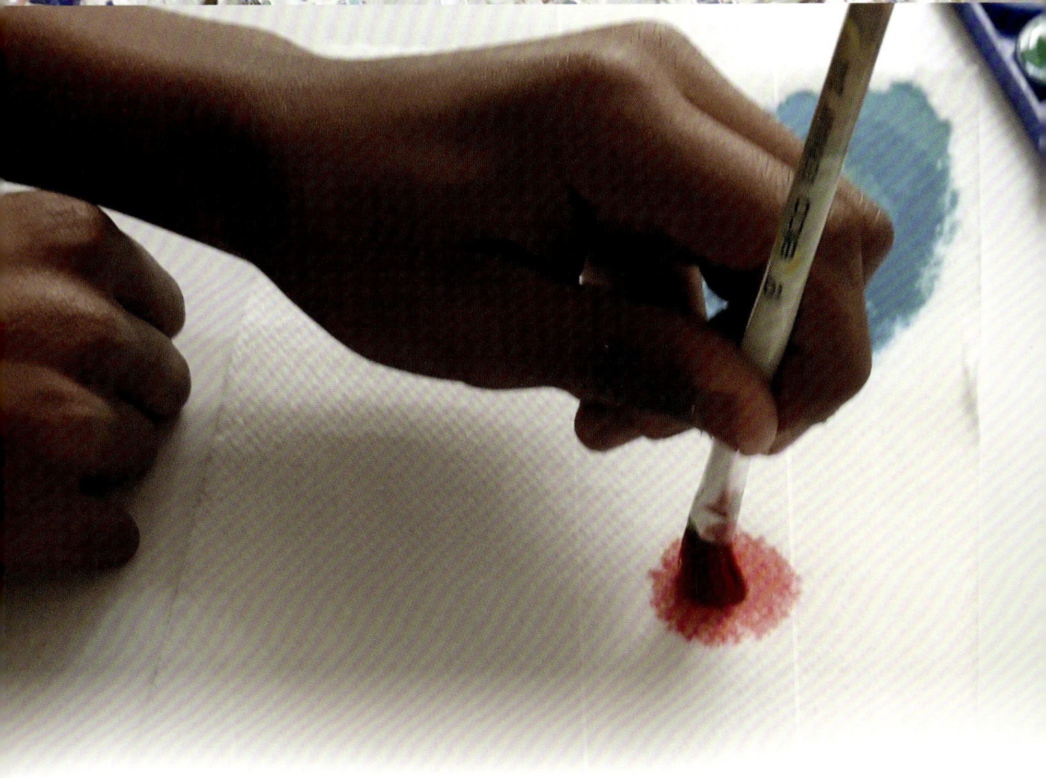

Dani leistete Vorarbeit, indem er Wasser mittels einer Injektionsspritze in die Farbschüsserln tropfte, damit werden die Farben weich und sind dann in der Verarbeitung nicht nur wesentlich farbintensiver, sondern man erspart sich auch während des Arbeitens das störende Rühren, was der Lust an der Gestaltung hemmend im Wege stehen kann.
Auch unsere Gedanken sollten bereit und aufmerksam sein, damit sie Neues aufnehmen können, denn verhärtete, verkrustete Gedanken lassen sich nur schwer erweichen und sind veränderungsresistent.

Mit dem nun mit Farbe durchtränkten und gesättigten Pinsel nahm Dani Kontakt mit der Unterlage auf, und schon saugte das Fließ die Farbe auf und diese breitete sich ohne Zutun von Dani aus.
Das Papier nimmt bereitwillig Farbe auf, diese breitet sich mühelos und scheinbar ganz von selbst aus. So wie es unsere Gedanken machen können, wenn sie dazu Platz haben und nicht durch meist selbstgewählte Normierungen eingeschränkt werden. Bei Dani stellte sich rasch so etwas wie Neugier, Lust und Unbekümmertheit für das Tun ein, in der Gewissheit, dass es keine Fehler oder kein Nicht – Können gibt, es gibt nur Freude am Tun, Interesse an dem sich Gestaltenden und Neugier, was daraus entstehen wird. Das war dann der Moment, wo ich mich zurückzog, ich war nur mehr Beobachter und blickte in ein gelöstes, entspanntes Gesicht, es war ganz still, Dani schien mit seinen inneren Monologen beschäftigt zu sein.

Als das Papier mit viel Farbe gesättigt war, meinte Dani: „Und jetzt es ist genug“, an vielen Stellen berührten sich die Farben, einige waren noch durch weißgebliebene Stellen getrennt. Das Papier war zu diesem Zeitpunkt sehr nass, was bedeutete, dass sich das Bild von selbst weitergestaltete, was dazu führte, dass die Übergänge zwischen den Farben fließender wurden. Die dunklen Farben strömten in die hellen Farben und die hellen in die dunklen, sodass bei den Überlappungen Mischfarben entstanden. Analog dazu: so wie unsere Gedanken sich mischen und daraus neue entstehen können, die sich eventuell durch neue, andere Qualitäten auszeichnen, so wie bei den Farben aus Rot und Blau Lila wird und Lila eine andere Qualität hat als Rot und Blau einzeln.

Um den Mischprozess noch weiter voranzutreiben und um noch mehr Bewegung ins Bild zu bringen, unterstützte Dani die Farben mit reinem Wasser, was die Fließgeschwindigkeit der Farben massiv erhöhte. Aber nicht nur die Fließgeschwindigkeit, sondern auch die Verteilung der Farben wurde beeinflusst, da dunkle Farben dominanter sind, breiteten sie sich über die helleren aus. Das faszinierte Dani, während des Tuns beobachtete er genau, aber er überließ den Farben die „Freiheit“ sich nach allen Richtungen auszubreiten. Das Papier hatte im Zuge dessen eine derartige Sättigung erreicht, dass die Farben begannen sich über den Papierrand auszubreiten, also über die Grenzen zu gehen, um sich den noch ungestalteten Untergrund zu erobern. Analog dazu besprachen Dani und ich, was es bedeuten kann, den Mut zu haben, Gedanken über Grenzen gehen zu lassen, um dort vielleicht einen großen Freiraum entdecken zu können, in dem Wissen, dass die Gedanken mit dem verbunden bleiben, von dem sie ausgegangen sind – in diesem Fall dem Ursprungsbild.

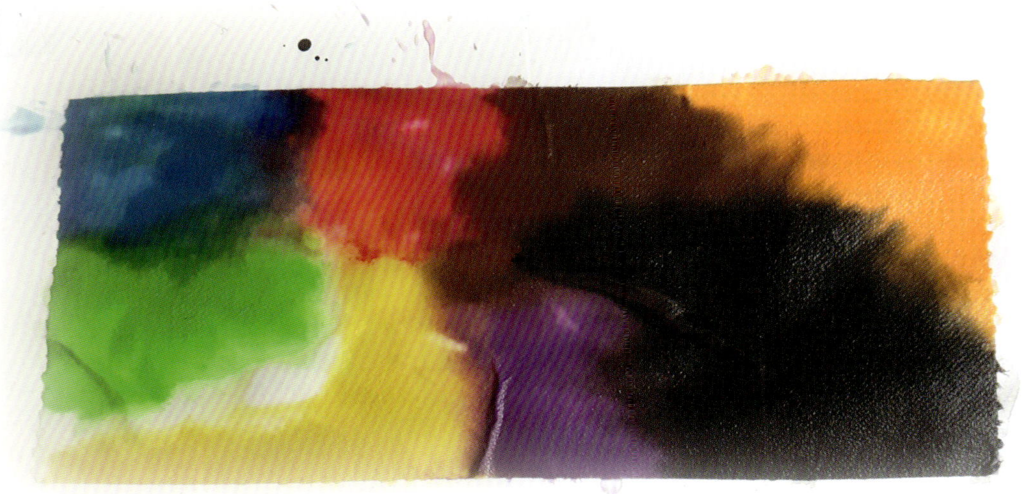

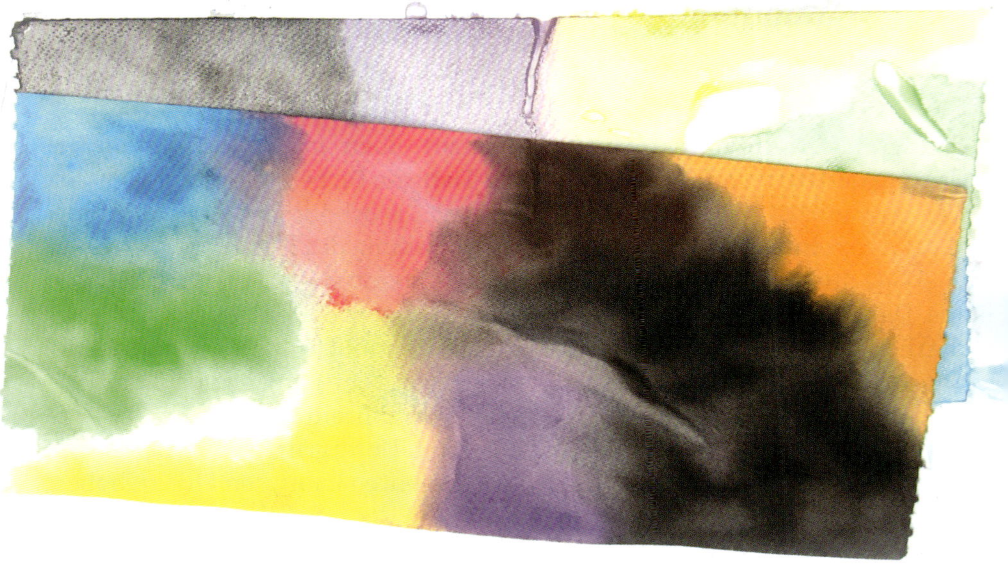

Durch das kreative Arbeiten von Dani mit den Wasserfarben und dem Wasser kam das Bild nie zur Ruhe, es hat sich ständig verändert, gestaltete sich neu und dadurch wurde auf dem Bild immer wieder Neues sichtbar, das sich zeigte und dann wieder verschwand. Dani hatte genug, für ihn kam nun die Zeit der Ruhe. Das Bild „arbeitete" aber trotzdem weiter, wenn auch verlangsamt, denn solange das Wasser nicht verdunstet ist, solange „fließen" die Farben und verändern das Bild immer und immer wieder, so wie unsere Gedanken, die auch niemals still stehen und immer andere Kombinationen hervorbringen.

Das Bild ist nun getrocknet und es hat auf dem Untergrund eine Spiegelung, eine Spur, ein Abbild hinterlassen. Dani war erstaunt, wie schön sein Werk geworden ist, und auch für ihn war der Abdruck der Teil des Bildes, der ihm besser gefallen hat, er war für ihn zarter und harmonischer als das von ihm gestaltete Bild. Vor allem faszinierte Dani der Abdruck deshalb, weil er wesentlich genauere Strukturen zeigte, die auf dem Ursprungsbild nicht zu sehen waren. Vielleicht ähnlich unseren Vorstellungen und Gedanken, wenn wir Zeit verstreichen lassen und uns Ruhe gönnen, dann dürfen Gedanken auch „reifen" und sind dann oft wesentlich annehmbarer als Gedanken, die gesättigt und überfrachtet mit etwas sind, was für Klarheit oder Entscheidungskraft oft gar nicht notwendig ist.

Gedanken: Veränderungen anzunehmen bedeutet, Mut zu haben, damit ein Aufnehmen neuer Gedankenmuster möglich ist. Der Untergrund, das Fließ repräsentiert diese Möglichkeit des Aufnehmens und da das Fließ sehr saugfähig ist, hat es die Möglichkeit viel aufnehmen zu können. So wie unsere Gedanken immer wieder imstande sind Neues aufzunehmen, denn damit werden erst Veränderungen in unseren Denkmustern möglich. Aber das Aufnehmen der Farben ist nur ein Teil, dass sie sich dann mischen, ist der nächste überraschende Effekt. Analog dazu: neue Denkmuster zu entwickeln und anzunehmen ist zwar in der Regel spannend, ungewohnt ist aber oft, dass sie sich verselbstständigen, also sich mischen, und etwas Neues, etwas Sensibles, etwas Ungeahntes, etwas nicht Geplantes daraus entstehen kann, so wie auf dem Abdruck.

Sichtbarwerden

Material: Zeichenblatt A3, Fließpapier, bunte Tintenpatronen, Beißzange, Schraube, Injektionsspritze, Wasser

Methode: Das Zeichenblatt A3 dient als Unterlage, darauf kommt Fließpapier. Nach meiner Aufforderung sucht sich der Klient bunte Tintenpatronen aus. Mittels eines Nagels oder eines anderen spitzen Gegenstandes wird die Tintenpatrone geöffnet. In der Öffnung steckt, damit sie bei der Lagerung nicht ausrinnt, eine kleine Kugel, die eingedrückt werden muss. Die Beißzange dient dazu, die Tinte aus der Patrone zu drücken, nur mit der Kraft der Finger ist das nur schwer möglich. Mit einer Injektionsspritze, die mit Wasser gefüllt ist, wird Wasser auf das Fließ getropft, damit die schon flüssige Tinte noch mehr in Bewegung – zum Rinnen – gebracht wird.

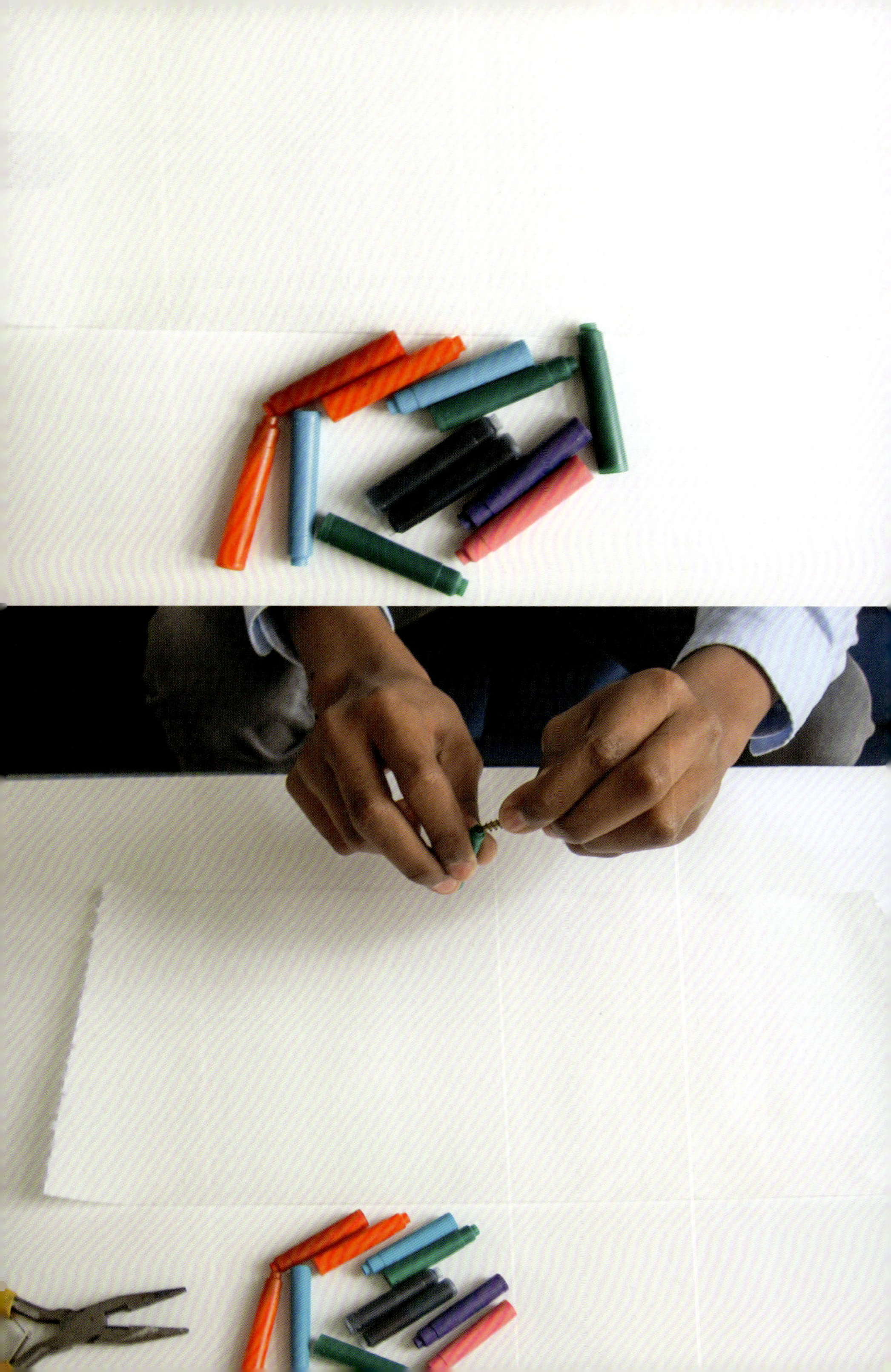

Dani drückte mit der von mir bereitgelegten Schraube die kleine Kugel, die die Patrone verschloss, in den Schaft zurück, damit er in Folge die Patrone mit Hilfe einer Zange entleeren konnte. Tintenpatronen sind nicht nur farbintensiver als Wasserfarben, sondern um zu dem Inhalt zu gelangen, braucht es die Überwindung einer Schranke, was nicht nur der Überlegung bedarf, wie komme ich zum Patroneninhalt, sondern auch wie entleere ich die Patrone, ohne dass ich nachher „bunt getupft bin“ . Alle die für diese Arbeit benötigten Utensilien habe ich deshalb hergerichtet, damit Dani erfahren konnte, dass er mit Hilfen und Unterstützungen auf „unbekannten“ Wegen rechnen darf. Die Unterstützungen dienen auf der einen Seite dazu, leichter und lustvoller zum Ziel zu gelangen, und auf der anderen Seite um zu erfahren, dass es Hilfen gibt, die es leichter machen Trotz und Widerstände zu überwinden, die da lauten könnten „ich brauche niemanden, ich kann alles alleine“. Oft können diesen Einstellungen Erfahrungen zu Grunde liegen, dass angebotene Unterstützungen zwar gut gemeint, aber trotzdem nicht entsprechend waren, oder dass einem Hilfe aufgedrängt wurde, die man gar nicht haben wollte, oder dass das Gegenüber gar nicht richtig zugehört und wahrgenommen hat und etwas angeboten hat, was man weder brauchte noch haben wollte u.v.a.m. Manchmal kann es auch sein, dass einem die „aufgezwungene“ Hilfe unangenehm ist, man sich auch dafür schämt, weil einem die Möglichkeit genommen wurde, selbst auf Lösungen zu kommen oder eigene Lösungsmöglichkeiten auszuprobieren. Hilfe und Unterstützung anzunehmen kann etwas Wertvolles sein. Anzunehmen hat meist mit Freiwilligkeit zu tun, denn nur dann kann es bedeuten, dass nicht jeden Tag das Rad neu erfunden werden muss, dann kann Hilfe anzunehmen lustvoll und stressreduzierend sein, denn auf etwas aufzubauen, gemeinsam mit anderen etwas zu machen ist wesentlich erfüllender, als immer von Vorne beginnen zu müssen. Meine therapeutische Unterstützung ist in diesem Falle daraufhin angelegt, Misserfolge zu vermeiden, die da wären, sich selbst und die Umgebung mit bunten und farbintensiven Tintenspritzern zu „verschönern“. Und des Weiteren ist es mir wichtig, dass der Focus von Dani auf der kreativen Arbeit liegt, weil die Rahmenbedingungen von mir kontrolliert sind, damit Dani die Möglichkeit hat, sich in das schöpferische Gestalten zu vertiefen, um bei sich zu sein und nicht durch Unangenehmes abgelenkt zu werden.

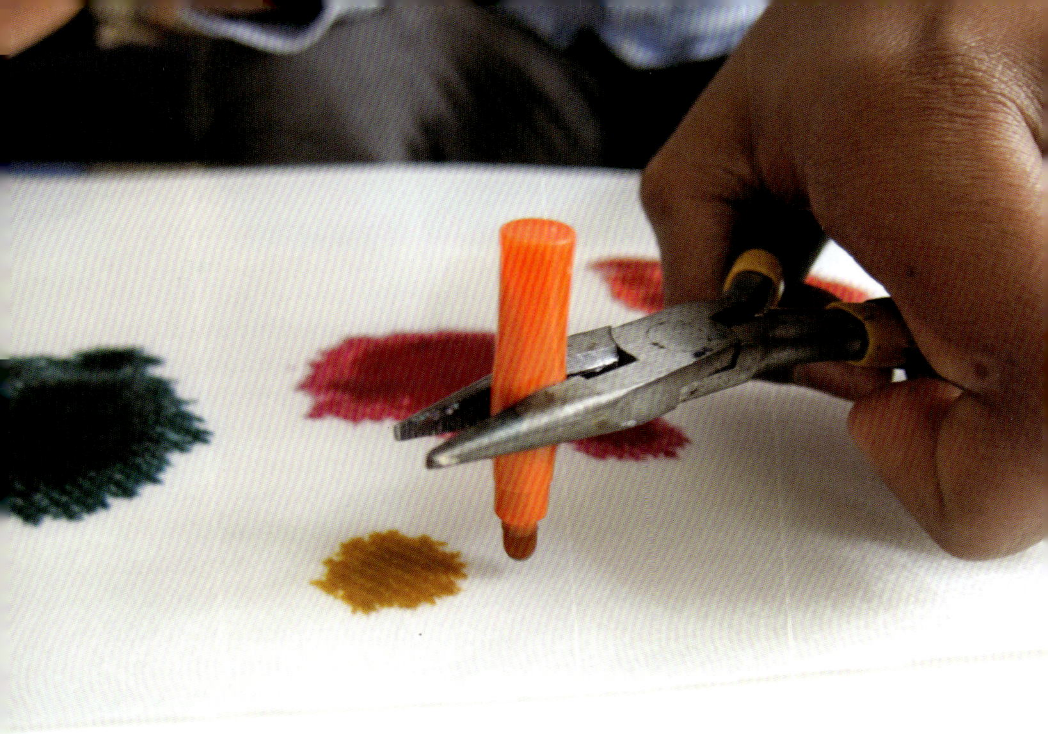

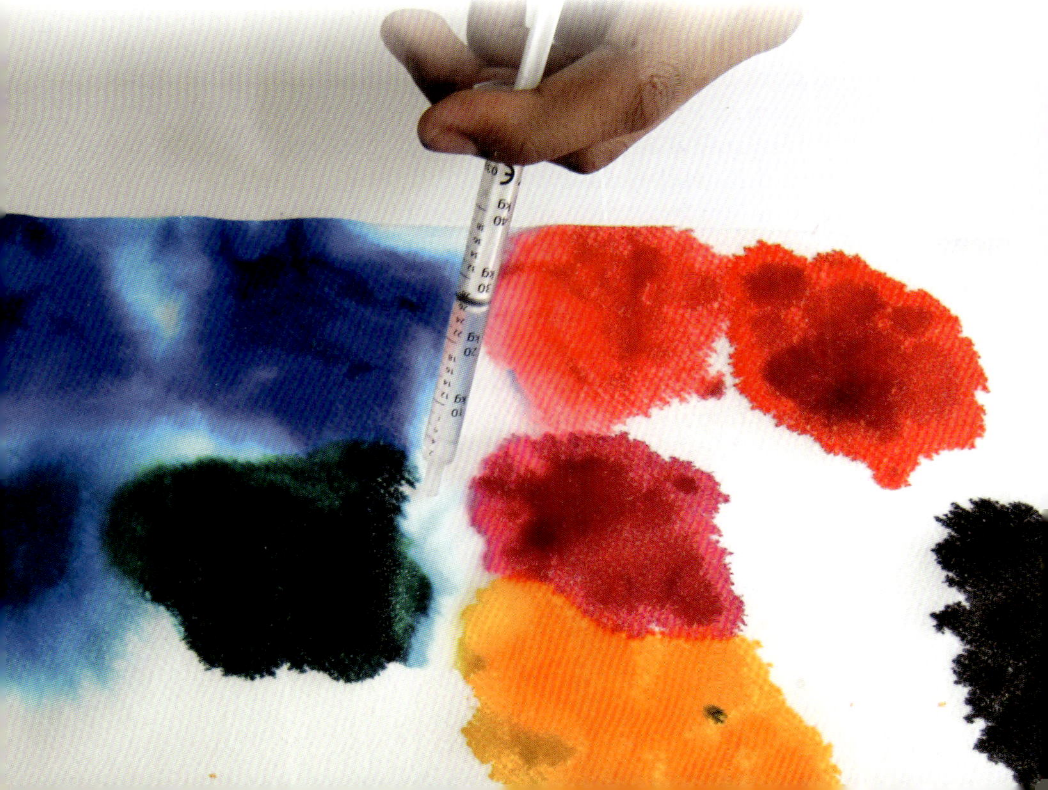

Nun kommt die Zange zum Einsatz, sie wird manchesmal von den Kindern auch Krokodil genannt, weil sie nicht nur richtig „beißen“, sondern dabei auch ziemlich verletzten kann. Krokodile sind gefährlich und deshalb brauchen sie eine kompetente Führung, damit sie nicht beißen. Damit übergebe ich die Kontrolle über die Zange dem Gestalter.
Die Zange dient als Werkzeug, das benötigt wird, um die Tinte mit geringer Anstrengung auf die Unterlage zu tropfen. Die Patrone mit den Fingern zusammenzupressen, dass die Tinte entleert wird, ist nur mit extremem Krafteinsatz möglich und würde die Kinder frustrieren, weil das Plastik so hart ist, dass sie daran scheitern würden, und das verhindere ich in jedem Fall. Dani tropfte die Tinte auf das Papier, es entstanden farbintensive inselförmige bunte Flecken.

Mit der Folgearbeit vertraut, tränkte Dani die Inseln mit Wasser, das er vorher in eine Spritze gefüllt hatte. Dadurch breiteten sich nicht nur die mit Wasser angereicherten Tintenflecke immer mehr aus, sondern es entstanden auch immer mehr neue Farbschattierungen und die Inseln nahmen sozusagen „Kontakt“ miteinander auf, anders ausgedrückt, die Farben vermischten sich. Durch diese zunehmenden Verbindungen wurde die Arbeit nicht nur reicher an Farben und Formen, sondern etwas Dialogisches unter/zwischen/über den Farben wurde für Dani plötzlich sichtbar. Dass die Summe aller Teile nun wesentlich mehr ist als die Summe der Einzelteile, war deutlich zu erkennen. Zwischen Dani und mir entwickelte sich ein berührendes Gespräch über seine Klassengemeinschaft, so im Spannungsfeld zwischen „da fühle ich mich wohl“ und „die Gruppe nervt ständig“. Dani teilte den Gruppen die Farben zu. Diese „Fließbilder“ haben noch einen spannenden Nebeneffekt, weil das Bild nicht statisch ist, sondern beweglich, es verändert sich, es fließt, Dominantes tritt zurück, Unscheinbares kommt zum Vorschein, Farben werden zugedeckt, neue Farben entstehen, so wie Gemeinschaften sich verändern, es kommt jemand hinzu, es verlässt jemand die Gruppe, Freundschaften sind dehnbar, einmal kann man mit diesem besser und dann mit dem anderen u.v.a.m.

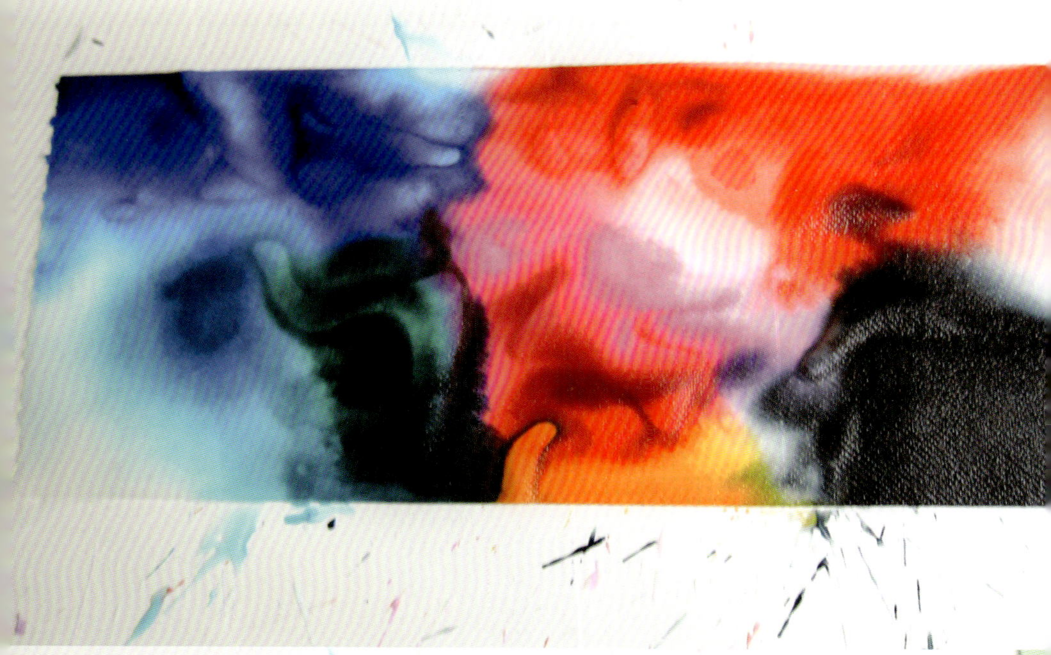

Dani ist mit seinem Gestalten fertig, das Bild ist nun nicht nur mit Farbe gesättigt, es kann auch kein Wasser mehr aufnehmen. Er überlässt das Bild nun „sich selbst“, denn auch er ist „gesättigt“. Er ist davon überzeugt, dass es passt, dass es gut und fertig ist, und was sich daraus entwickeln wird, auf das ist er neugierig. Nach einiger Zeit, nachdem das Bild „alleine“ gelassen wurde, geruht hatte, entdeckte Dani das nun von selbst entstandene Victoryzeichen, was ihn erstaunte und freute.

Bei der Frage, ob er die Farben vielleicht Familienmitgliedern zuordnen könne, dachte Dani gar nicht lange nach, er stellte selbstsicher fest, gelb und orange ist die Mama, der Bruder ist Blau und der Papa ist Schwarz.

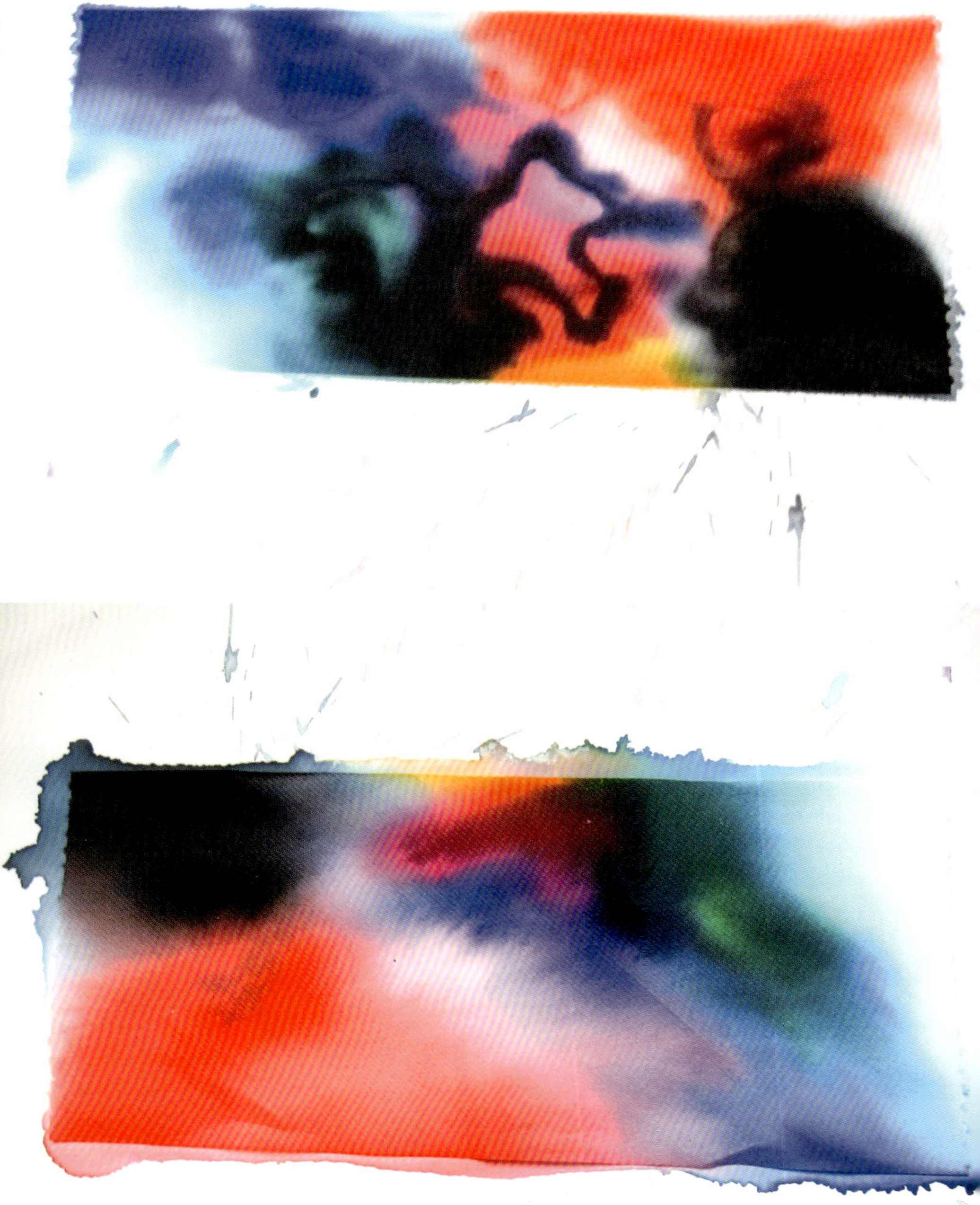

Das Bild brauchte viele Stunden, bis es ganz trocken war, Farben und Formen haben sich während es Trocknens immer wieder verändert und der von Farbe und Wasser gesättigte Innenteil hat sich über den Rand hinaus ausgebreitet. Damit ist aus der klaren Begrenzung Fließpapier ein Übergang, ein weich geformter Rand entstanden, der sich aber trotzdem klar vom Untergrund abgrenzt. Es sind auch wieder weiße und hellere Teile entstanden, während die dunkleren Teile sich verdichtet haben.

Wie schon bei den beiden ersten Bildern hinterlässt auch dieses Bild einen klaren Abdruck. Dani hat das Fließ sorgsam vom Untergrund gelöst und hat sich sehr gefreut, dass das Victoryzeichen klar und deutlich im Abdruckbild sichtbar war, im Ursprungsbild war es verschwunden, diesmal aber nicht Dunkel auf Hell, sondern Hell im Dunklen. Dani identifizierte sich deshalb mit dem Abdruckbild viel mehr als mit dem „selbstgestalteten“.

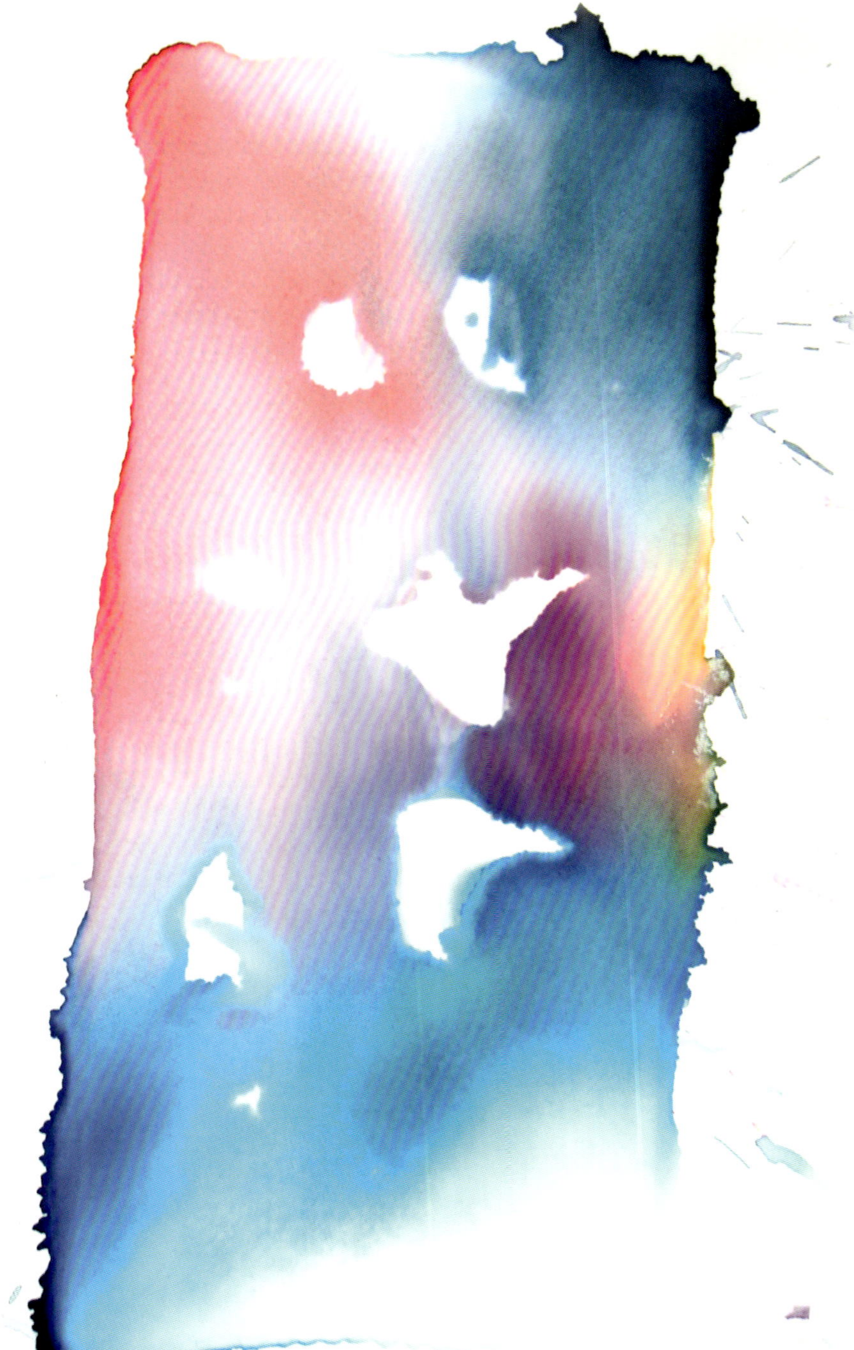

Gedanken: Um mit dieser Art der Gestaltung eines Bildes zu beginnen, ist es nicht nur notwendig Regeln einzuhalten, z.B. die Tintenpatrone aufzustechen und nicht platzen zu lassen, sondern auch mit Werkzeug zu hantieren, mit der Beißzange die Tinte aus der Patrone zu drücken, was gar nicht so leicht ist. Das bedeutet, zuerst muss ich einen Widerstand überwinden und dann habe ich Erfolg. Bemerkenswert bei dieser Methode ist auch, dass sich das Bild ständig verändert und Dani es deshalb nur beschränkt gestalten konnte, er hat sich aber diesen Gegebenheiten untergeordnet, hat diese ständig neuen Gestaltungen spannend gefunden und war für Überraschungen offen. Auch er hat bei seinen Interpretationen diese Beweglichkeit mitgemacht, ausgehend von der Klassengemeinschaft hin zu seiner Familie, bis er bei sich selbst gelandet ist, dem Victoryzeichen, und er das Weiße, das Leere als seines bevorzugt hat, vielleicht deshalb, weil es für ihn wesentlich sichtbarer, aber dezenter war als das Dunkle.

Konflikte

Material: stärkeres A4 Papier oder Karton, bunte Kugelschreiber, Aceton, dünner Pinsel

Methode: Für diese Methode sind zwei Menschen notwendig, entweder die Therapeutin und der Klient oder der Klient mit einem Geschwisterkind, einem Elternteil oder einem Freund u.v.a.m.

Der Klient beginnt auf dem Karton mit einem Kugelschreiber hin und her zu fahren, ich fahre mit einem andersfärbigen Kugelschreiber nach, das heißt, ich folge ihm. Dann wird die Reihenfolge umgedreht, der Klient folgt mir, all das mit unterschiedlichem Tempo. Merke ich, dass mir der Klient folgt, so wie ich ihm vorher, dann erhöhe ich das Tempo und laufe ihm davon, versuche mit ihm, stellvertretend mit den Kugelschreibern natürlich, einen „Konflikt" auszutragen. Auch der Klient versucht mit seinem Kugelschreiber davonzurennen, ich laufe ihm nach und freue mich, ihn eingeholt zu haben. Die Kugelschreiber werden getauscht, weil es unterschiedliche Farben gibt. Irgendwann ziehe ich mich zurück und der Klient malt alleine weiter, mit immer mehr Kugelschreibern gleichzeitig, es entstehen dann meist nur mehr Kreise, der Vorteil dabei ist, dass das mit vielen Kugelschreibern gleichzeitig möglich ist und dass die Kreisbewegungen meist mit hoher Geschwindigkeit möglich sind, was nicht nur Spaß macht, sondern faszinierende Effekte hervorbringt.

Letztendlich wird mit einem in Aceton getränkten Pinsel darüber gemalt. Damit entsteht ein erstaunlicher Veränderungsprozess, die Kugelschreiberlinien verrinnen, die Farben verändern sich und es entsteht meist eine interessante Rückseite.

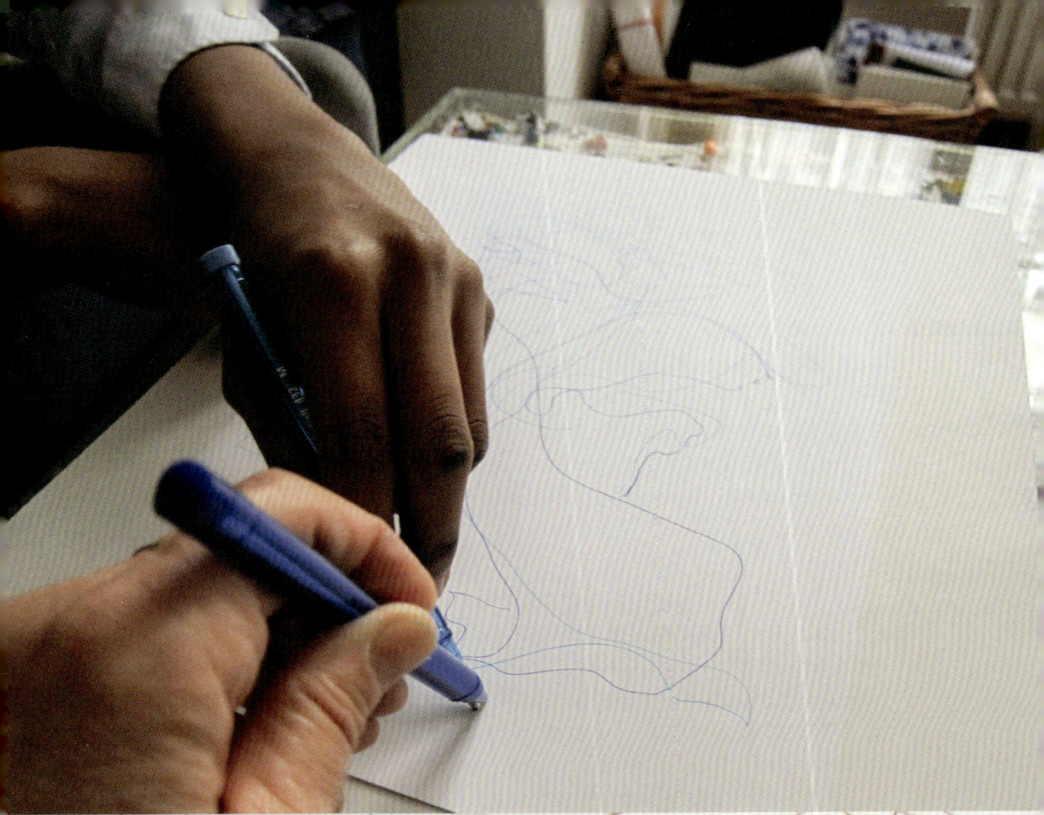

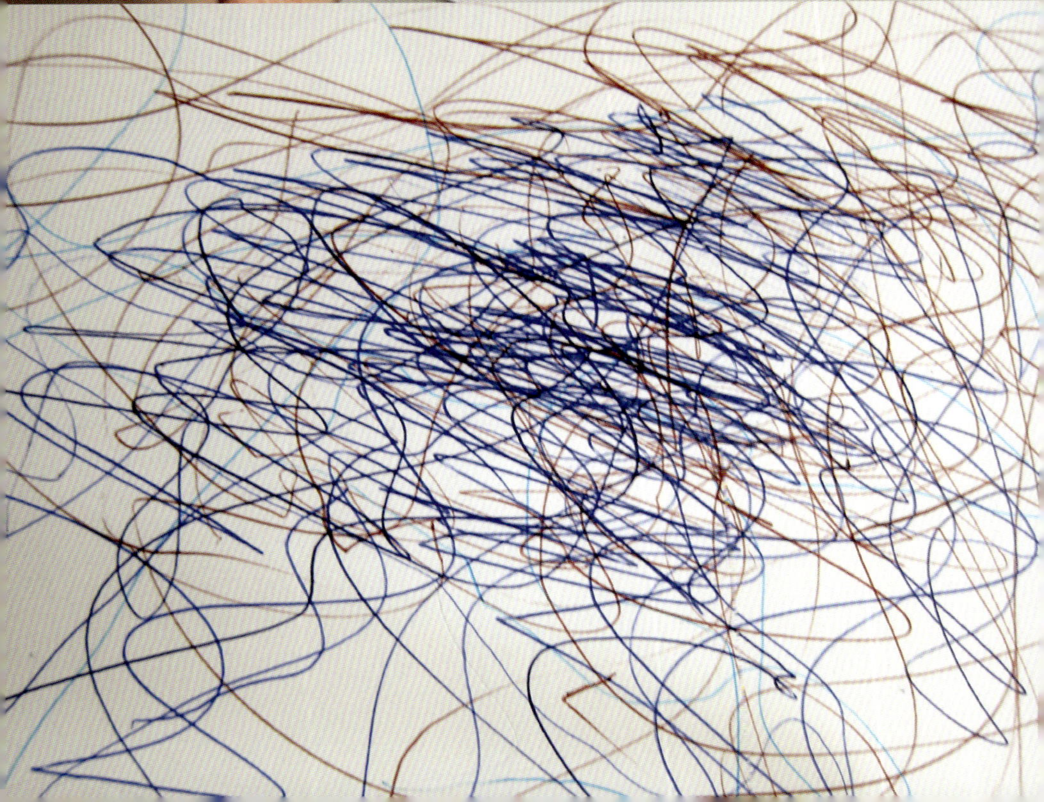

Dani fuhr mit seinem Kugelschreiber über das Papier, er begann ganz langsam und vorsichtig, ich fuhr ihm nach und beobachtete und nahm wahr, ob er nun schneller wird, mir davonläuft, versucht mich auszutricksen oder ihm die Verfolgung unangenehm wird. Ich betonte auch immer wieder, dass ich ihn finden möchte und ich ihm nachgehe, wohin er auch geht, und ich ihn suchen werde, denn ich möchte ihn finden. Dani schien es zu genießen, denn er machte es mir schwer, ihn zu finden, und wir beide achteten in der Folge sorgsam darauf, einander nicht „aus den Augen zu verlieren". Dani wurde sehr ruhig, er war mit seinen inneren Monologen beschäftigt, indem er nicht konstruieren musste, indem er keinen Weg finden musste, indem er sich führen ließ wie von einem Freund, dem er vertraut in der Gewissheit, dass der Weg gut ist. In dieser Stimmung konnte er nun ganz bei „sich" sein – was von mir beabsichtigt war.

Wie auf dem Bild zu erkennen ist, waren wir schon eine ziemliche Strecke gegangen, Dani führte und ich folgte und dann haben wir es umgekehrt gemacht, Dani folgte mir, er war sehr vorsichtig, zeigte keinen Widerstand. Für mich war das ein Zeichen, dass Dani mir die Hand gab und sich führen ließ, voll Wertschätzung und Vertrauen, dass der Weg ein guter ist, ohne Fallen und Hindernisse. Eigentlich vertrauten wir einander, all das Führen, Folgen fand in stiller, wohlwollender Übereinkunft statt, aber Dani genoss es auch, den Weg nicht ganz so leicht zu machen, ich musste mich schon anstrengen, um ihn nicht zu verlieren, was Dani sichtlich Spaß machte.

Im Zuge des Arbeitens war es aber dann auch mit der Beschaulichkeit vorbei, beide sind wir mit unseren Kugelschreibern – die Farben wurden ab und zu gewechselt – wild hin und hergelaufen, wir sind einander davongelaufen, haben auch versucht einander zu „verdrängen", haben einander „geschreckt", indem wir wild und unvermutet hin und hergefahren sind. Dani hat die temperamentvollen Konflikte, die die Kugelschreiber ausgetragen haben, sichtlich genossen und beide hatten wir Spaß daran, den anderen zu foppen, zu verfolgen, zu verdrängen oder ihm den Weg abzusperren, einmal war er und einmal ich stärker, aber ohne tatsächlich ungebremste Aggression. All das kann erleichternd und befreiend wirken, einmal keine Rücksicht nehmen zu müssen, seine Kräfte zu messen, ohne zu verletzen, sich auszudrücken, ohne dass das Gegenüber gekränkt ist, und Lust zu empfinden, sich zeigen zu dürfen in der Gewissheit, dass es sichere Grenzen gibt, in diesem Fall die Blattgrenze, und es eine Wohltat ist, zu wissen, dass nichts passieren kann und keiner beleidigt ist.

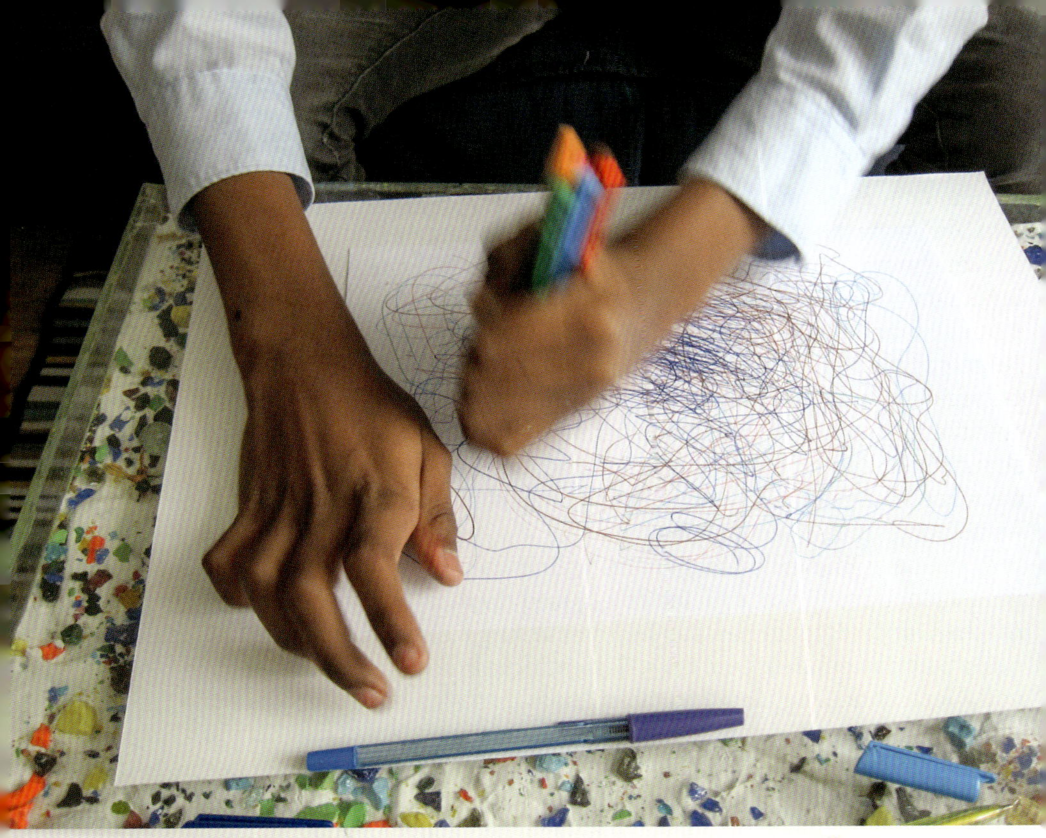

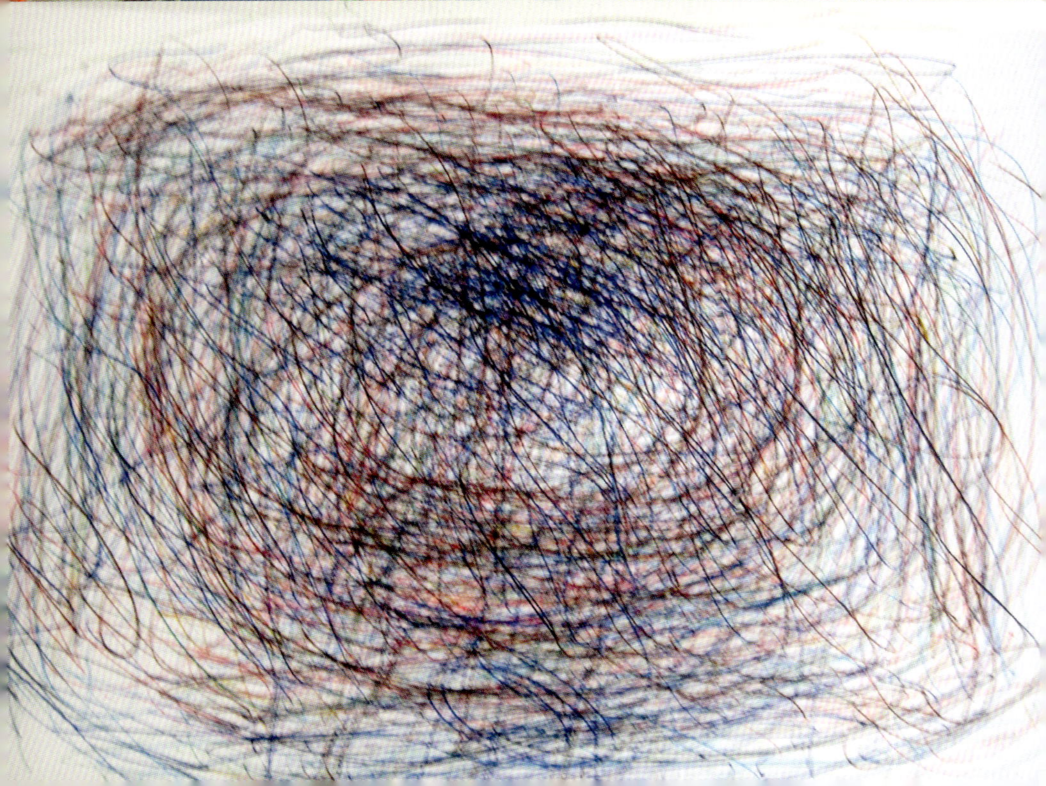

Ich zog mich zurück und wie viele andere auch hatte Dani die großartige Idee, alles zu nehmen und aus dem Vollen zu schöpfen, um mit zwei Kugelschreibern zu beginnen, sich dann zu steigern und mit allen vorhandenen Kugelschreibern gleichzeitig zu malen. Dani genoss die Wildheit seiner Zeichenbewegungen, er genoss den Lärm, den die Kugelschreiber erzeugen, wenn sie auf einer harten Unterlage in raschen Schwüngen bewegt werden. All das war ziemlich anstrengend und kräfteraubend, was Konflikte in der Regel so an sich haben.

Dani machte die Erfahrung, wie erleichternd und erlösend es sein kann, wenn etwas genug ist, wenn es fertig ist und man nichts mehr weiter machen möchte und alles getan wurde. Gut zu erkennen ist auf dem Bild, wie sorgsam Dani mit den Grenzen umgegangen ist, trotz seiner „Wildheit" und „Unbeherrschtheit" hat er nicht nur die Grenzen (Kartonrand) nicht überschritten, er hat sogar noch Abstand gehalten. Damit hat Dani in beeindruckender Weise gezeigt, dass die Konzentration eines möglichen Konfliktes im Konflikt selbst liegt und nicht in einer Grenzüberschreitung, was bedeutet, dass es nicht darum geht mein Gegenüber abzuwerten oder verbal zu verletzen, sondern dass es sozusagen um die Sache, um den Konflikt selbst gehen sollte, man also klar und deutlich seine Meinung nicht nur verbal vermitteln, sondern auch vertreten sollte, was bedeutet, dass ich mein Gegenüber nicht besiegen, sondern nur überzeugen möchte.

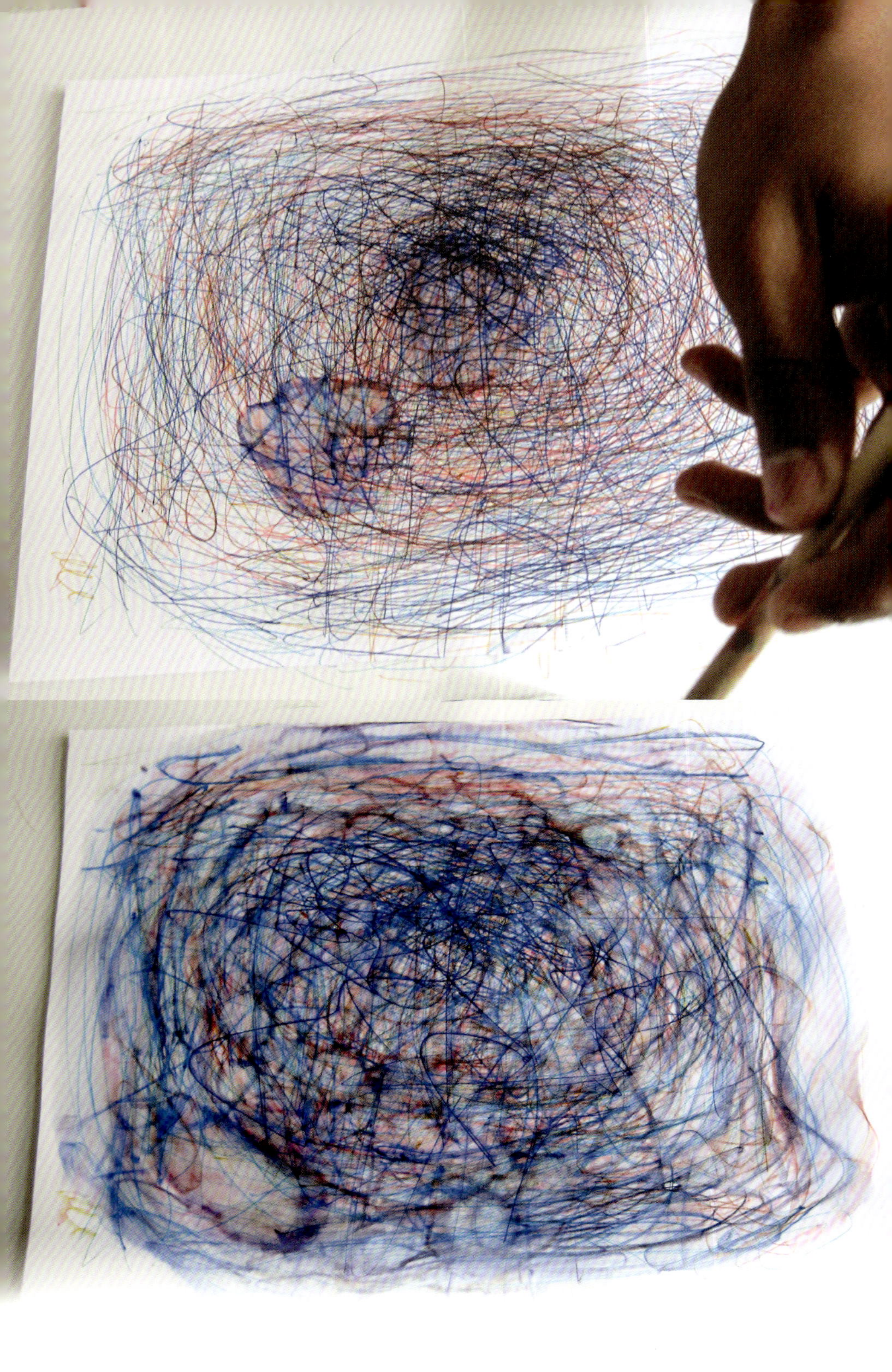

Nach getaner Arbeit war Dani zufrieden und nahm gerne das Angebot von mir an, über das Kugelschreiberbild mit Aceton zu malen, mit dem Pinsel sanft drüber zu streichen, Dani war erstaunt, was nun passierte. Die Farben begannen zu fließen, sich auszudehnen, vorher nicht dagewesene Gebilde entstanden, ohne dass er etwas dazutun musste, die kräftigen Linien auf dem Bild wurden dadurch „weicher“, aus dem Gekritzel entstand etwas ganz anderes, es formte sich, es gestaltete sich. Während Dani das Bild auf der einen Seite bearbeitete, schaute er auf der anderen Seite fasziniert der Entwicklung zu. Es war spannend für ihn, was sich da nun plötzlich von selbst ergab.

Als Dani für seine Begriffe genug Aceton aufgetragen hatte, meinte er: „Und jetzt ist es fertig“. Alle scharfen Ecken und Kanten waren verschwunden, die Linien haben durch die Vermischung Kontakt miteinander aufgenommen und aus dem Harten und Lauten ist etwas Weiches und Stilles entstanden.

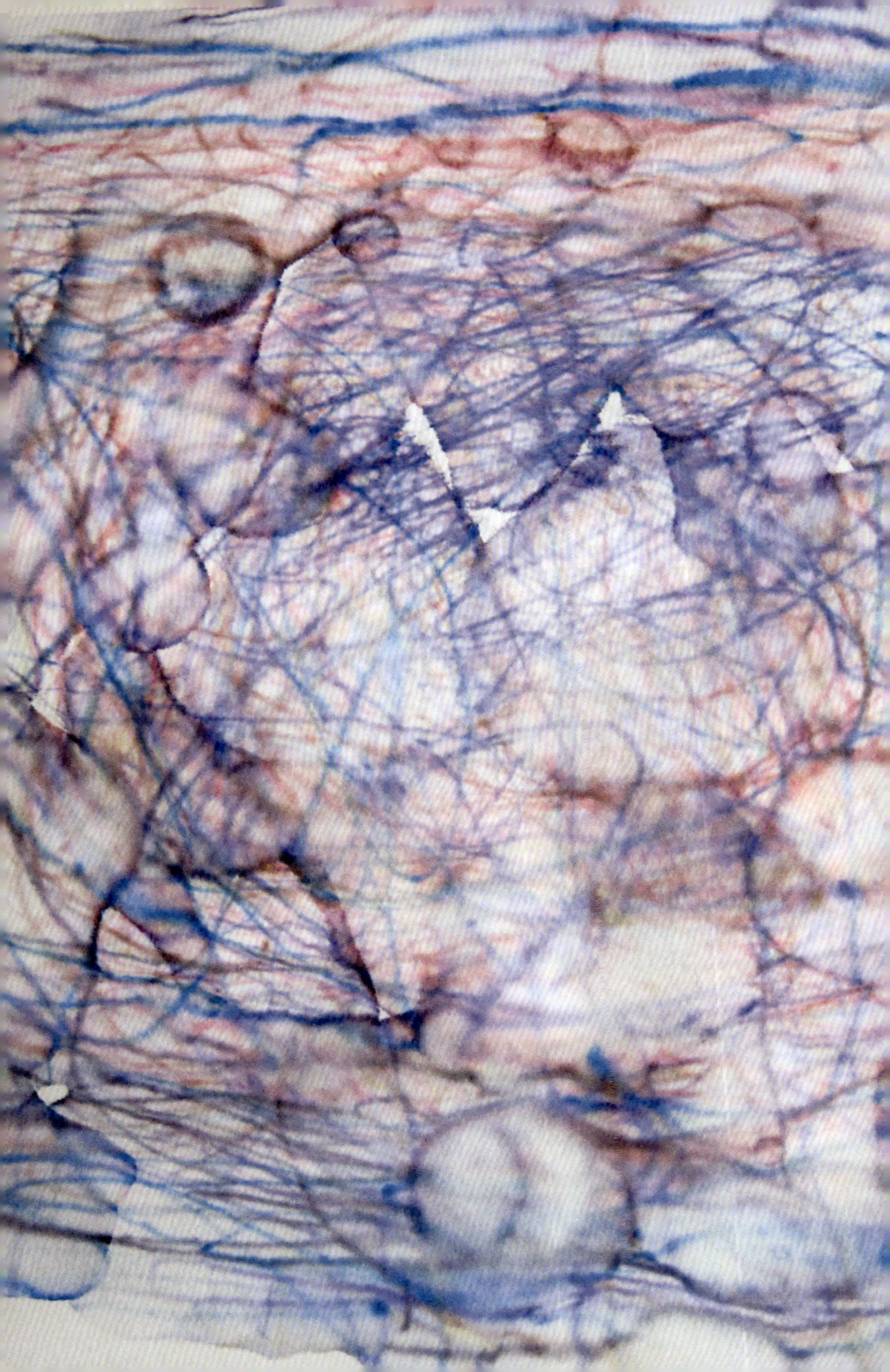

Der nächste erstaunliche Nebeneffekt ist, dass es auch keine Vorder- und keine Rückseite mehr gibt, sondern zwei Seiten – wie bei einem Konflikt, denn auch er hat mindestens zwei Seiten.

Gedanken: Kinder, Jugendliche, auch Erwachsene sind manchmal schwer zu „fassen“, sie geben auf Fragen nach ihrem Befinden oft nur kurze, sozial akzeptierte Antworten und hin und wieder ist es sogar so, dass vor allem Kinder und Jugendliche nicht wissen, was, wie und warum sie etwas erzählen sollen. Viele haben aufgehört zu vertrauen, wenn sie nicht mehr wissen, wem sie vertrauen können und wem nicht, oder wem sie folgen sollen, ob sie Konflikte ansprechen dürfen, ohne dass es ihnen übel genommen wird. Entweder geben sie dann auf oder verstummen oder geben unangebrachte, deftige Antworten. Die meisten Kinder, Jugendlichen haben noch keine Konfliktkultur entwickeln können, denn meistens wird es ihnen nicht vorgelebt und deshalb kennen sie in der Regel nur Gut und Böse. Es wird ihnen kaum vermittelt, dass etwas „wieder gut“ werden kann, oder was eine tatsächliche Versöhnung und Dankbarkeit bedeuten können. Denn nur dann, wenn sie es erleben, dann werden sie es auch einmal nicht nur praktizieren, sondern auch weitergeben können. Auch viele Erwachsen haben es nicht gelernt oder wieder verlernt, und dann enden viele Konflikte in Machtkämpfen sich durchsetzen zu wollen oder den anderen abzuwerten, aber nicht in dem Bestreben den Konflikt zu bereinigen. Viele Phasen wurden in dem Bild geübt mit dem Ziel, dass es wie in jedem Konflikt zwei Seiten zu beachten gibt, dass beide Seiten Respekt verdienen und es nicht um Sieg und Niederlage geht, sondern dass es zwei Sieger geben soll.

Leichtigkeit

Material: Luftballon, ein spitzer Gegenstand

Methode: Ein Luftballon wird aufgeblasen und verschlossen, damit ihm die Luft nicht ausgeht. Der Luftballon wird nun stellvertretend zu einem Problem, das weder gesagt noch besprochen werden muss. Mit dem Luftballon (Problem) wird nun gespielt, hin und her geschupft, man kann auch vereinbaren, dass das Problem, die Sorge den Boden nicht berühren darf u.v.a.m. Wenn genug gespielt ist, geht es um die Lösung des Problems, es (der Luftballon) wird kaputtgemacht, was meist mit einem lauten Knall endet. Manchmal wird das Problem zwar noch nachbesprochen, aber oft hat es sich tatsächlich „lustvoll und lautstark" scheinbar von selbst verabschiedet, weil es nicht mehr ganz so ernst und dramatisch gesehen wird.

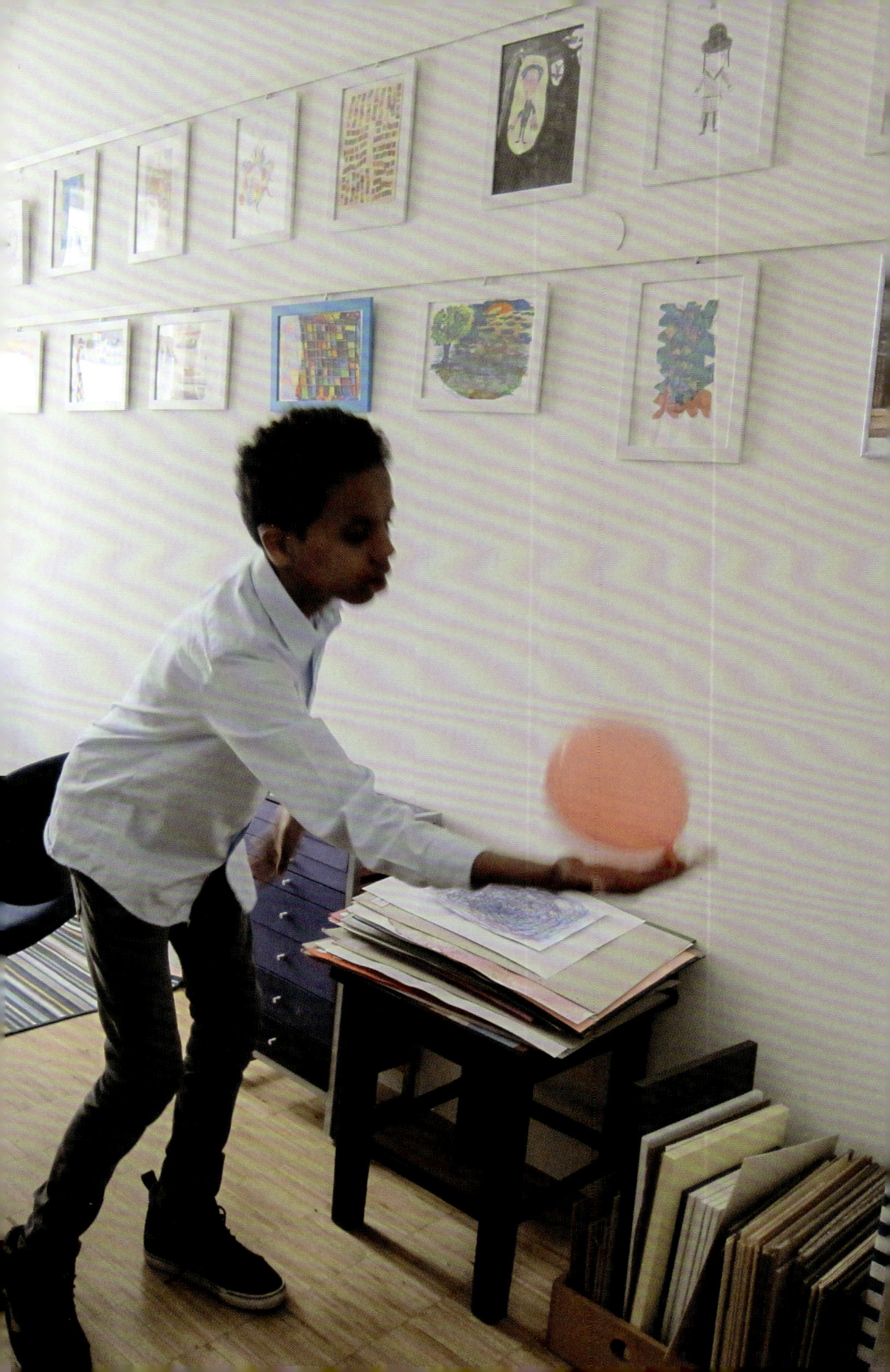

Dani wählte aus vielen bunten Luftballons einen rosaroten, in der Symbolsprache ein rosarotes Problem. Es war eine ziemliche Kraftanstrengung für ihn, den Luftballon aufzublasen (so wie manche Probleme auch aufgeblasen sind), aber er hat es geschafft. Damit aus dem Luftballon die Luft nicht entweichen konnte, hat er ihn mit einem Knopf verschlossen. Dani hat mit dem Luftballon, der sich zu einem Problem verwandelte, zu spielen begonnen, indem er ihn hin und her geschubst hat. Um den Spiel-Charakter zu unterstreichen haben wir vereinbart, dass das Problem ja nicht auf den Boden fallen darf, denn der Boden sei „vergiftet" und dann würde das Problem kaputtgehen und davor müssen wir es schützen, weil es um das rosa Problem schade wäre, vor allem auch deshalb, weil es beim Aufblasen so viel Mühe und Anstrengung gekostet hat. Dani und ich haben das sehr ernst genommen und gut aufgepasst, dass das Problem nicht kaputtgeht. Dani hat sich dann noch eine Zahl ausgedacht, wie oft wir es schaffen müssen, ohne Unterbrechung das Problem hin und her zu schubsen, was uns selbstverständlich gelungen ist, denn der Ballon folgte „willig" den Anweisungen von Dani.

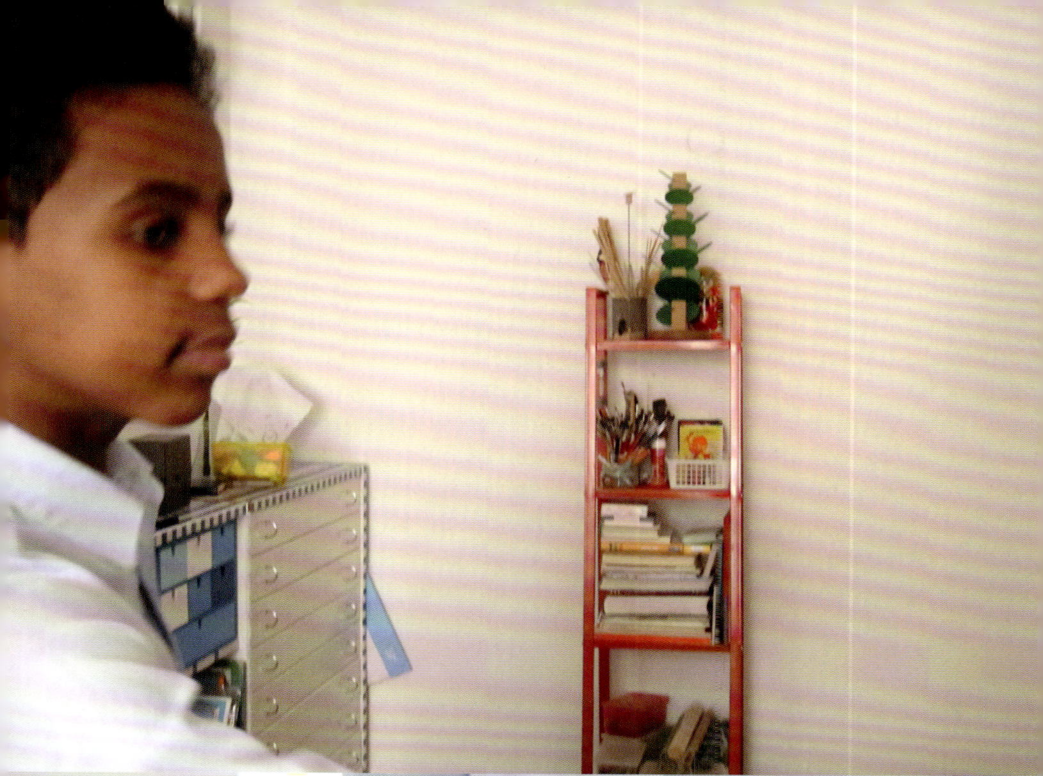
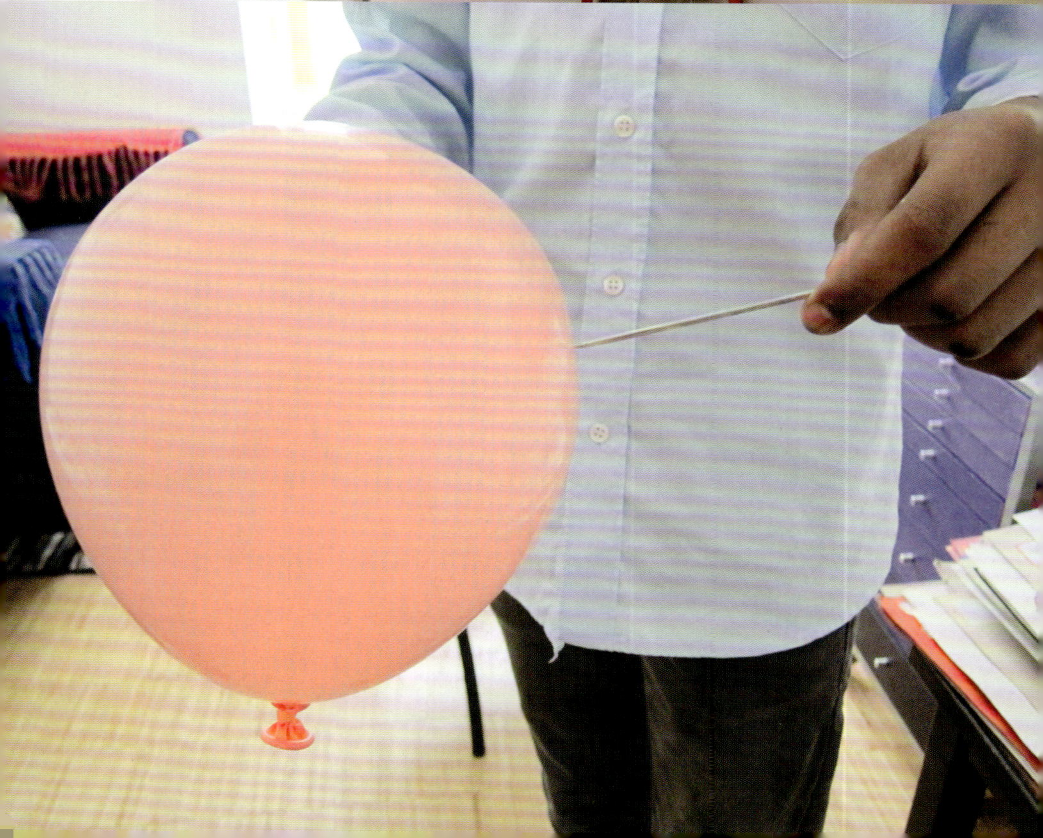

Dani hat nie daran gezweifelt, dass das Problem sich selbstständig machen könnte, er kontrollierte die Flugrichtung, die Höhe, die Geschwindigkeit und das mit Sicherheit und Leichtigkeit. Als er genug davon hatte, mussten wir eine Lösung für das Problem finden, denn er brauchte es nicht mehr und die Lust am Spielen war vorbei, er hatte genug davon.

Mit einem kleinen Dolch (er diente einmal dazu kleine Käsestücke aufzuspießen) stach Dani in den Ballon, der daraufhin mit einem lauten Knall zerplatzte. Damit hatte das „aufgeblasene Problem" Spannkraft und Dynamik verloren, jetzt war es uninteressant und die Reste der Luftballonhülle wurden entsorgt.

Es ist nicht immer notwendig Probleme zu zerreden, sie von allen Seiten zu beleuchten, alle Wenn und Aber zu diskutieren, Eventualitäten anzusprechen, denn dann besteht die Gefahr, dass das Problem immer größer und umfangreicher, also immer aufgeblasener wird. So wie ein altes Sprichwort sagt, „aus einer Mücke einen Elefanten machen". Und es kann lustvoll sein, mit ihm zu spielen, ihm so lange lustvolle Aufmerksamkeit zu geben, bis man genug davon hat, was Dani eindrucksvoll gezeigt hat.

Gedanken: Alltagssorgen, Alltagsprobleme, Alltagskonflikte, nicht die großen dramatischen, sondern diese kleinen, unangenehmen Lästigkeiten bzw. Belastungen, denen wir tagtäglich ausgesetzt sind, deren es viele gibt und mit denen wir konfrontiert sind. Anmerken möchte ich aber doch, dass sich diese scheinbaren Kleinigkeiten nicht kategorisieren lassen oder vielleicht in leicht und schwer einzuteilen sind und das ein Rezept wäre, wie es möglich sein kann, lustvoll mit leichten Problemen umzugehen. Leicht oder schwer, besprechbar oder nicht, mit ihm zu spielen oder nicht, all das kann nur der Klient vorgeben, denn nur er kennt das Maß und das Ausmaß. Denn vieles hängt von unserer Belastbarkeit, Befindlichkeit, Stressverarbeitung, von unserer Konfliktfähigkeit und auch von unserem Humor und der Lust zu spielen ab, aber es ist eine kreative, lustvolle Art und Weise, wie man mit Konflikten und Problemen auch umgehen kann, um mehr Leichtigkeit zu gewinnen.

Angenehm

Material: wasserdichte Unterlage, A3 Papier, 2-3 Stück A4 Zeichenpapier, Wasserfarben, Spritze, Pinsel, ein kleines Stück Karton, Wasser, Rasierschaum

Methode: Rasierschaum wird auf eine wasserdichte Unterlage gegeben. Der Schaum wird mit Wasserfarben vorsichtig bemalt. Das bedeutet mit dem Pinsel nicht zu fest aufzudrücken, damit die Farben nur auf der Oberfläche des Schaumes bleiben. Die Wasserfarben haben auf dem extrem strahlend weißen Schaum eine hohe Strahlkraft, was die Klienten oft erstaunt. Nachdem der Schaum bemalt ist, wird ein Zeichenblatt darüber gelegt, vorsichtig angedrückt, damit sich auf dem Blatt alle bemalten Stellen abdrucken. Das Blatt wird nun vom Schaum wieder heruntergenommen und mit einem Kartonstreifen „rasiert". Das bedeutet, dass der Kartonstreifen den übriggebliebenen Schaum wegwischt. Die Bemalung des Schaumes hat sich nun auf das Blatt abgedruckt. Der gesamte Vorgang lässt sich wiederholen. Den übrig gebliebenen Schaum gebe ich dann samt wasserdichter Unterlage in ein Waschbecken, denn dann ist es noch möglich mit dem Schaum zu spielen, zu gatschen, was in der Regel als angenehm empfunden wird, nicht nur weil der Schaum in seiner Haptik als angenehm empfunden wird, sondern weil er auch gut riecht.

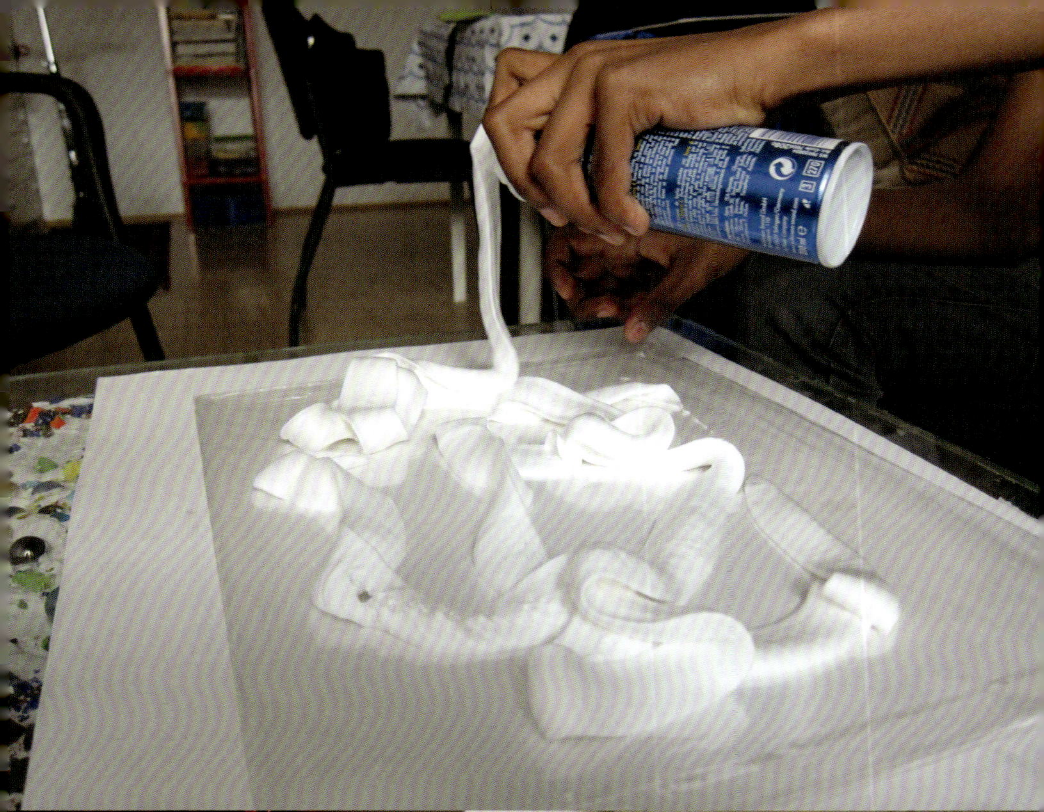

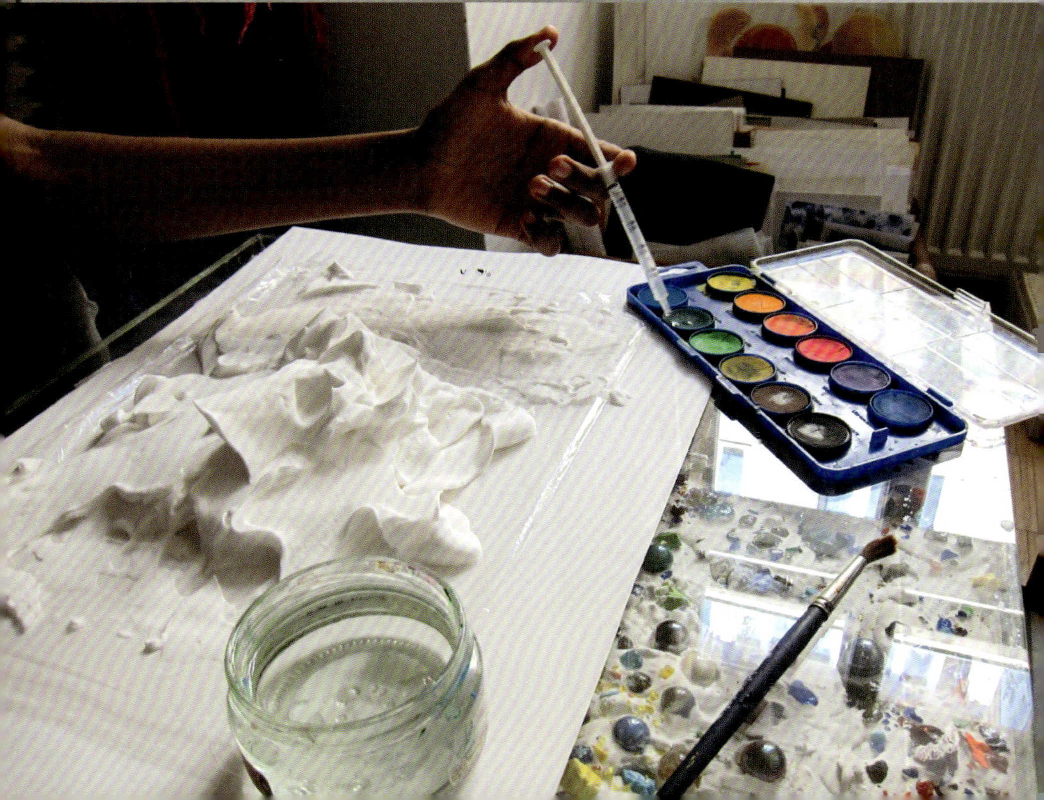

Dani sprühte Rasierschaum auf eine wasserdichte Unterlage, Rasierschaum ist extrem weiß, weich, hat einen angenehmen Geruch und wird eigentlich fast immer mit Rasieren und Männlichkeit assoziiert, außerdem ist das Sprühen meist ein lustbetonter Vorgang.

Dani bereitete auch die Wasserfarben vor, damit sie dann noch leichter zu verarbeiten sind, weil sie weicher werden. Er tropfte mittels einer Spritze Wasser in die Farbschalen, wenn die Farben aufgeweicht sind, dann ist der Malvorgang noch angenehmer und noch sinnlicher.

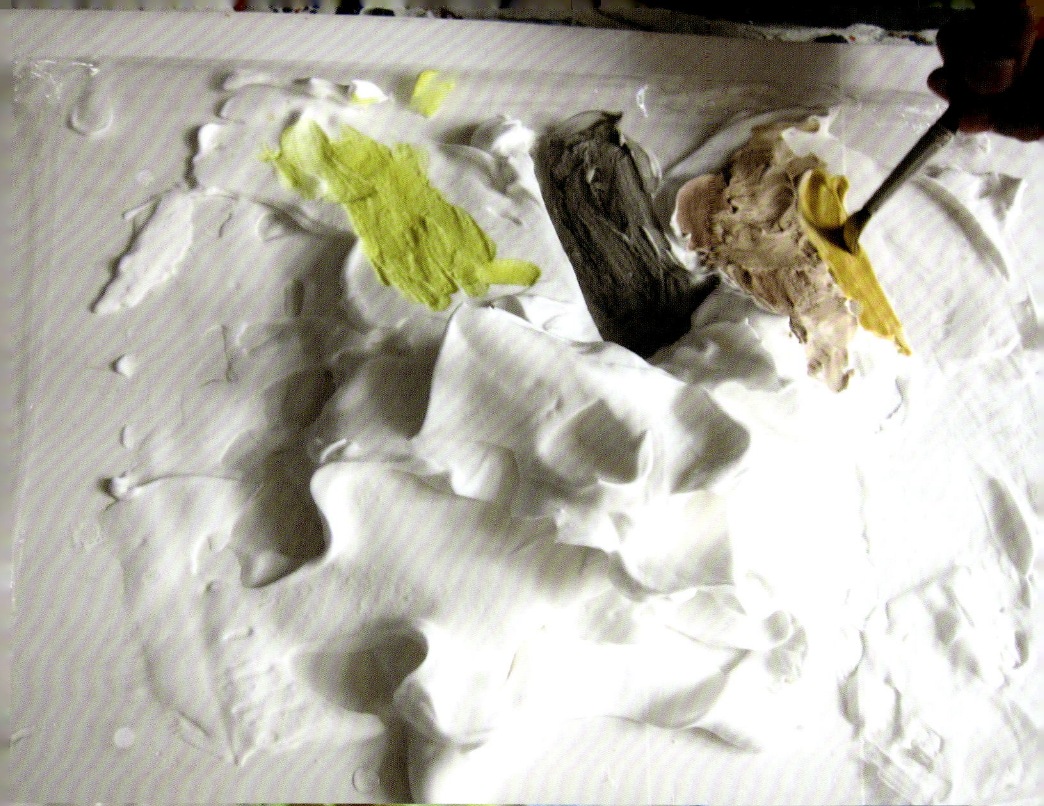
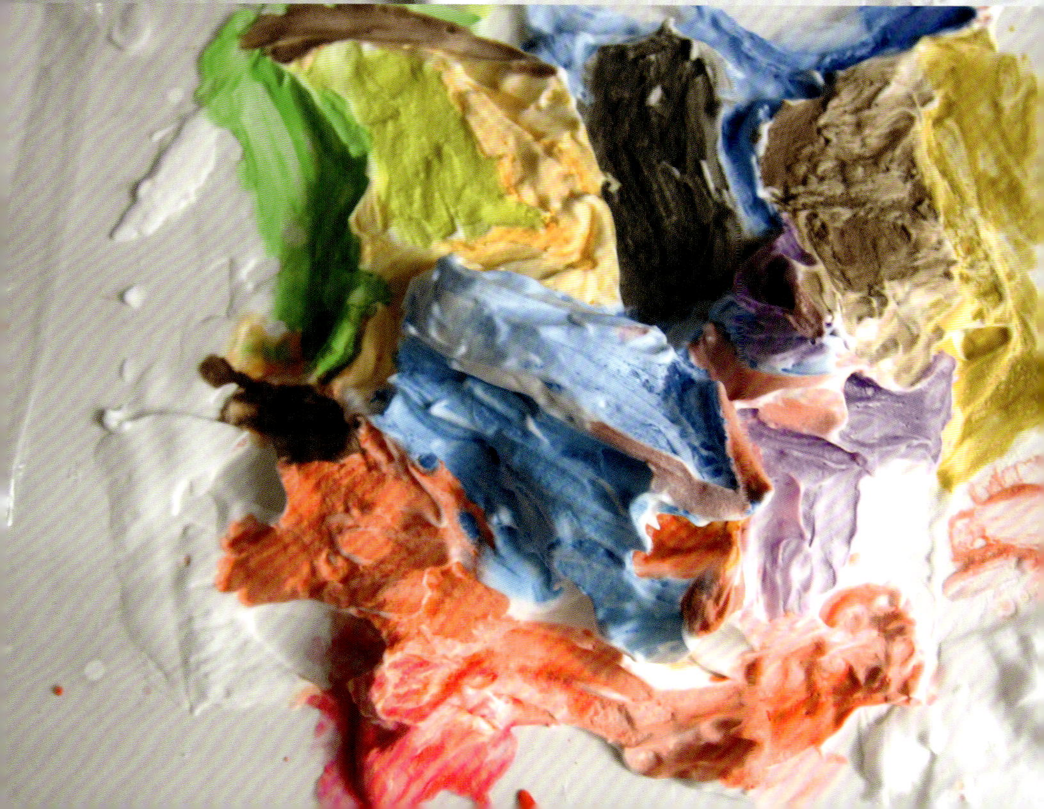

Dani begann zu malen, die aufgeweichten Farben ließen sich ganz leicht auf dem Schaum auftragen, Dani wurde als kleines Baby adoptiert, seine Heimat ist Äthiopien, er wählte die Farben, die er mit Äthiopien assoziierte, das sprach er auch aus, indem er spontan assoziierte, dass die gewählten Farben für ihn den weichen Sandboden, die wärmende Sonne, die dunkle Hautfarbe der Menschen, den weichen Sandstein repräsentieren, all das scheint für ihn weich und angenehm zu sein und er gab sich ganz seinen Sehnsüchten hin, die das Land und seine Menschen offensichtlich in ihm geweckt haben, als Dani vor einiger Zeit mit seinen Adoptiveltern in Äthiopien auf Urlaub war.

Dani vervollständigte das Bild mit dem Blau des Himmels, dem Grün einer spärlichen Vegetation und dem Rot der gleißenden Mittagshitze. Für den Malvorgang brauchte Dani viel Zeit und Ruhe, es war nicht nur Ruhe, sondern auch Achtsamkeit, Geduld und Ausdauer.

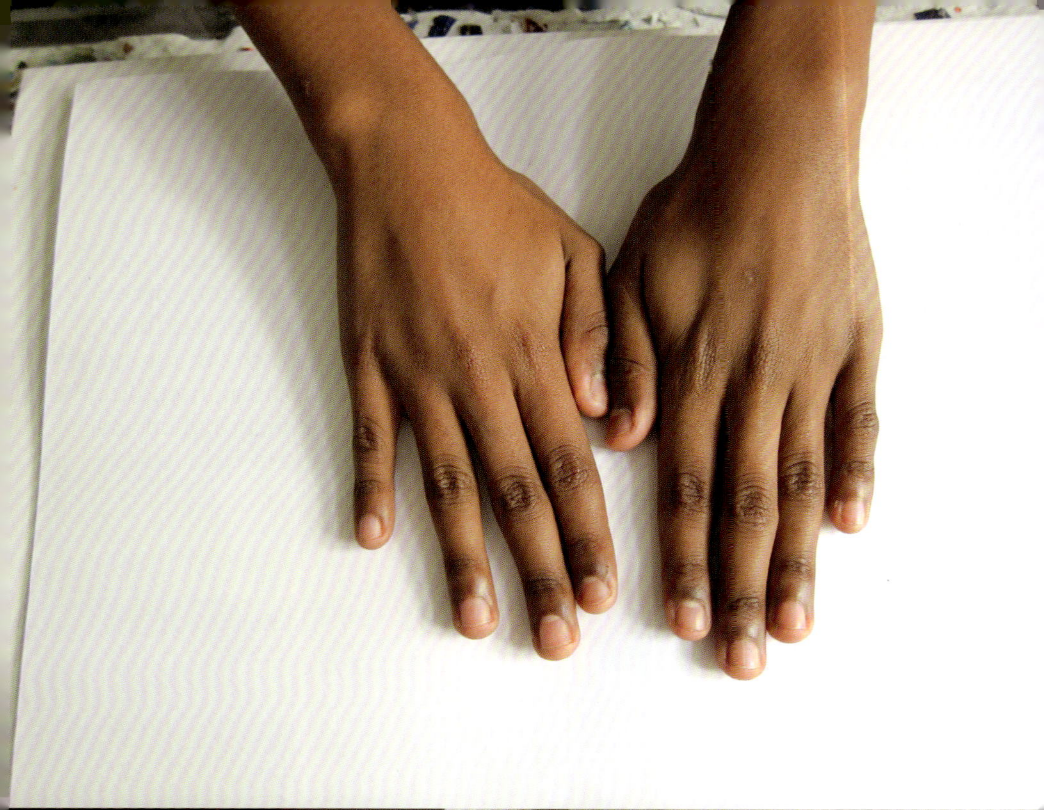

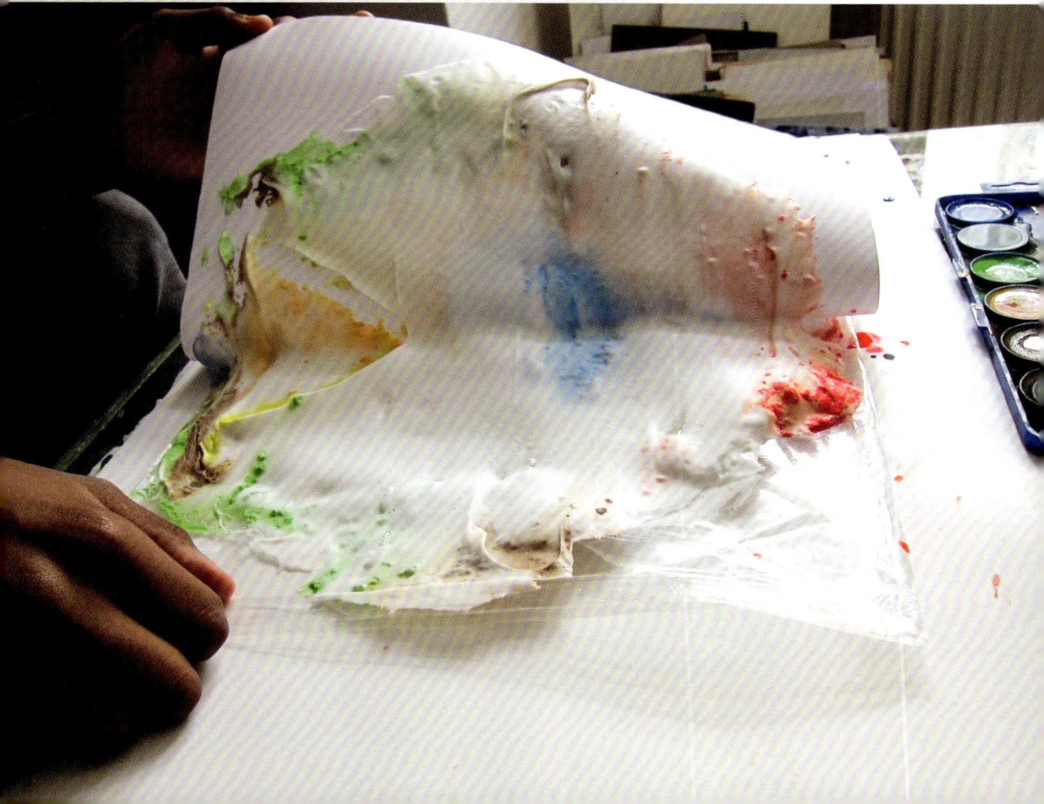

Vorsichtig drückte Dani ein Zeichenpapier auf das Gestaltete, Dani war dabei ganz vorsichtig, so wie viele andere auch, er „streichelte" das Papier mit Achtsamkeit und Vorsicht, denn der Abdruck sollte gut gelingen. Das beschauliche Malen hatte nun der Neugier Platz gemacht, denn Dani hatte keine Ahnung, wie das nun aussehen wird und was daraus werden soll, aber er war freudig gespannt.

Dani zog das Blatt vom Untergrund ab, was gar nicht so leicht ist, denn der Schaum haftet ziemlich stark auf dem Papier. Bei dem Auseinanderziehen sind der Untergrund und der Abdruck unscheinbar weiß mit nur minimalen Farbgestaltungen – es war fast ein wenig enttäuschend für Dani, denn das Bild schien verschwunden zu sein.

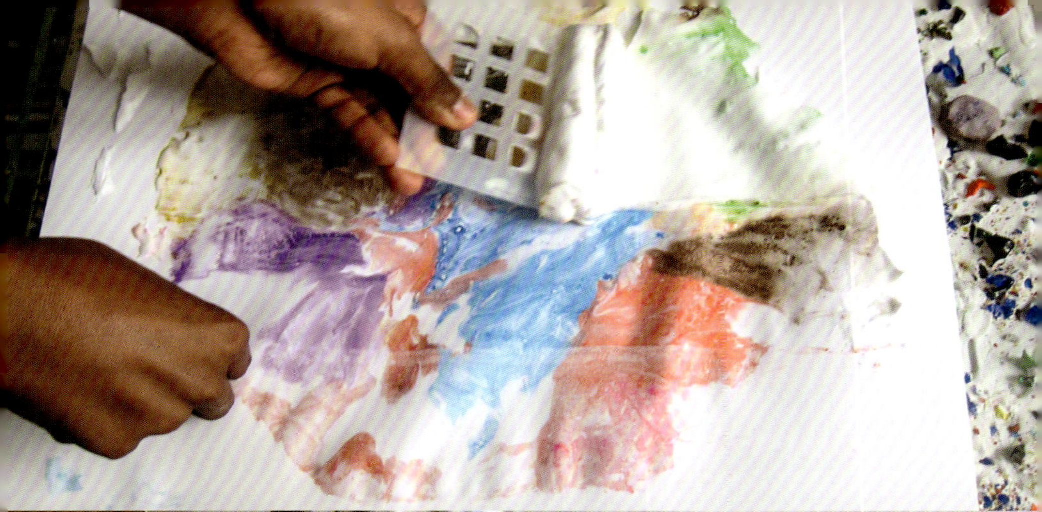

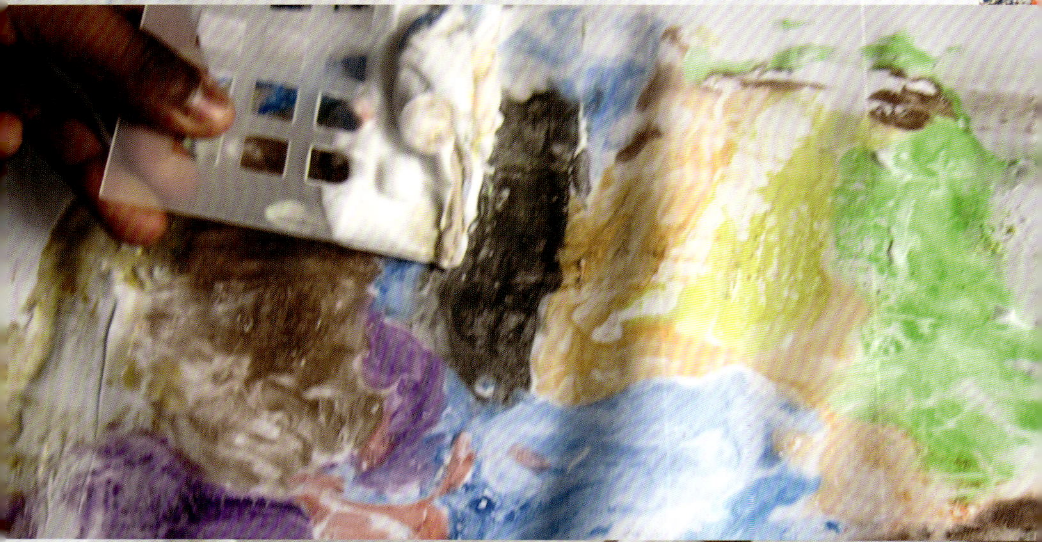

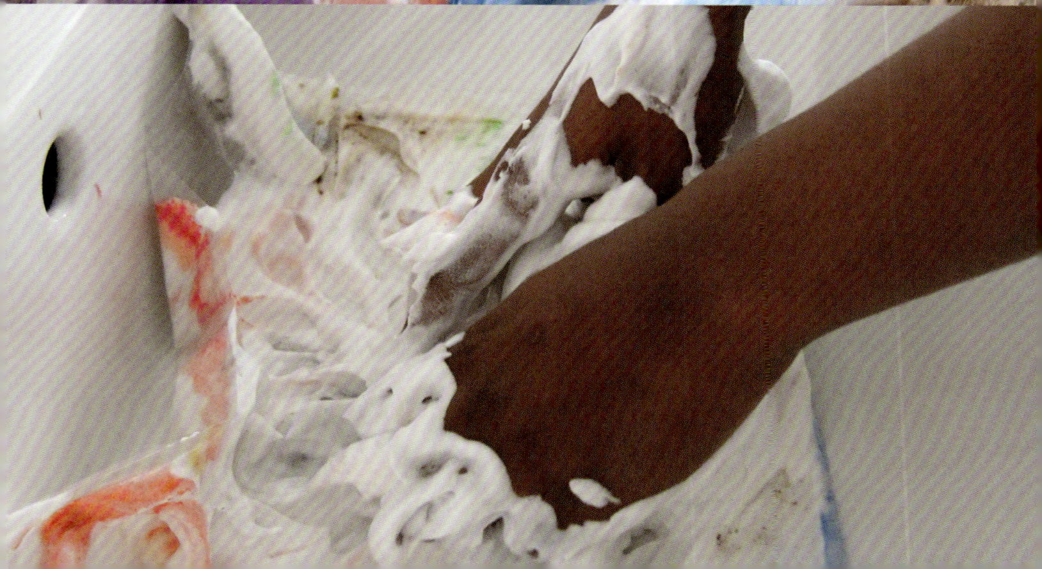

Mittels eines Plastikstückes oder eines Kartonstreifens entfernte Dani nun den nicht mehr benötigten Schaum, „rasierte" das Papier, und jetzt war das Staunen groß. Denn nun kamen die Farben wieder zum Vorschein, sie hatten sich wunderbar abgedruckt und waren wie von Zauberhand in all ihrer Schönheit und Strahlkraft zu sehen, und zwar ganz genau, jeder Pinselstrich war zu sehen und die Farben waren so wie ursprünglich aufgetragen, sie hatten sich nicht vermischt, sie sind in der Form geblieben, so wie Dani sie aufgetragen hatte, was ihn sehr freute.

Dani war zufrieden, er ließ sein fertiges Bild nun trocknen und widmete sich noch einmal – und noch viel direkter – dem Rasierschaum, was er nicht nur als angenehm und als „voll cool" empfand, sondern der weiße Schaum auf seiner dunklen Hautfarbe faszinierte ihn sehr. Er genoss den weichen Schaum, sein strahlendes Weiß, das sich so stark von seiner Haut unterschied, und letztendlich genoss er auch seine angenehme Temperatur und seinen Wohlgeruch.

Gedanken: Je neugieriger, je offener wir sind, desto mehr wird es uns gelingen uns auf Neues einzustellen und nicht alles im Vorfeld schon abzuwerten. Je dehnbarer, je weicher, je flexibler wir sind, desto weniger anstrengend kann es sein, sich auf etwas Neues einzulassen. Wenn wir das Staunen und das Wundern nicht verlernen, dann kann Neues interessant, weniger angstmachend und dadurch weniger belastend sein. Weiches und Nachgiebiges kann sich nicht nur besser anpassen als Hartes und Unnachgiebiges, sondern es ist auch angenehmer und nicht so kräfteraubend. So ist es möglich in angenehmer Art und Weise mit dem Schaum zu spielen, zu experimentieren und neue Eindrücke, Erfahrungen zuzulassen.

Überfluss

Material: Plastikschüssel, Kinderhaarshampoo, Schaumstoffschwamm, Plastikhalm, Wasserfarben, Pinsel, A3 Zeichenpapier und ein bisschen Geduld

Methode: Mittels eines Schaumstoffschwammes, der immer wieder in eine Plastikschüssel mit warmem Wasser und Kinderhaarshampoo getaucht und dann ausgedrückt wird, entsteht ein wohlriechender Schaum. Je öfter der Vorgang wiederholt wird, desto mehr Schaum entsteht. Wesentlich größere Schaumblasen entstehen dann, wenn mit einem Plastikhalm ins Wasser geblasen wird. Dadurch entstehen aber nicht nur größere Schaumblasen, sondern auch Schaum im Überfluss, dem die Schüssel viel „zu eng" wird und der sich dann im „ganzen" Waschbecken ausbreitet. Es entsteht Schaum im Überfluss, Hände, Schwamm, Schüssel, Waschbecken, der Schaum nimmt sich immer mehr Platz. Der Schaum eignet sich auch zum Spielen, z.B. große und kleine Schaumblasen entstehen lassen u.v.a.m. Wenn der Klient genug hat, wird der festere Schaum mit den Handflächen auf ein Papier gelegt. Dieser Schaumberg wird mit Wasserfarben bemalt, der Schaum nimmt die Wasserfarben gut auf. Wenn der Berg genug bemalt ist, kommt die Zeit des Wartens bis der Schaumberg zusammengefallen ist und das Zufallsbild nach längerem Warten trocken und damit fertig ist.

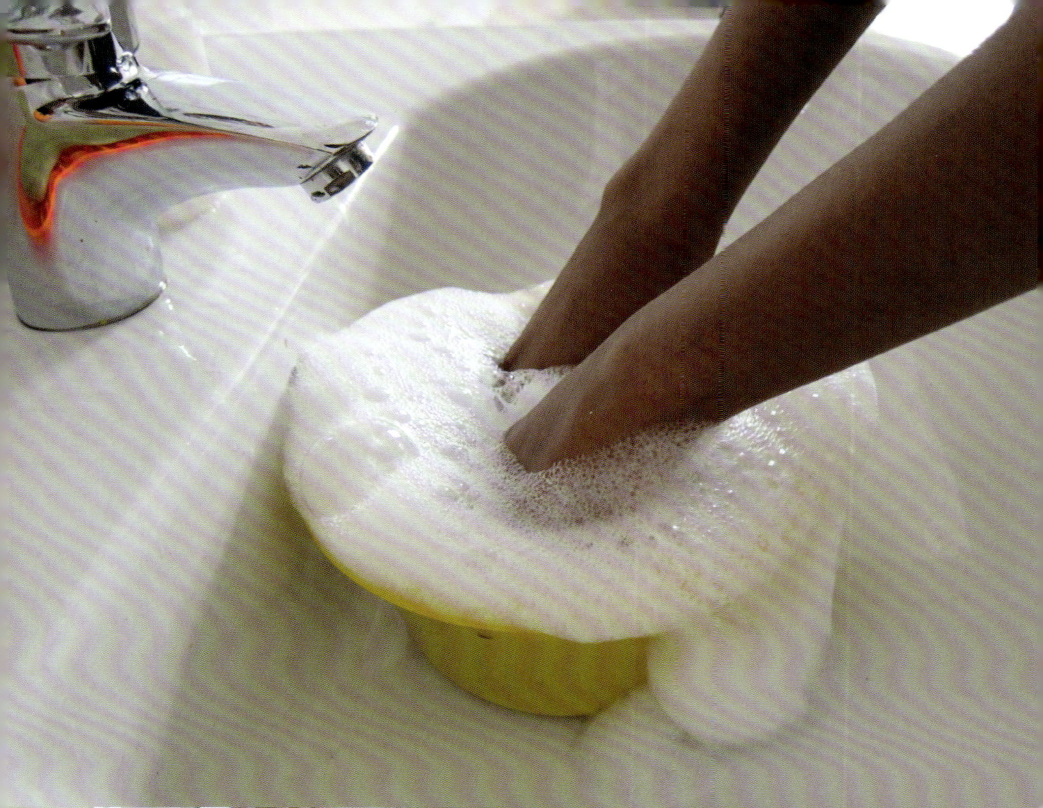

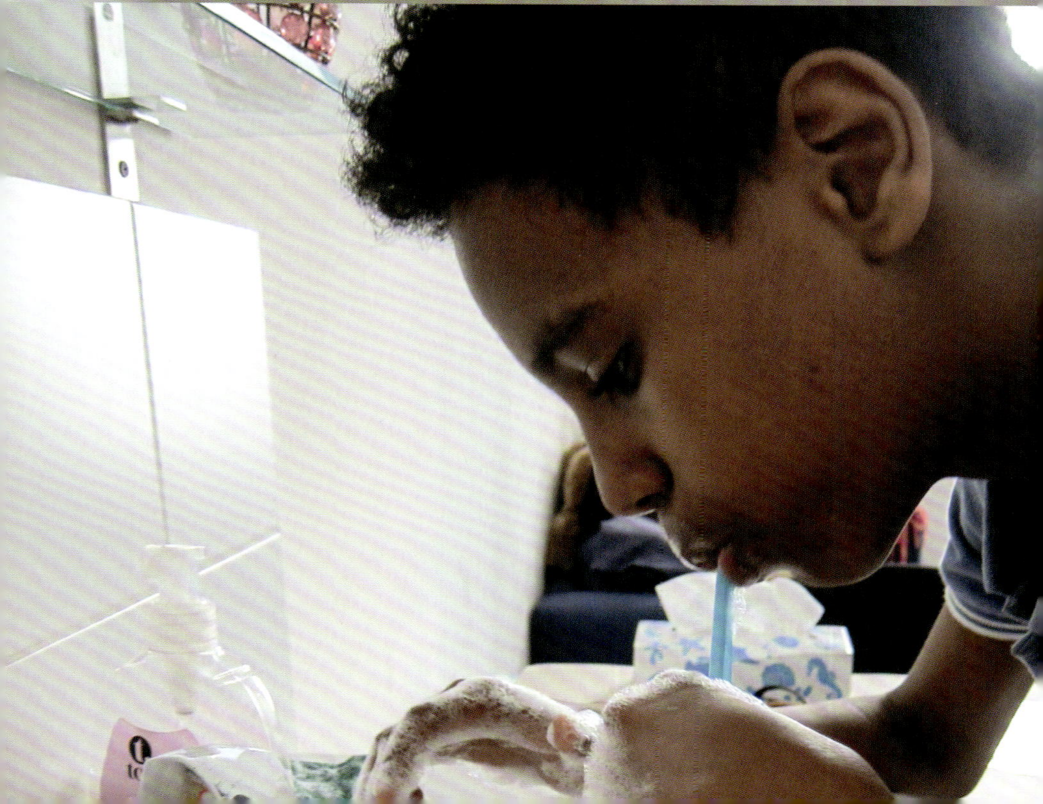

Dani genoß das Schaumschlagen, die Fülle und das Angenehme, das Weiche, das warme Wasser, den faszinierenden Schaum und seinen Wohlgeruch. Dani versank ganz und gar in dem Tun, Worte waren überflüssig, er gab sich dem Tun hin, er war einfach bei sich, er hatte keine Idee, was jetzt dann aus dem Schaum entstehen könnte, was daraus werden sollte, wie ein mögliches Bild zu Stande kommen könnte, er verspürte nicht einmal den Wunsch etwas Bestimmtes herstellen zu wollen, zu können oder zu müssen. Er war in diesen bewussten Augenblicken in dem Hier und Jetzt einfach nur präsent.

Um die Schaumbildung noch mehr zu aktivieren, blies Dani mit einem Plastikhalm in das Wasser, das brauchte ich ihm nicht zu zeigen, er kannte das und wusste auch, wie sich der Schaum nun verhalten wird, er wusste wie das ist, wenn man mittels Plastikhalm ins Cola bläst – nicht zur besonderen Freude der Eltern. Durch das Blasen mit dem Plastikhalm wurden die Bläschen wesentlich größer als mit der Schwammtechnik, durch das Blasen breitete sich der Schaum immer mehr aus, er „lief" über die Schüssel, es wurde immer mehr, bis auch das Waschbecken gut gefüllt war. Dani bemühte sich einzelne Bläschen sehr groß aufzublasen, was ihm erstaunlich gut gelang. Mit dem Widerspruch, dass er auf der einen Seite ganz vorsichtig war, damit die Blasen nicht zerplatzen, und es ihn auf der anderen Seite freute, dass sie zerplatzten, konnte er erstaunlich gut umgehen, es machte ihm sogar Spaß.

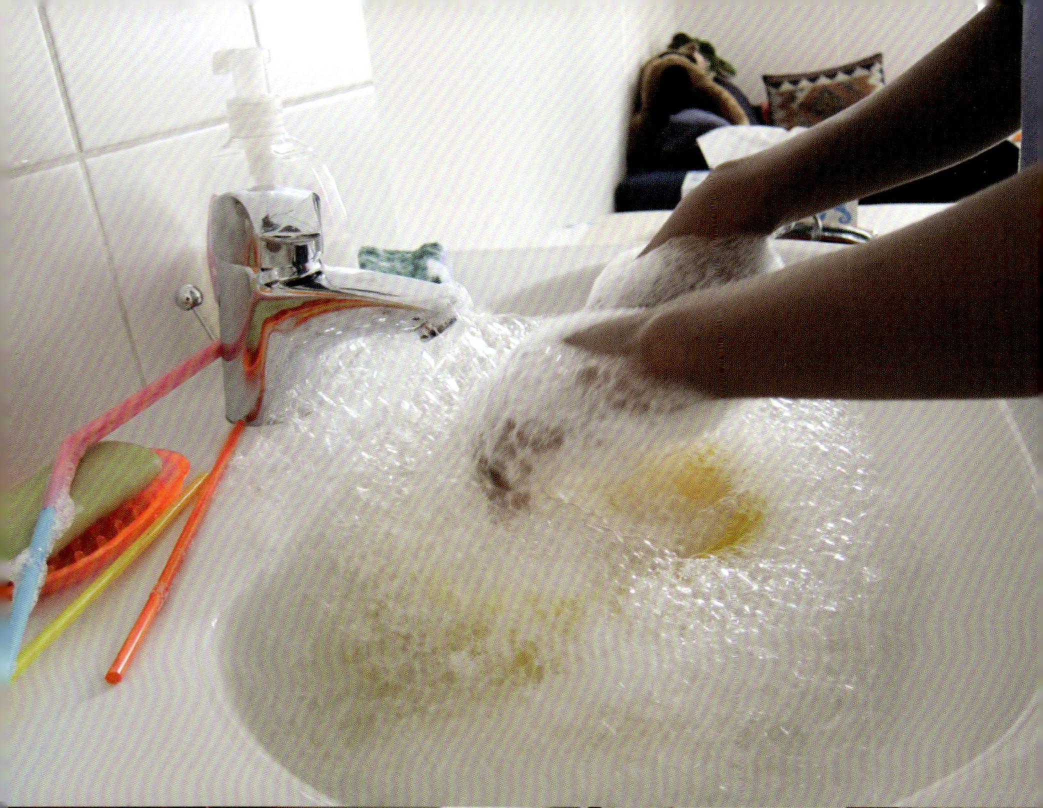

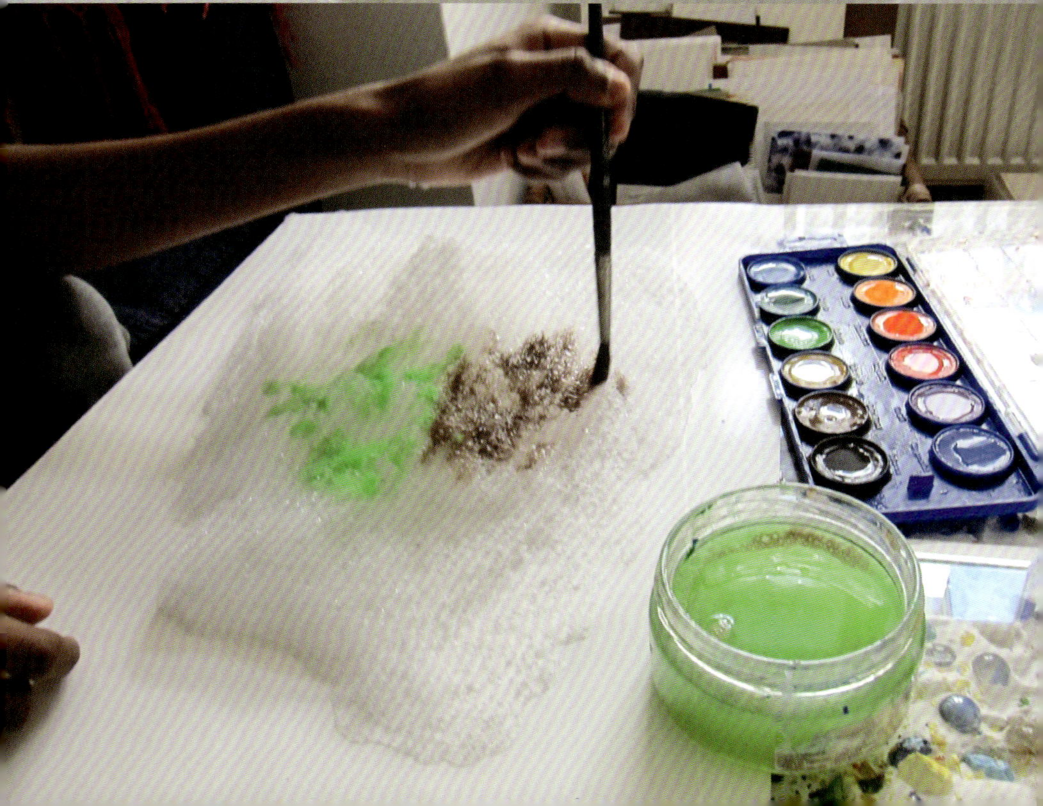

Dani nahm sich zu der Herstellung von großen und kleinen Seifenblasen viel Zeit, aber irgendwann hatte er genug davon, die gelbe Plastikschüssel war über und über mit Schaum bedeckt und auch das Waschbecken war randvoll mit Schaum gefüllt. Der nächste Arbeitsschritt konnte somit beginnen. Auf meine Aufforderung hin nahm Dani den festeren Schaum vorsichtig in beide Hände und legte ihn sanft auf das hergerichtete A3 Papier, bald gab es dann mehrere Schaumberge auf dem Papier.

Die Wasserfarben wurden im Vorfeld wieder mit viel Wasser getränkt, damit der Pinsel die Farben leichter und flüssiger aufnehmen konnte. Dani begann nun ganz vorsichtig, weil er das ja nicht kannte, die Schaumberge irgendwie zu bemalen. Der Schaum nahm die Farben zur Überraschung von Dani gut an und auf. Dani bemerkte, was ihn erstaunte, dass der Schaum mittels Farbe gut sichtbar wurde, denn weiß auf weiß, wie Papier und Schaum zu Beginn sich darstellten, war nicht nur unscheinbar, sondern auch fad. Deshalb freute sich Dani, dass die Farben so gut sichtbar wurden und das ohne Mühen und Anstrengung. Zartheit und Einfühlsamkeit seitens Dani bewährten sich während des Malens, das sind Eigenschaften, die Dani schätzt und für die er viel Gefühl hat.

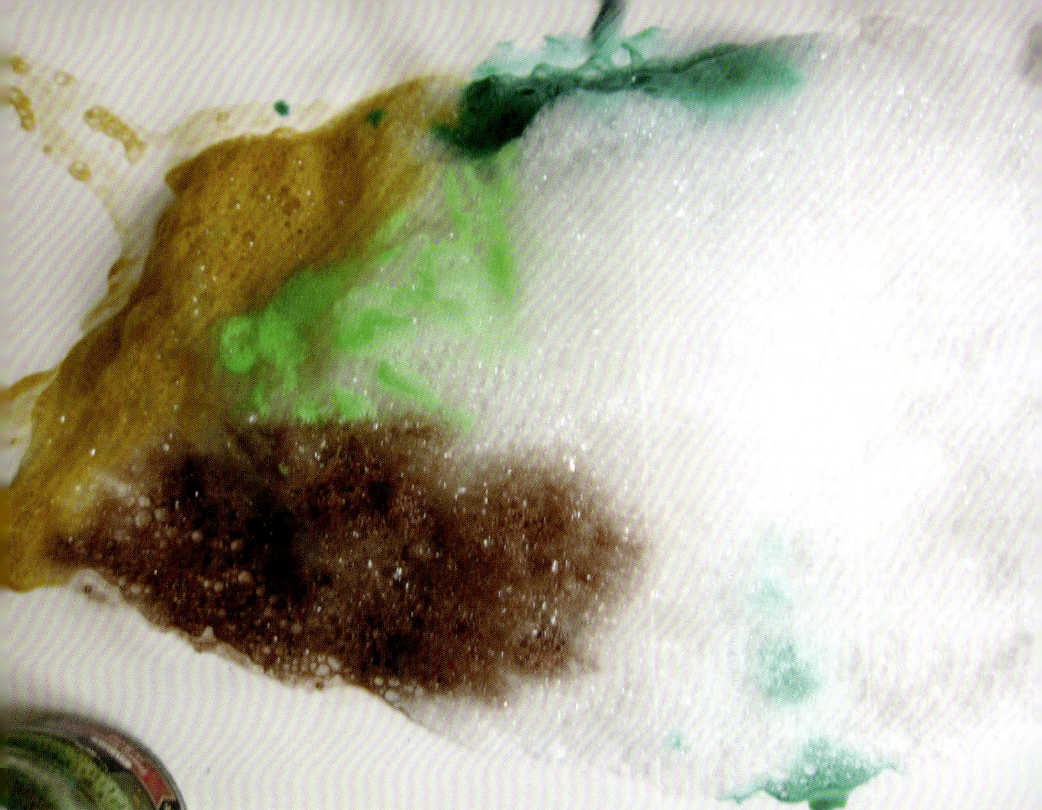

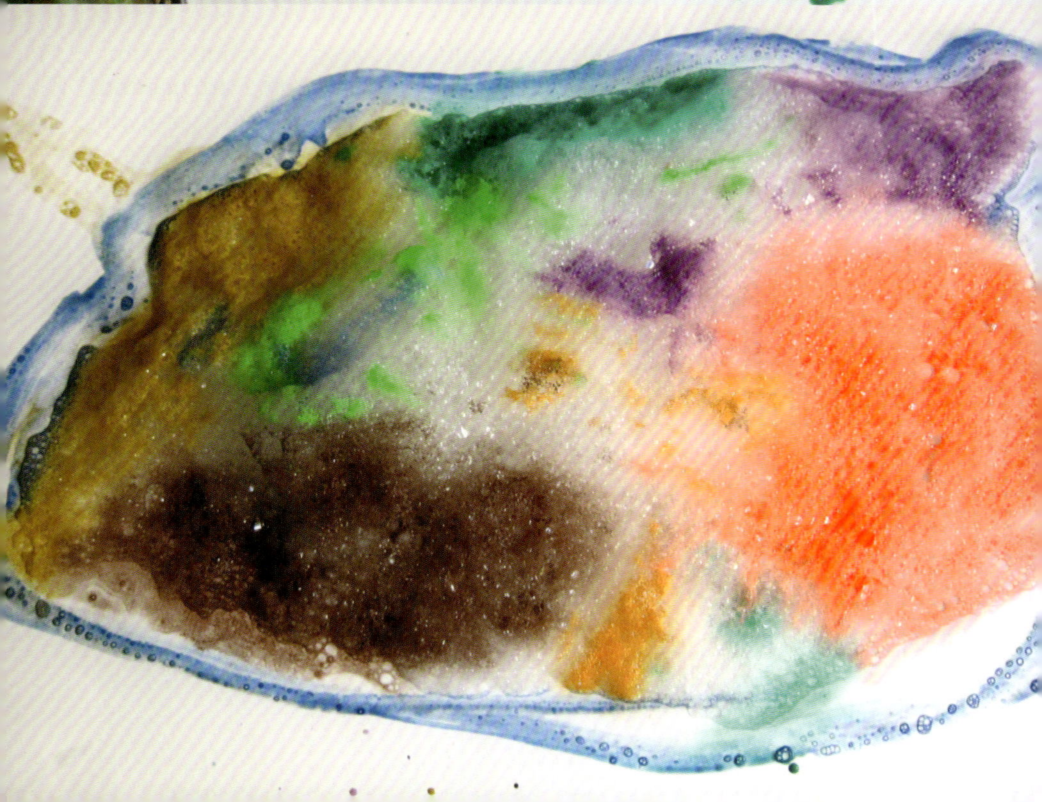

Wortlos, aber mit großer Achtsamkeit wählte Dani wieder seine Lieblingsfarben, die erdigen, sandigen Farben seines Heimatlandes Äthiopien. Dani war während des Malvorganges ganz bei sich, malte mit Hingabe, beruhigender Langsamkeit und Genauigkeit. Das unscheinbare Weiß des Schaumes verschwand dadurch immer mehr und aus dem nichtssagenden Schaum wurde langsam eine erkennbare und benennbare Landschaft, ausgefüllt mit Danis Sehnsüchten und Wünschen.

Dani umrandete die Landschaft mit blauer Farbe, es war für ihn das Meer, das die Inselwelt, die Dani entstehen hatte lassen, vor unvorhergesehenen unangenehmen Einflüssen gut schützen können sollte.

.

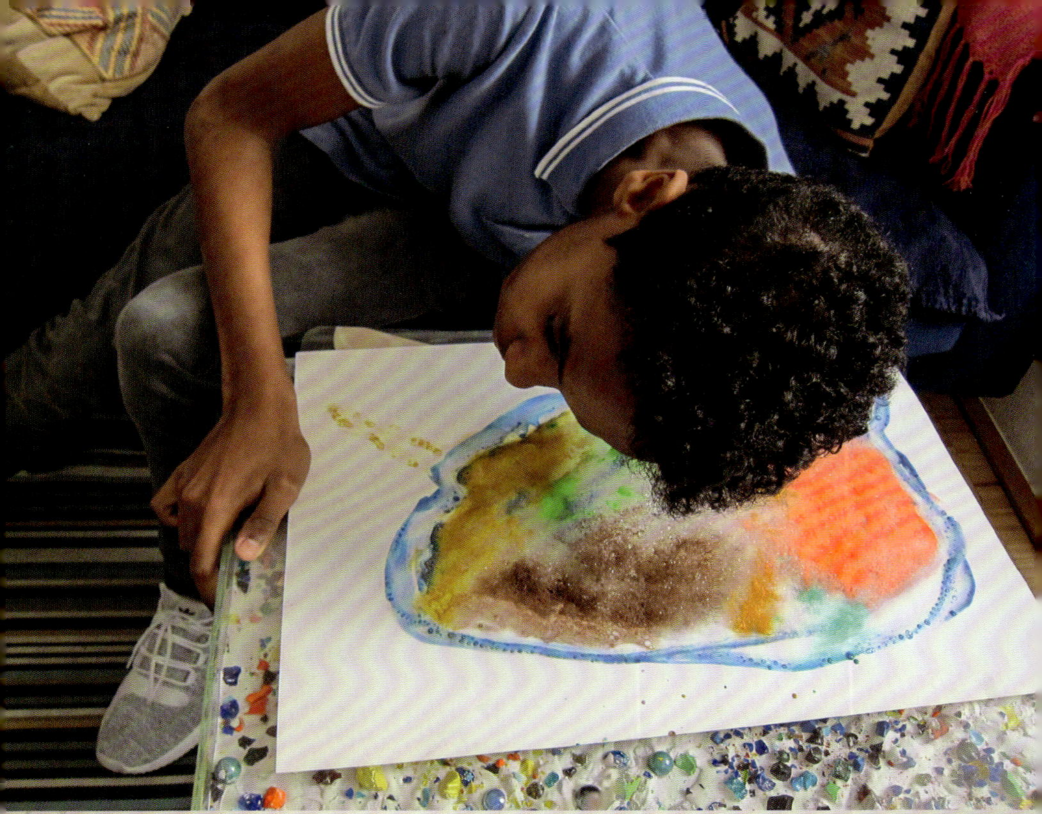
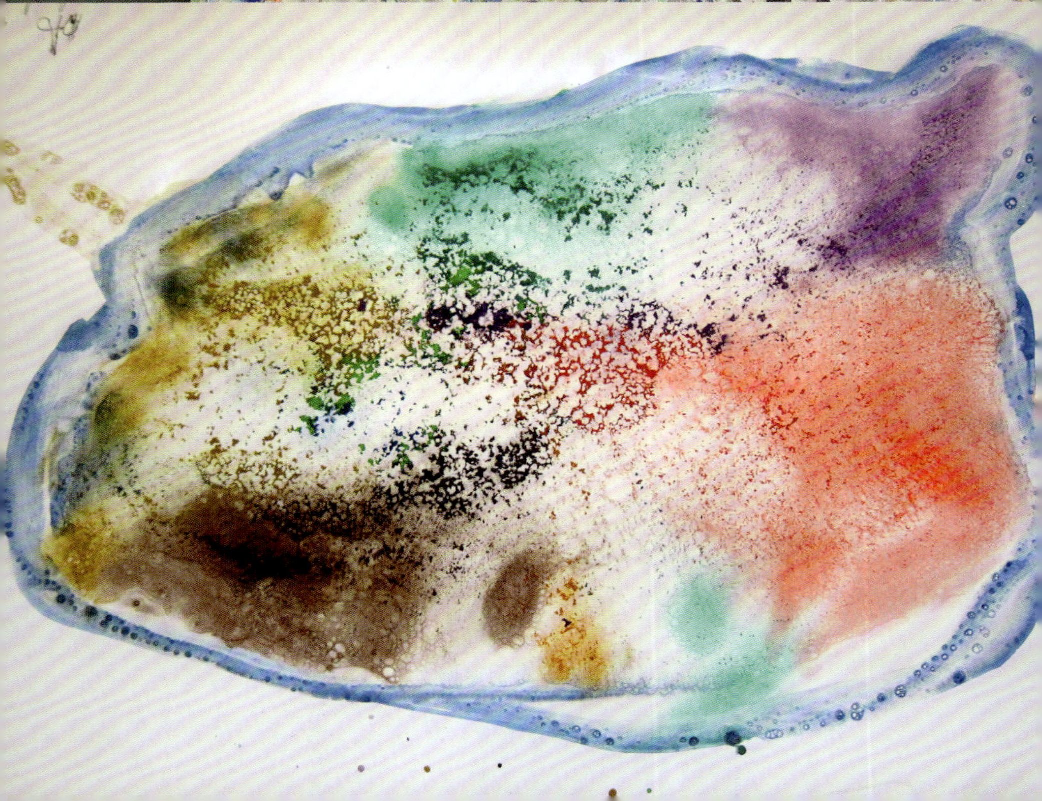

Dani schaute sein Bild nicht nur sehr genau an, er hörte auch ganz genau hin, denn sein Bild „sprach" auch mit ihm, das Platzen der Schaumbläschen war deutlich zu hören. Offensichtlich rief seine Insel schon nach ihm.

Vielen Stunden später, der Schaum war nun ganz verschwunden, das Blatt war getrocknet, übrig geblieben war aus der „Schaumschlägerei" der konkrete Wunsch nach Ferien, Freizeit, Sommer, Sand und Meer abseits der Zwänge, der Disziplin, der Ordnung und dem Druck der Schule.

Gedanken: Es war Frühling, Dani steckte mitten in einem anstrengenden Schuljahr, er hatte für seine Begriffe viel zu viel zu tun. Dani ist ein sehr begabtes Kind mit vielen Freizeitaktivitäten, die er zwar sehr genießt, aber bis zu den Ferien war es für ihn noch so weit. Vor Dani lag nun sein Traumbild, sein Ausweg aus diesem Stress, in Form einer Insel, gestaltet mit den warmen Farben des Sommers, losgelöst von den Zwängen des Alltags, umrandet und ab- und eingeschlossen durch das blaue Meer. Das Bild wurde für Dani in diesem Moment der Ausdruck seines Wunsches nach Freiheit und Wohlbefinden. Ein Wunsch, der helfen kann, die Realität leichter zu ertragen, mit dem Wissen, dass es bald anders werden wird.

Disziplin

Material: kleines Blatt Karton, Büroklammern, Filzstifte

Methode: Büroklammern werden nebeneinander auf ein Kartonstück geschoben. Und das auf allen vier Seiten des Kartons. Mittels Filzstiften oder Buntstiften werden die Zwischenräume in den Klammern ausgemalt und dann Verbindungen (Filzstiftstriche) zwischen einzelnen Klammern hergestellt.

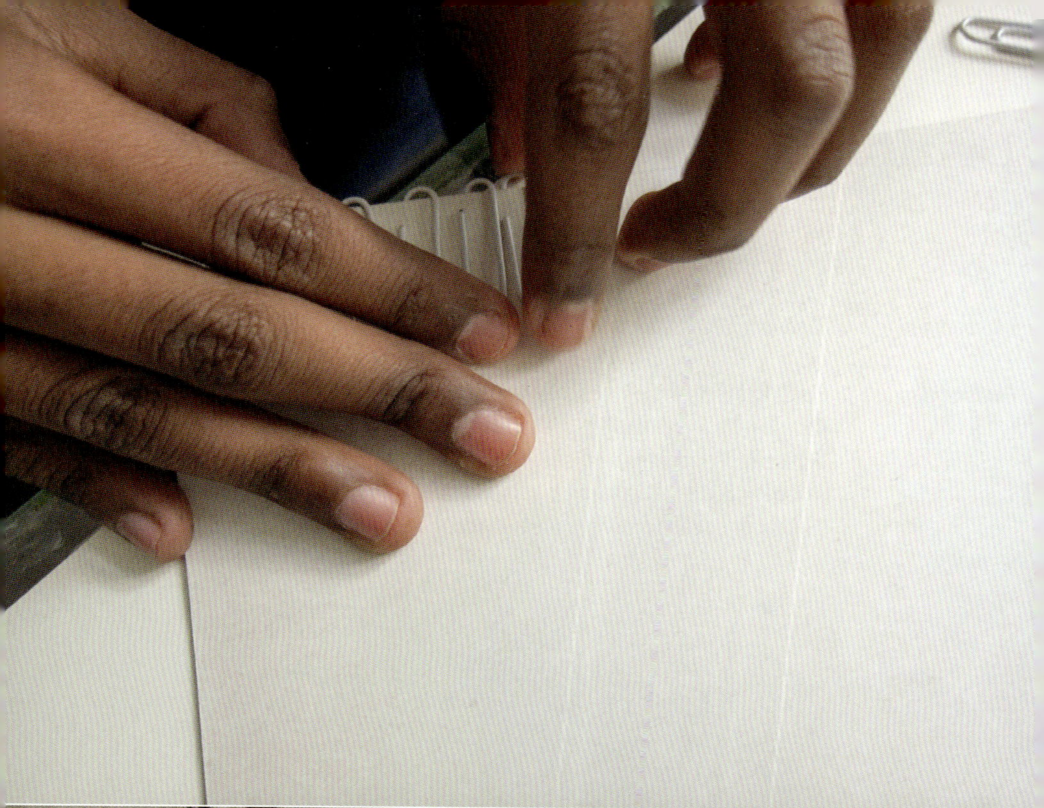
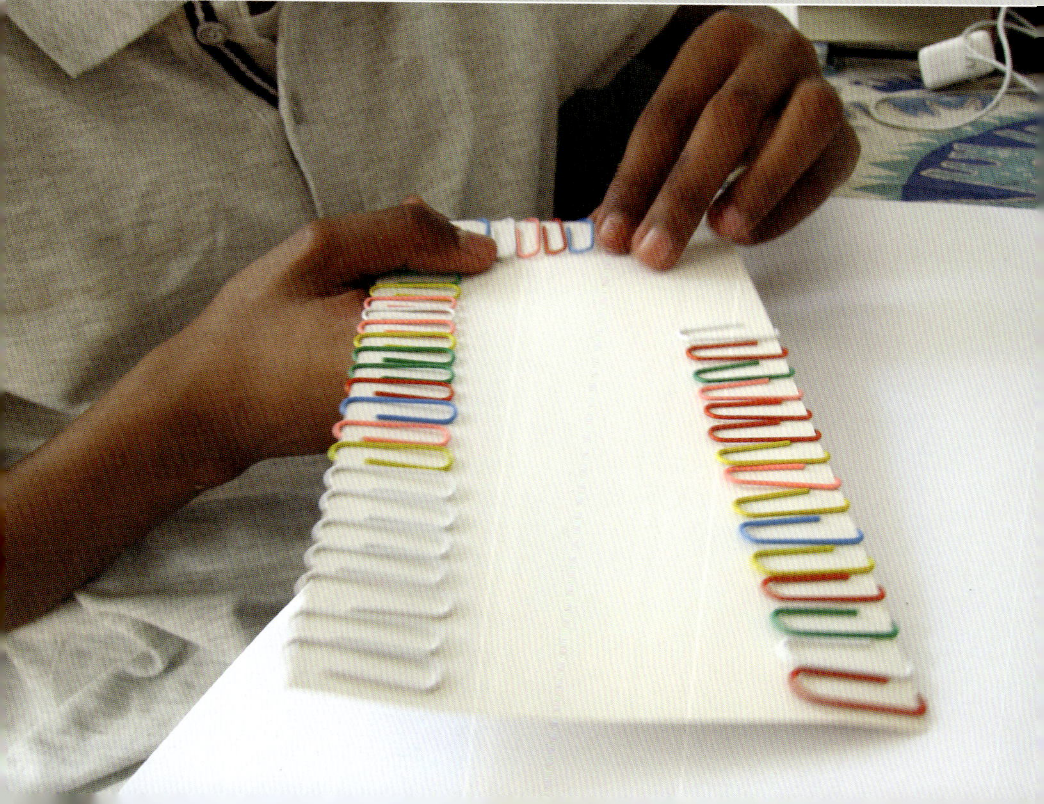

Eine Menge bunter Büroklammern und ein kleines Kartonblatt habe ich für Dani auf dem Tisch hergerichtet. Ohne viel zu besprechen oder zu fragen begann Dani, die Klammern, eine neben der anderen, auf die Kartonplatte zu schieben. Zu Beginn der Arbeit überlegte Dani noch, welche Seite oben sein sollte (große oder kleine Schlaufe), Dani entschied sich rasch, dass er die größere Schlaufe als die nimmt, die dann die Vorderseite werden sollte. Zuerst nahm Dani nur die weißen Klammern, erkannte aber bald, dass sich das rundherum nicht ausgehen wird. Es war kein Problem für ihn, denn als die weißen aufgebraucht waren, nahm er die andersfarbigen, aber ohne Protest, sondern selbstverständlich akzeptierend.

Die anderen Büroklammern wählte Dani nicht mehr aus, er nahm sie so, wie sie lagen, eine nach der anderen. Damit galt seine Aufmerksamkeit nicht mehr der Auswahl der Farben, sondern seine Aufmerksamkeit war beim Tun, beim Arbeiten, also in der Macht des Augenblicks.

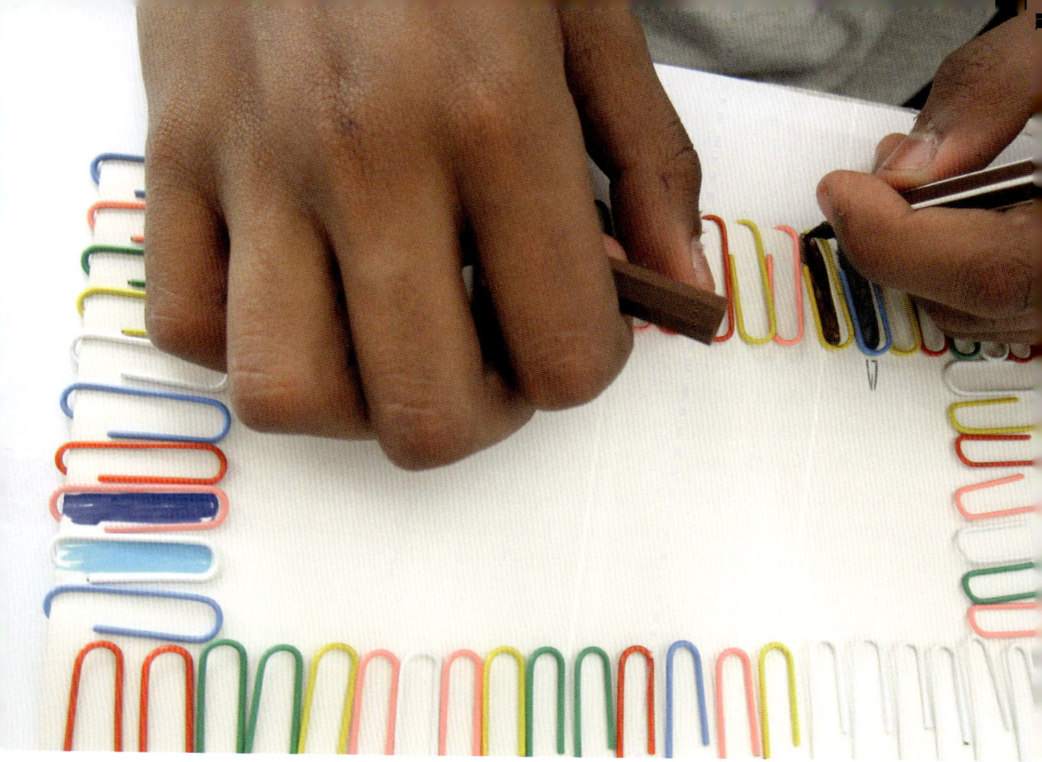

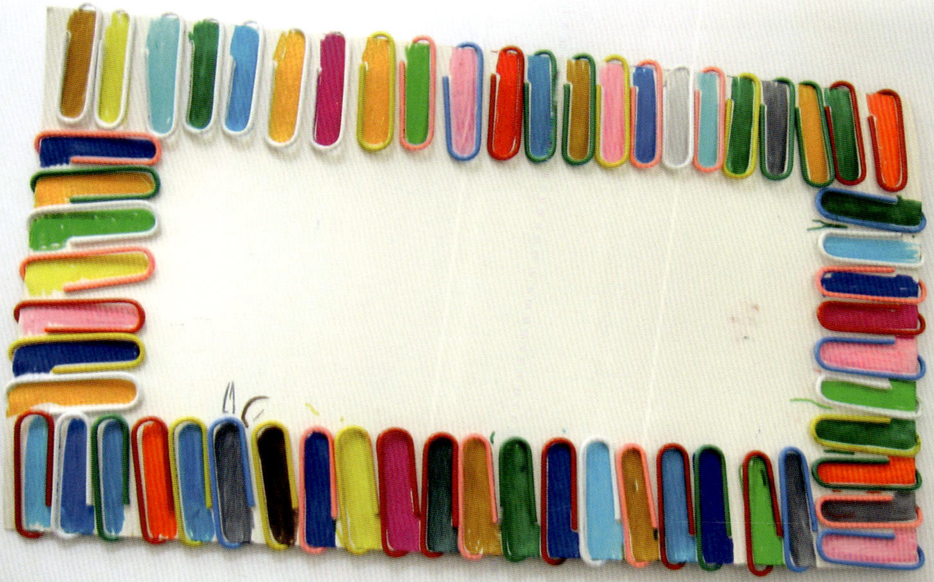

Als dann alle Büroklammern ihren Platz gefunden hatten, begann Dani die leeren Flächen in den Büroklammern mittels Filzstiften auszumalen, er machte das nicht der Reihe nach, so wie beim Aufstecken, sondern suchte die nach seinen Vorstelllungen passende Farbe der Büroklammern aus. All das machte Dani schweigend, in sich gekehrt und mit berührender Aufmerksamkeit für das Werk.

Mit dem Ausmalen war Dani nun fertig, er betrachtete wohlwollend sein Werk und begann von sich aus darüber zu erzählen, dass das nun das ist, wie er sich jetzt fühlt, nämlich eingeengt in Disziplin und Zwängen, die zwar alle für ihn machbar, aber im Einzelnen und in der Vielfältigkeit im Moment so anstrengend waren. Er erzählte von den vielen bevorstehenden Schularbeiten, den nächsten Tests, den nächsten Prüfungen, den nächsten Proben, den nächsten Projekten. Dani vermittelte damit, dass er im Moment kaum Platz habe sich zu rühren und dass alles so eng ist, dazu zählte er auch seine Freunde, weil sie im Moment immer etwas von ihm wollten.

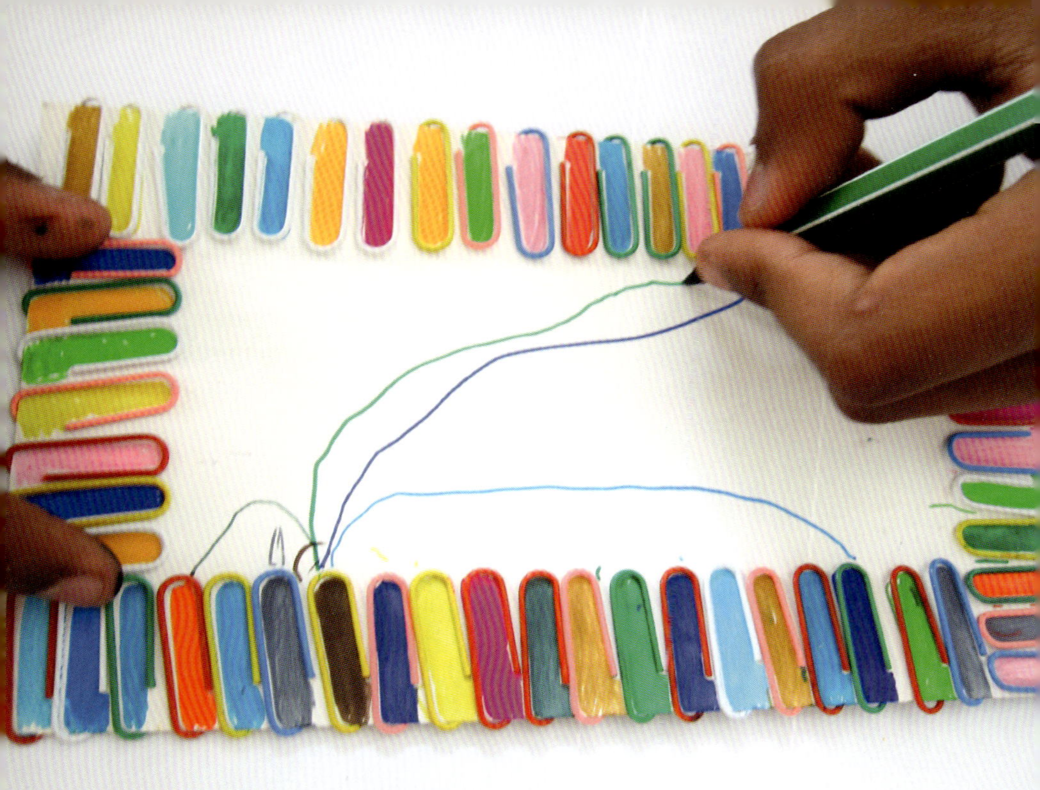

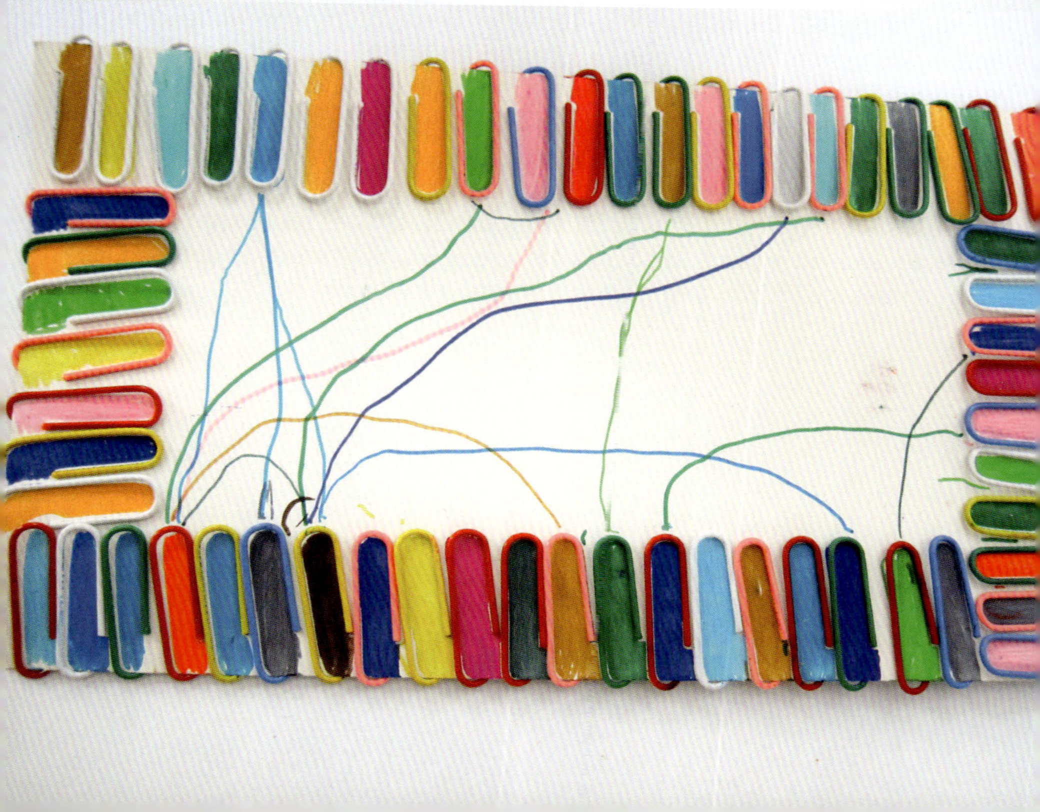

Nachdem Dani viel von der Enge erzählt hatte, erkannte er aber plötzlich auch den Freiraum in der Mitte des Bildes und begann mit den Filzstiften Verbindungen zu zeichnen, ausgehend von der gelben Büroklammer, die im Moment ihn darstellte. Und zwar stellte er Verbindungen zu denen her, die seine Freunde repräsentierten, weil es offensichtlich mit diesen einen befruchtenden Austausch gab, den er in dieser Zeit als unterstützend und nicht als fordernd empfand. Dani malte sehr sorgsam und suchte wohlüberlegt aus, denn er erkannte auch, dass es da einen Bereich gibt, in dem es weder Enge noch Grenzen gibt, er genoss die Freiheit von Wahlmöglichkeiten, dabei war er aber achtsam und wählte sehr genau aus.

Dann legte Dani die Stifte weg, er war fertig und für ihn waren es der Verbindungen genug, mehr wollte er nicht, denn sonst würde wieder alles zu viel sein, meinte er. Was ihm aber noch sehr wichtig war, war der Umstand, dass nicht alles von ihm initiiert sein sollte, sondern auch von den anderen Angebote von Annäherungen und Verbindungen ausgehen sollten, damit meinte er angerufen zu werden, sms oder whatsapp zu empfangen.

Gedanken: Diese Arbeit dient dem Sichtbarmachen eines ganz gewöhnlichen Alltags, der zwar machbar ist, in dem aber die Enge, die kaum Freiräume zulässt, belastend ist. Solche Tage, solche Zeiten erscheinen dann oft endlos und nur schwer bewältigbar zu sein. Jeder Tag bringt aufs Neue Verpflichtungen, Regelmäßigkeiten und die zermürbende Alltagsroutine überlappt Kreativität, Ruhe und Entspannung. Vielleicht ist es oft das Handy, das uns die Freiräume schafft, Verbindungen herzustellen (so wie es Dani auch dargestellt hat), die nicht eingebunden sind in die tägliche Routine, sondern die einen Austausch zulassen, ohne dass wir Zeit brauchen Strecken und Räume zu überwinden. Was bedeuten kann, dass es wichtig ist, den belastenden Ordnungsrahmen sichtbar zu machen, dem man ausgesetzt ist, wenn man einen strukturierten Arbeits- oder Schulalltag zu bewältigen hat. All das ist keine Überforderung, sondern normaler Alltag, der nur mit Disziplin, Pflichtbewusstsein zu bewältigen ist, aber die Sehnsucht nach Freiräumen zulässt, auch wenn die Ferien, der Urlaub, noch weit weg sind.

Freundschaftsband

Material: Heftklammermaschine, Karton, Filzstifte

Methode: Nach einem belastenden Alltag wieder seine Kraft zu spüren, sie einzusetzen und sich nicht immer zurücknehmen zu müssen. Nicht vorsichtig sein und sparen müssen, sondern so viel von dem angebotenen Material zu gebrauchen, bis man genug hat und nicht mehr mag. Bei dieser Arbeit ist es wichtig, auf sich aufzupassen, denn Heftklammern können auch Fingerkuppen oder Handballen verletzen. Nach der lustbetonten, aber auch kräfteraubenden Arbeit ist es meist eine Wohltat, mit Filzstiften zu verbinden, was man verbinden möchte, oder anders ausgedrückt, Ordnung in das Chaos zu bringen.

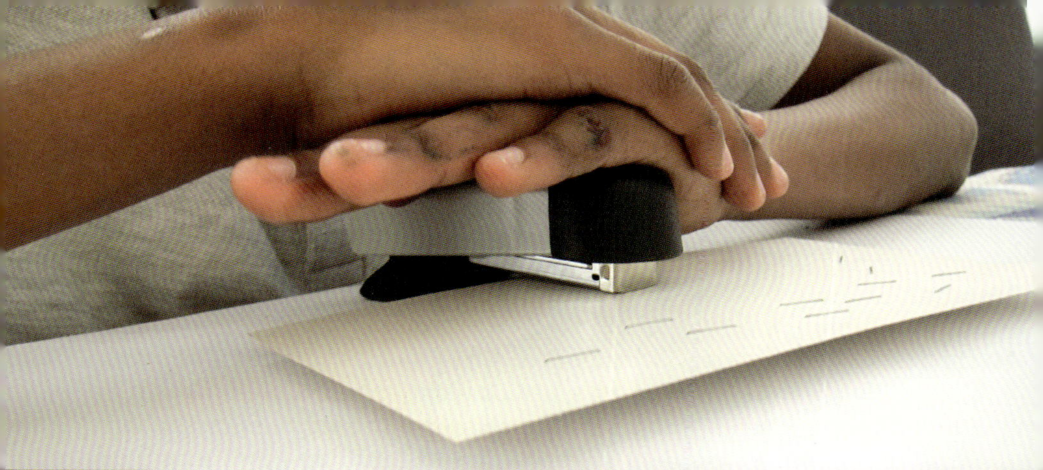

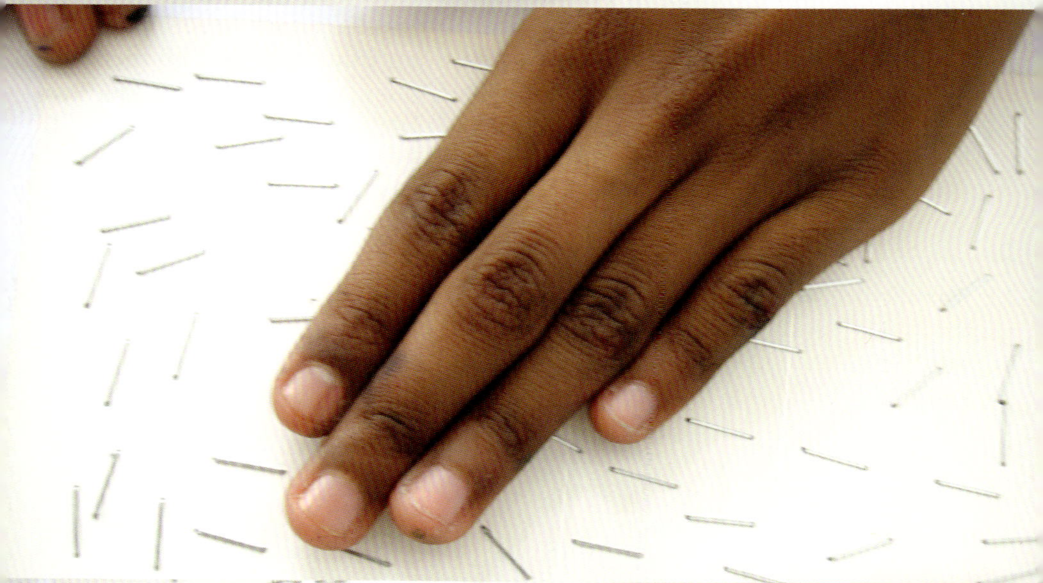

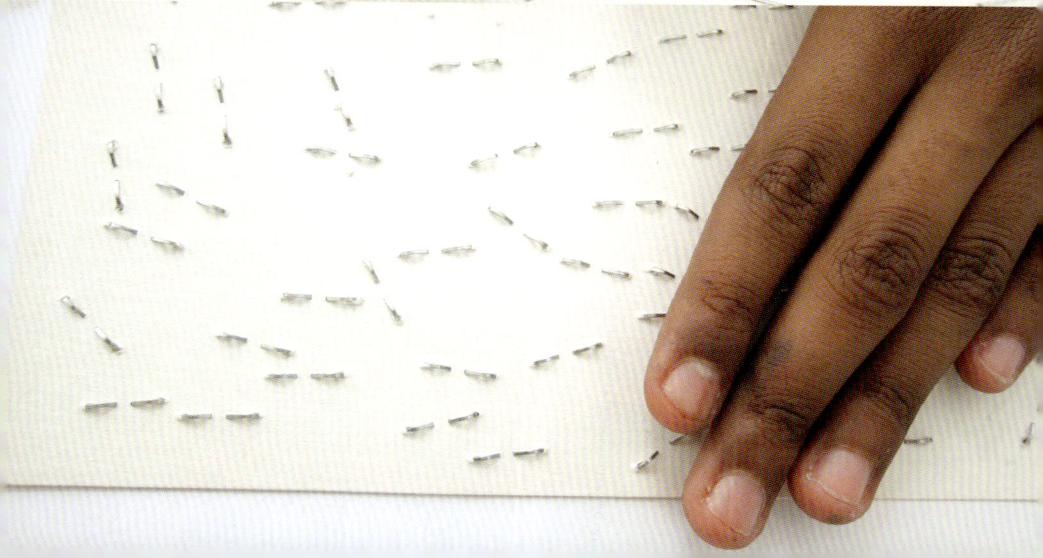

Dani war zu Beginn der Stunde sehr wortkarg, er hatte einen anstrengenden Schultag hinter sich gebracht. Schulschluss stand bald vor der Tür, deshalb war jetzt der Stress besonders hoch, es gab kaum einen Tag, an dem es nicht Prüfungen, Schularbeiten oder Tests gab. Dani ist ein ehrgeiziger Schüler, der auch lernen möchte, was er aber nur schwer verstehen konnte, war der Umstand, dass er auch die LehrerInnen so hektisch empfand und sie immer noch und noch forderten.
Dani kannte natürlich eine Heftklammermaschine und fing sofort ohne viel zu fragen an, heftig zu arbeiten (klammern). Ein Gespräch war nicht möglich, denn das Arbeiten mit der Klammermaschine machte einen ziemlichen Lärm, er bemühte sich auch gar nicht, es leiser zu machen. Er arbeitete im Stehen unaufhaltsam und sehr schnell und es dauerte einige Zeit, bis er in seiner Heftigkeit nachließ, sich in Folge auch niedersetzte und damit begann, die Klammern gezielt in den Karton zu drücken.

Als Dani beschlossen hatte, fertig zu sein, genug zu haben, waren einige Magazine an Klammern verbraucht. Er wendete den Karton während des Arbeitens nicht. Als er fertig war, befühlte er mit seinen Händen sowohl die eine wie auch die andere Seite.

Das machte er lange und voller Hingabe, erst jetzt begannen wir zu sprechen und zwar über Gefühle, was für ihn nun angenehmer sei, die eine oder die andere Seite. Dani entschied sich für die Vorderseite, beim Befühlen empfand er die Vorderseite deshalb als angenehmer, weil sie glatter war und dadurch die Berührungen für ihn viel angenehmer waren. Auf der Rückseite empfand er die Berührungen kratzig und unangenehm und seine Hand wollte nicht darauf verweilen.

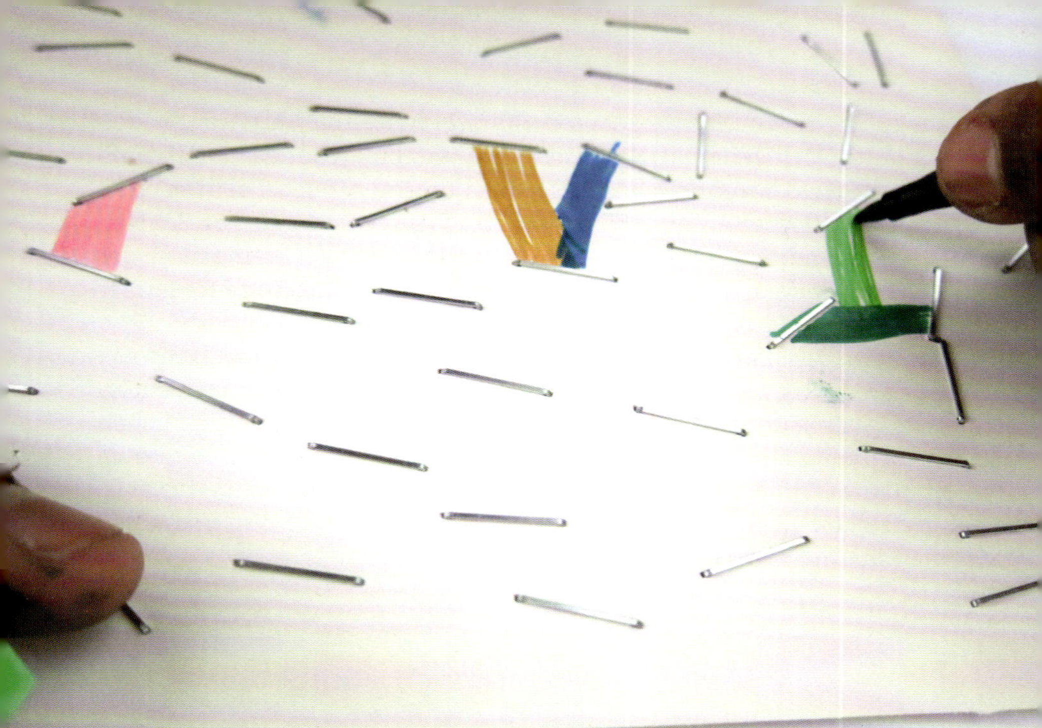

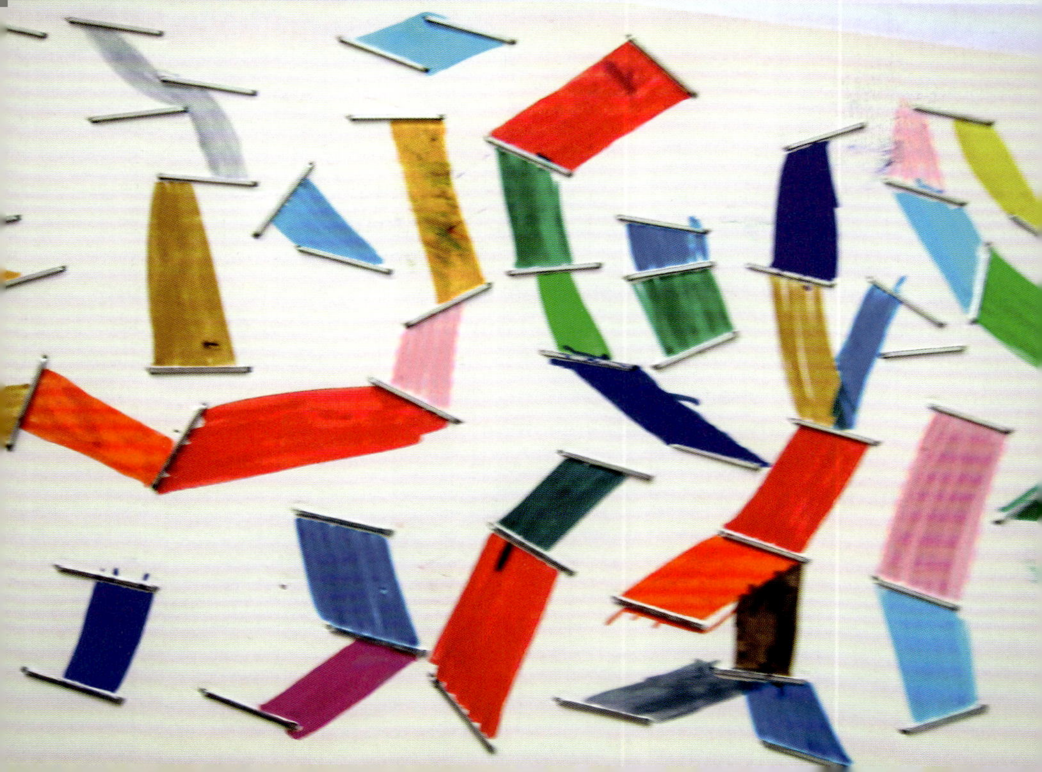

Als Dani genug berührt und gefühlt hatte, begann er mit den hergerichteten Filzstiften Verbindungen zwischen zwei Klammern herzustellen. Der Arbeitsschritt war für ihn angenehm, denn er konnte ohne viel aufzupassen hin- und her malen, weil der Stift durch die Klammern „natürliche" Grenzen erfuhr. Zu Beginn des Malvorganges war Dani noch ein wenig hektisch, aber nach und nach wurde er durch das Malen ruhiger und begann Verbindungen durch die Farben und die eingeschlagenen Richtungen liebevoll zu gestalten. Dani war viel ruhiger geworden, die Hektik und die Anforderungen der Schule schien er in der kraftraubenden Klammerarbeit abgebaut zu haben. Jetzt waren ihm Verbindungen wichtiger, für ihn waren es in dem Moment die Verbindungen zu seinen Freunden, die sicher stark genug sind, dem Schulstress und der Konkurrenz standzuhalten, eingeschlossen die Freude auf die Zeit, in der den freundschaftlichen starken Verbindungen bald keine Schularbeiten mehr im Wege stehen werden.

Dani hat sich viel Zeit genommen, war konzentriert und arbeitete in seiner wohltuenden Genauigkeit ohne Zeitdruck und das ihn so nervenden rechtzeitig „Fertigwerdenmüssen". Es entstanden viele Verbindungen, nicht nur zu einem Freund, sondern ganze Gruppen von Freundschaften kristallisierten sich heraus. Freundschaften, die Dani wichtig sind, keine virtuellen, sondern echte Freundschaften mit echten Freunden, die da sind, mit denen man etwas unternehmen kann, mit denen er streiten und sich wieder versöhnen kann. Am Ende der Stunde zählte Dani die Tage, die noch stressig sind, wobei er die letzten Schultage nicht mehr mitzählte, denn laut seinen Aussagen sind die unwichtig, weil die Noten schon feststehen und man dann eh nichts mehr machen kann.

Gedanken: Es gibt Zeiten, wo jede Minute des Tages ausgefüllt ist mit Pflichterfüllung und Anforderungen, die erledigt werden müssen. Meist ist es schaffbar, aber es ist anstrengend und schier endlos dauert so ein Tag. Die Methode eignet sich dazu einfach „draufzuhauen", einfach genervt und wütend zu sein, ohne erklären zu müssen, ohne sich rechtfertigen zu müssen oder zu hören, es sei alles eh nicht so schlimm u.v.a.m. Und zwar das so lange zu tun, bis man selbst merkt – jetzt ist es genug, um dann nahtlos überzugehen und zu fühlen, was ist mir angenehmer und was weniger angenehm, ohne das begründen zu müssen. Das Verbinden der Büroklammern mit den Filzstiften wirkt in der Regel entspannend und ist im Vergleich zum Klammern wesentlich ruhiger. Manchmal entsteht ein zusammenhängendes Band, Dani gestaltete mehrere Bänder, sie repräsentierten für ihn Freundschaftsbänder. Für Dani ist es wirklich wichtig, Freundschaften zu leben, aber fernab der Schule, die geprägt ist von Konkurrenzdenken, und wo es immer darum geht, wer der Bessere ist, was es bei Freunden nicht gibt.

Sehnsucht

Material: Mullbinde, Karton, Klebstoff, Acrylfarben, ein Kartonstreifen zum Auftragen bzw. Verteilen der Farbe

Methode: Ein starker Karton wird mit einer Mullbinde umwickelt, so dass am Ende die ganze Fläche des Kartons eingewickelt ist. Die hergerichteten Acrylfarben begrenze ich meistens mit drei Farben, denn wenn sich viele Farben vermischen, dann wird das meistens zu einem Braun, das in der Folge dann abgelehnt wird. Mittels Kartonstreifen werden die Farben aufgetragen. Die Mullbinden saugen sehr stark, deshalb wirken die Farben dann sehr intensiv. Als Abschluss, um die Leuchtkraft zu unterstreichen, kann man mit Glitzergel darüber streichen, was die Festigkeit der Mullbinde verstärkt.

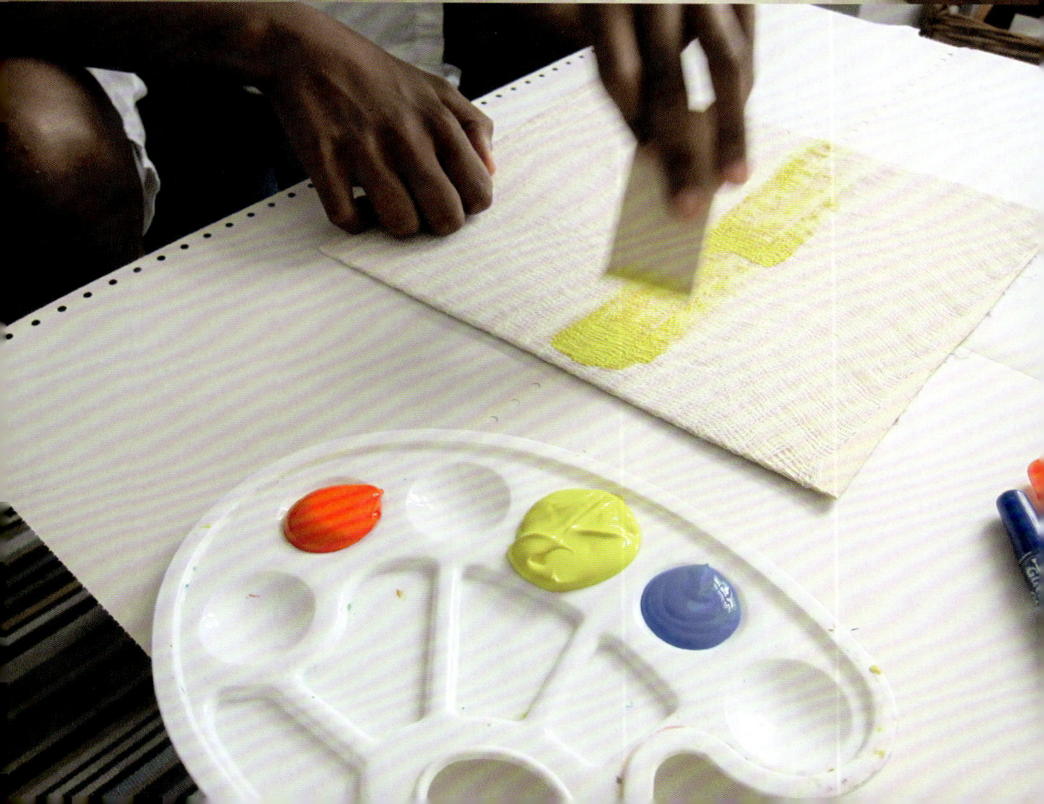

Sehr sorgfältig umwickelte Dani einen hellen Karton mit einer Mullbinde, er arbeitete genau und sorgfältig und achtete darauf, dass er den Karton ganz umwickelt und dass die Abstände zwischen dem Gewickelten regelmäßig und annähernd gleich groß sind. Dani machte das schweigend, war sehr konzentriert, schien dabei mit seinen inneren Monologen beschäftigt zu sein. Er war ganz im Hier und Jetzt, fragte wahrscheinlich deshalb auch nicht, wie der nächste Schritt ausschauen wird. Er war auch sehr darauf bedacht, dass die Länge der Mullbinde sich mit dem Rundherumwickeln und der Größe des Kartons ausgeht, damit ja kein Stück unbedeckt bleibt.

Aus einer Menge von Farben wählte Dani rasch und ohne viel zu überlegen drei Farben aus. Er entschied sich für Hellrot, Gelb und Türkis. Mittels des von mir hergerichteten Kartonstreifens begann er die Farben wie mit einer Spachtel aufzutragen. Das war ganz neu für ihn und nicht schwer zu bewerkstelligen, er ließ sich gerne auf diese Erfahrung ein. Es gefiel ihm, dass die Farben, wenn sie dick und satt aufgetragen wurden, das Gewebe ganz zudeckten, und wenn er weniger Farbe auftrug, der Gitterstoff nach wie vor zu erkennen war.

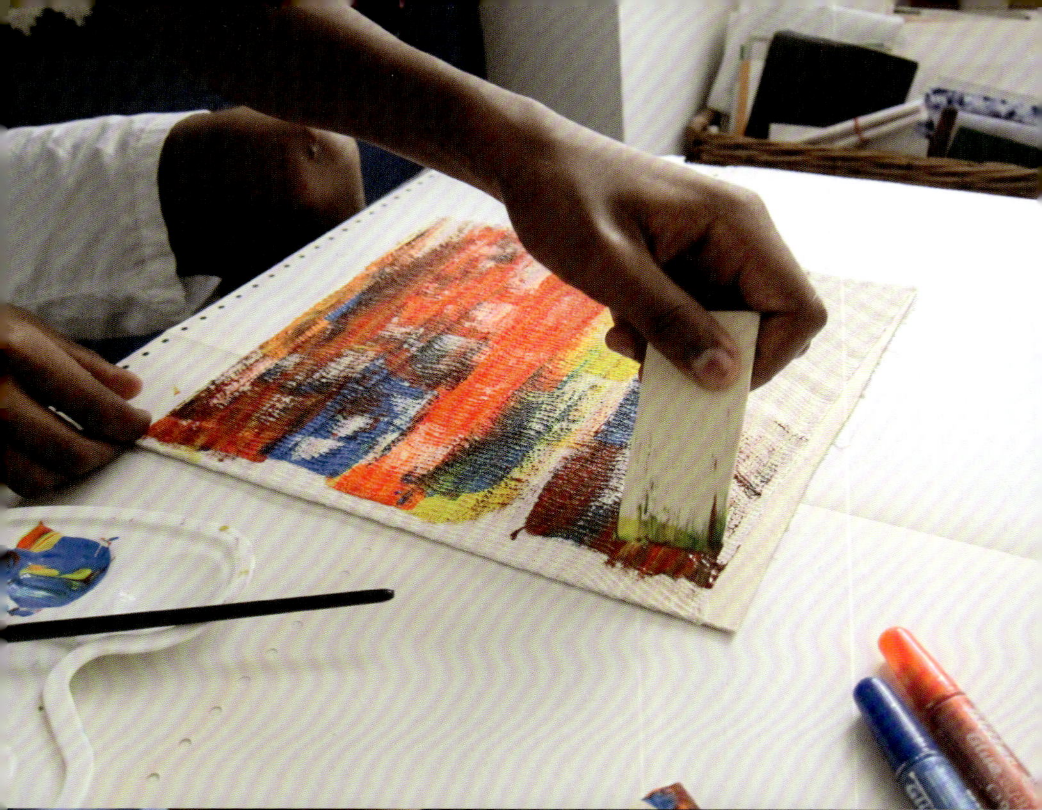

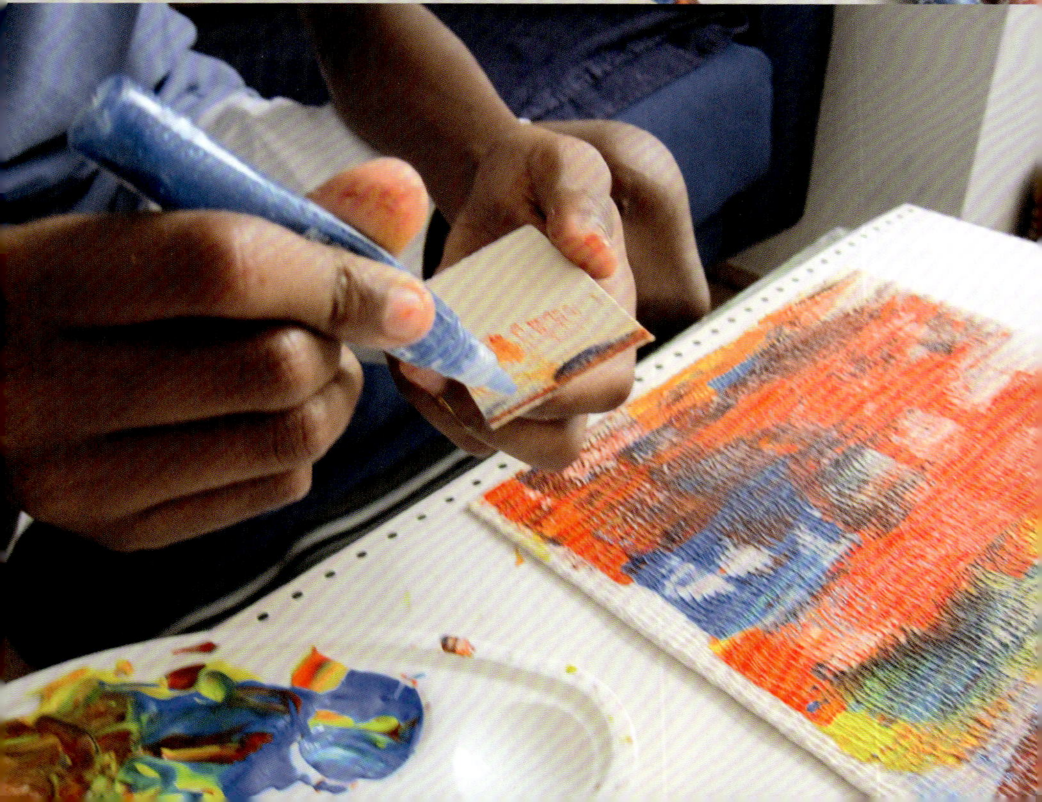

Zu Beginn des Malvorganges trug Dani die Farben rein auf, also so wie sie auf der Palette waren, aber im Verlauf des Arbeitens machte Dani die Entdeckung, dass sich die Farben mischen, wenn er sie übereinander streicht, und er damit praktisch viel mehr Farbschattierungen zur Verfügung hat. Dani war ganz in seinem Element, er arbeitete voll Begeisterung und Hingabe und es entstanden Farben, die Dani als die Farben seiner Heimat Äthiopien interpretierte. Für ihn wurden die Mischungen zum erdigen Braun, das durch die Sonne aufgeheizte Land zu Rot und das eher wenige Blau das viel zu wenige Wasser, das die aufgeheizte Erde nicht mehr kühlen kann.

Im Zuge des Gestaltens veränderte Dani seine Interpretationen, das Bild stellte nicht mehr die heißverbrannte Erde von Äthiopien dar, sondern wurde die Aussicht auf die nächste Urlaubsreise, die er mit seinen Eltern im Sommer machen wird. Die Darstellungen auf dem Bild wurden nun das geliebte Israel, und zwar Jaffo. Jaffo liegt nicht nur direkt neben seinem auch sehr geliebten Tel Aviv, sondern es liegt neben dem Meer und Dani mag das Meer. Dani ist nicht nur ein begeisterter Schwimmer, sondern auch das Tauchen fasziniert ihn. Um das Blau des Meeres, das für ihn plötzlich ganz wichtig wurde, hervorzuheben, trug er auf seinen Malstreifen blaue Glitzerfarbe auf, denn das Meer glitzert so schön, besonders wenn es von der Sonne beschienen wird, stellte er noch abschließend fest.

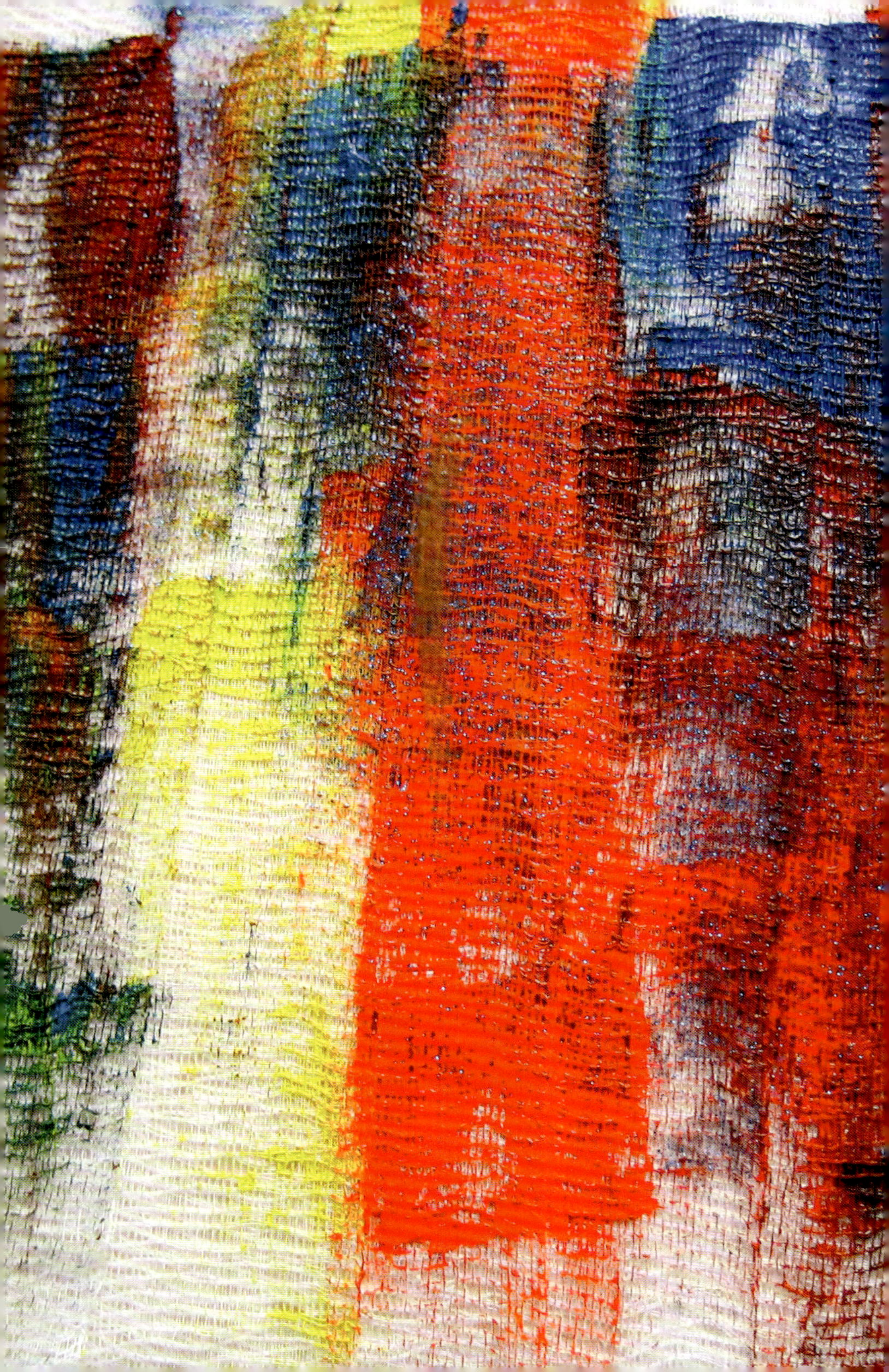

Und dann war sein Bild fertig, ausgehend von seinen Erinnerungen und Vorstellungen von Äthiopien zu seinem sich hoffentlich bald erfüllenden Traum von Sonne, Sand, Meer, Urlaub in Israel, was für ihn auch ein Stück Heimat bedeutet.

Gedanken: Das Material ist weich und auch ästhetisch, es lässt sich leicht verarbeiten, aber es gibt kaum die Möglichkeit etwas zu gestalten, meist „drängen“ sich die Themen auf. Bei Dani beginnend mit der Assoziation zu Äthiopien, das er als warm, weich, angenehm, aber schlussendlich als zu heiß interpretierte. Dann assoziierte er sein Werk mit Israel und der blaue Teil, der für ihn zum Meer wurde, wurde wichtig. Diese Art einer Bildgestaltung bietet neben dem Angenehmen, dem Weichen, neben nicht kontrollieren zu wollen, zu müssen, die Möglichkeit, Wünsche entstehen zu lassen, ohne Einschränkungen und mit der Möglichkeit, dass dabei Wünsche, Träume und Hoffnungen nebeneinander in friedlicher Koexistenz bestehen können. Dieses Bild wurde für Dani eine Trauminsel, die aber nicht verschwindet, sobald man die Augen aufmacht, sondern die da ist und deshalb Orientierungshilfe geben kann, nämlich die Aussicht auf eine stressfreie und erholsame Zeit als Belohnung für ein hartes, schwieriges Schuljahr, das sehr anstrengend war.

Vernetzung

Material: Karton ca. A5, Schere, Wollfäden, wasservermalbare Farben, Pinsel, Wasser

Methode: In einen Karton werden so gut es geht relativ regelmäßig Einkerbungen geschnitten. Es ist darauf zu achten, dass die Schere gut schneidet, denn sonst ist das ziemlich anstrengend. Ein Faden wird von Einkerbung zu Einkerbung gespannt, so dass in jeder Einkerbung der Faden zumindest einmal gespannt wird. Dadurch entstehen größere und kleine Felder, die in der Folge dann bemalt und gestaltet werden.

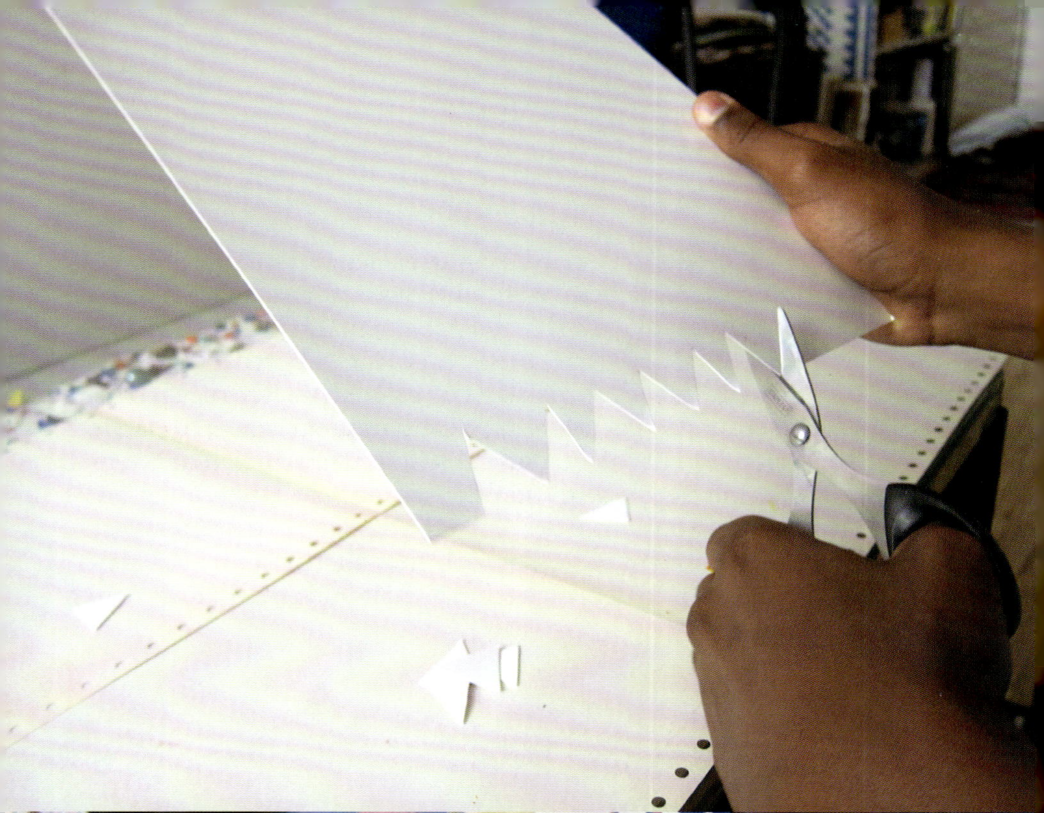

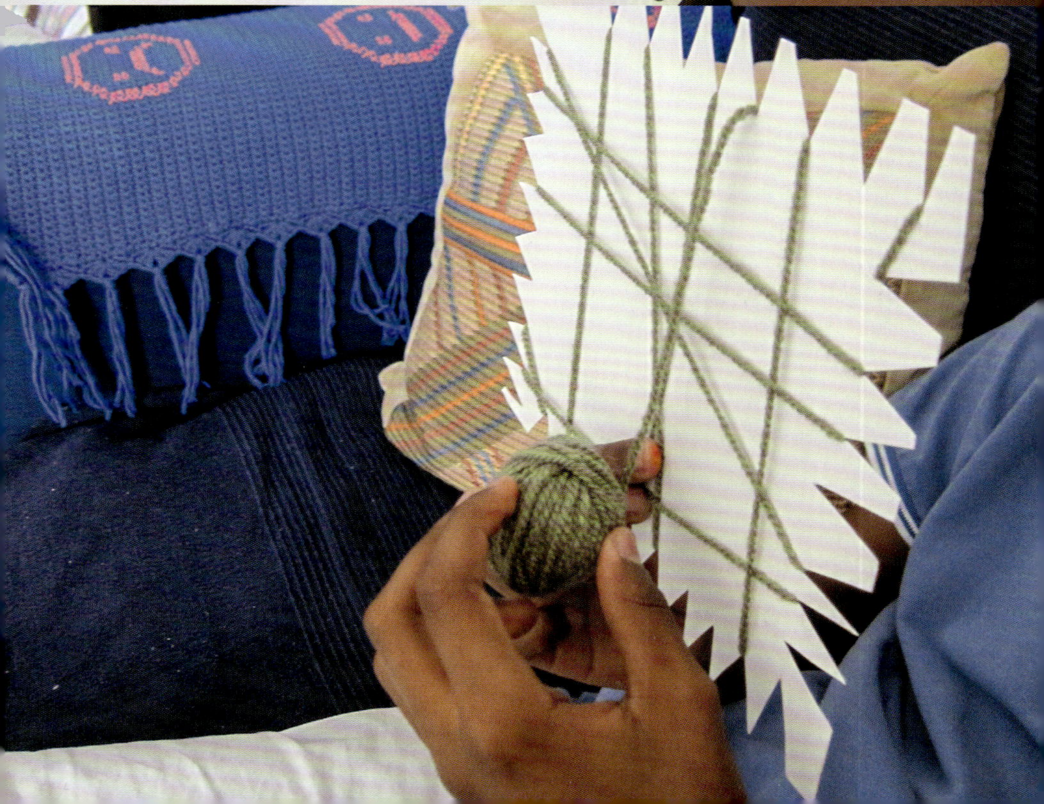

Im ersten Arbeitsschritt begann Dani kleine Dreiecke aus dem Karton zu schneiden (Einkerbungen), eines neben dem anderen, gleichmäßig und in seiner gewohnt ruhigen und konzentrierten Arbeitshaltung. Dani war zeitweise sogar so entspannt, dass er sich bequem an der Couchrückwand anlehnte. Er arbeitete still und in sich gekehrt ohne zu fragen, was es werden soll. Für Dani schien das Schneiden sehr meditativ zu sein, denn aus meiner Beobachtung heraus genoss er das Tun und es war ihm überhaupt kein Problem mit der Schere so differenziert zu hantieren.

Im nächsten Arbeitsschritt wickelte Dani einen Wollfaden von einer Einkerbung zur anderen, parallel oder diagonal, ihm war es wichtig, dass in jeder Auskerbung einmal der Faden durchgezogen wird. Damit gab es keine Vorderseite und Hinterseite mehr, ihm waren in dem Moment beide Seiten gleich wichtig. Er arbeitete ruhig und besonnen, hatte sich wieder angelehnt und war ganz mit sich beschäftigt, obwohl er konzentriert arbeitete.

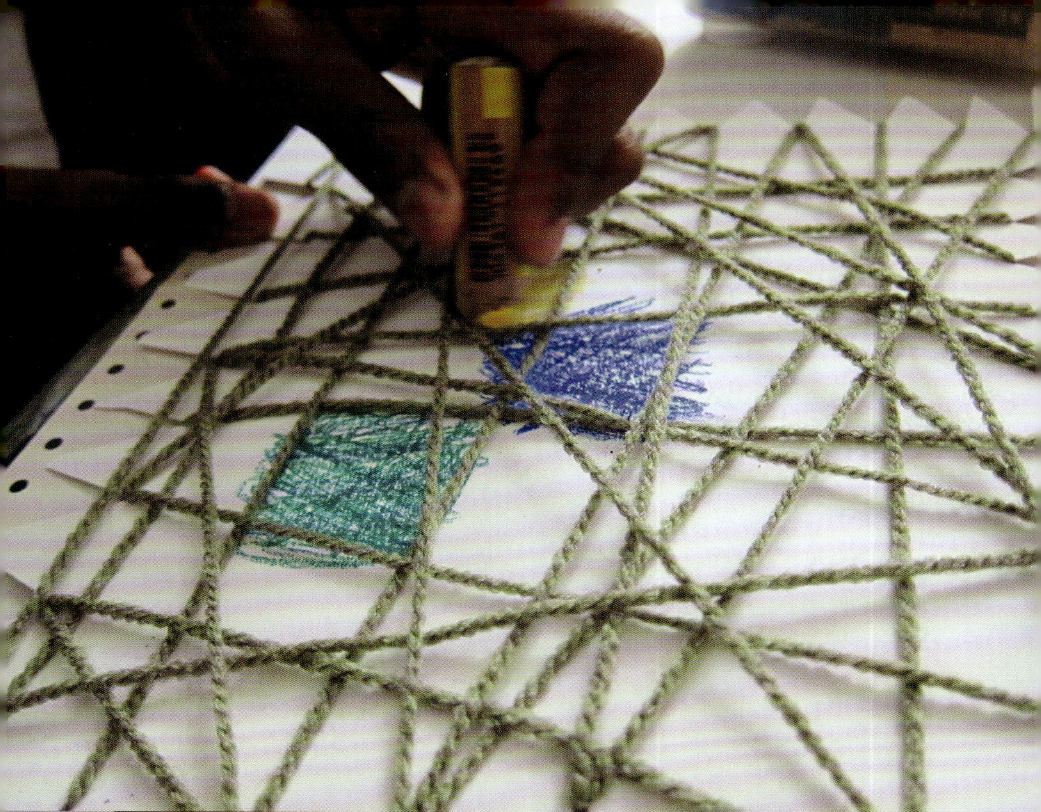

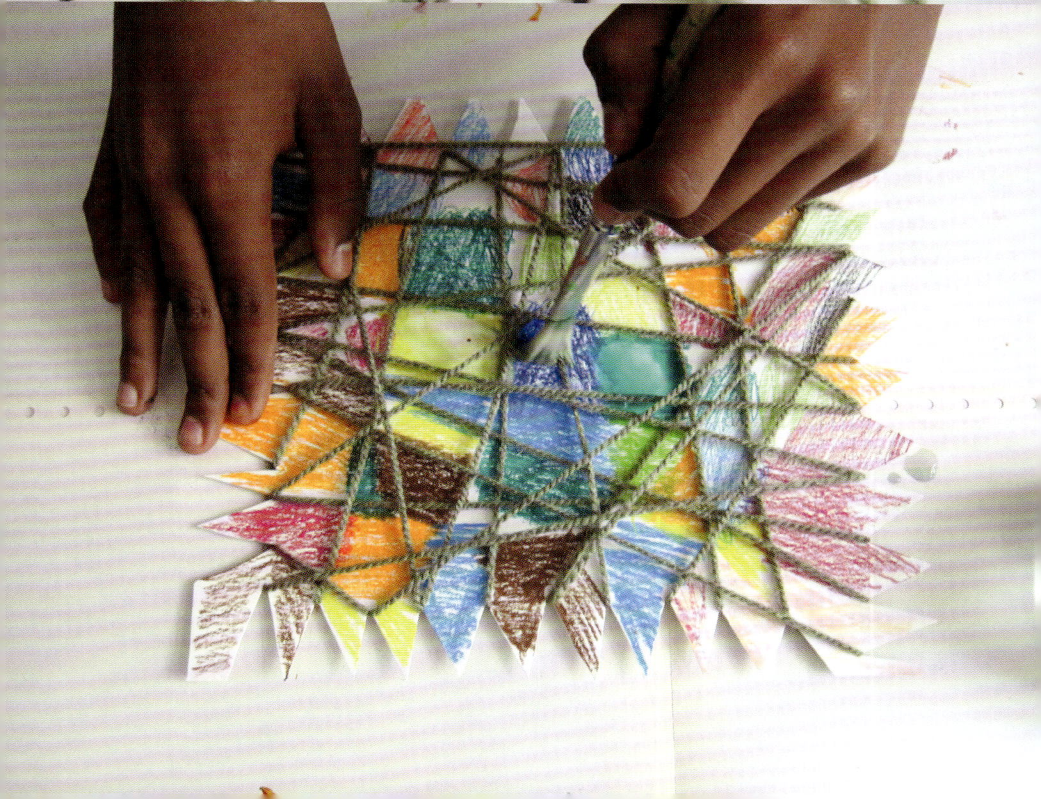

Als wirklich jede Einkerbung ein bis mehrmals verwendet worden war, begann Dani mit den hergerichteten Stiften die entstandenen kleinen Felder auszumalen. Er versuchte, so gut es ging, dass die Farben in den vorgegebenen Grenzen blieben, die die Fadenspannung ergab. Das ist gar nicht so leicht, denn die Wollfäden geben nach. Während des Arbeitens begann Dani wieder von dem belastenden Schulalltag zu erzählen, von seiner starr eingeteilten Tagesstruktur, die sich von der Früh bis zum Abend durchzieht, ein Abschnitt schließt sich dem anderen an, alles ist abgegrenzt und eingeteilt und es gibt kaum Freiräume, so ein Tag ist für ihn schier endlos lang.

Als alle Felder ausgemalt waren und kein einziges Feld mehr frei und auch der Rand mitgestaltet war, begann Dani über die einzelnen Farbfelder mit Wasser zu malen. Die Stifte, die er vorher verwendet hatte, sind dafür gemacht, denn wenn sie mit Wasser in Berührung kommen, verwandelt sich die vermalbare Farbe in Aquarellfarbe und die vorher sichtbaren Striche werden mittels Wasser zu geschlossenen Flächen. Dani war fasziniert davon, malte jedes Feld penibel aus und freute sich, dass die Farbflecken nun in sich schattiert waren und damit das Bild für ihn wesentlich spannender wurde.

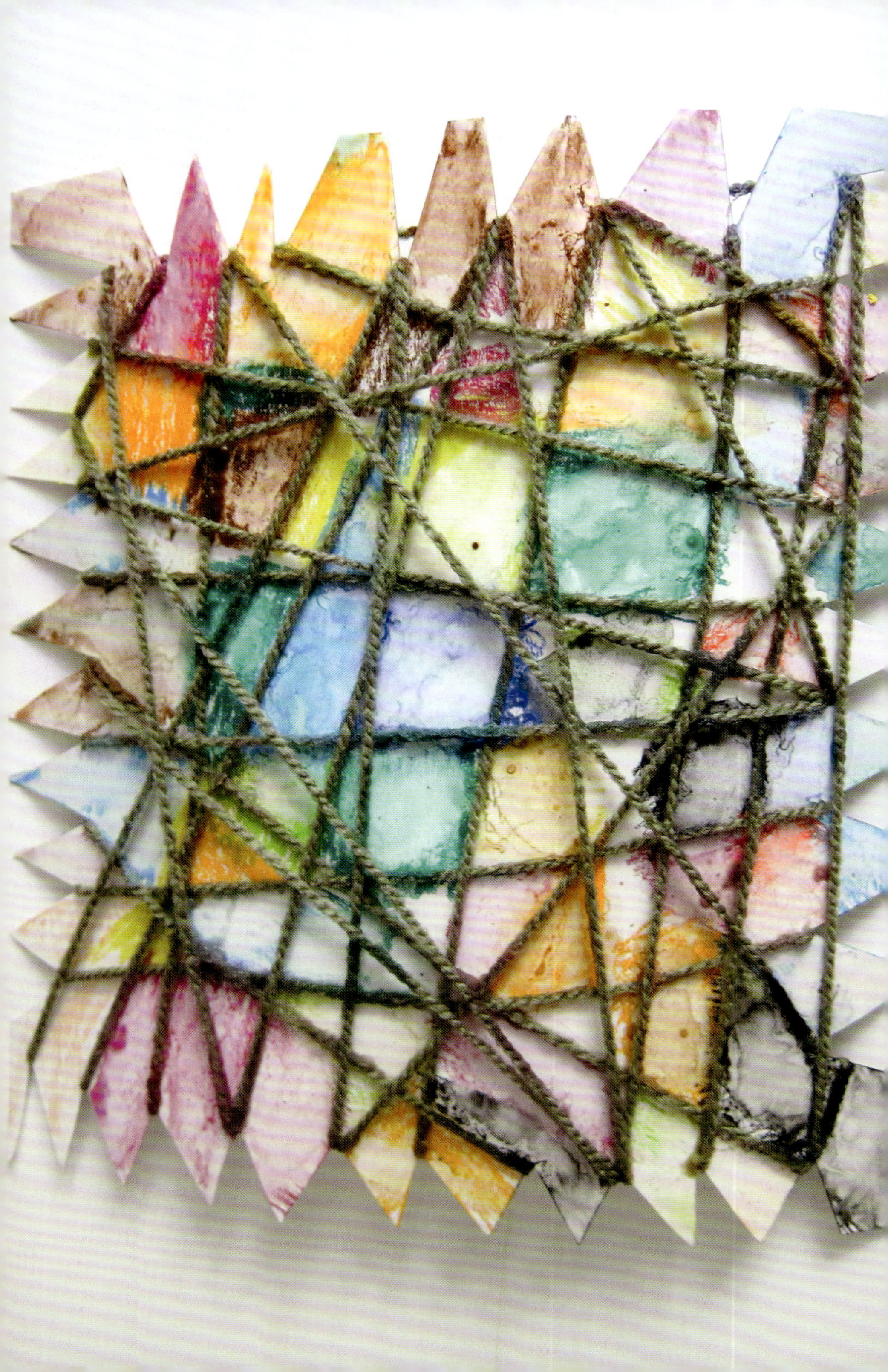

Spannend für ihn deshalb, weil die mit Wasser vermischten Farben dadurch, dass der Faden die überschüssige Flüssigkeit aufsaugte, gestoppt wurden, aber es gefiel ihm auch, dass manche Farben, weil sie sehr nass waren, die Absperrung der Fäden überwanden und doch in das Nebenfeld eindrangen.

Gedanken: Ein Bild, bei dem viele unterschiedliche Arbeitsschritte notwendig sind, bis es fertig ist. Es sind unterschiedliche Schritte, vergleichbar mit einem gewöhnlichen Alltag, bei dem es auch verschiedene unterschiedliche Arbeits- und Lernsituationen gibt, die trotz ihrer Unterschiedlichkeit und Trennung doch zusammenhängen, so wie Dani das Netz gestaltet hat. Jeder Tag ist ausgefüllt mit Schwererem und Leichterem. In der Gestaltung seines Bildes wurde das für Dani sichtbar, und zwar dahingehend dass sich manches strikt an die vorgegebenen Grenzen halten muss, aber bei manchem dann doch die Grenzen nicht ganz so starr sein müssen und es die Möglichkeit gibt, dass Grenzen durchlässig werden und sich eines mit dem anderen vermischen kann. All dies ist notwendig, den Alltag gut zu bestehen, nicht nur an einem Muster starr festzuhalten, sondern sowohl die Einhaltung der Grenzen als auch die dosierte Überschreitung der Grenzen zu akzeptieren, denn erst das macht unseren Alltag spannend und aushaltbar.

In viele der Felder projizierte Dani Pläne, Wünsche, Ideen und Träume entsprechend seinen Vorstellungen hinein, in ihrer Veränderbarkeit dürfen sie sich immer neu gestalten und vermischen. Ihre Umsetzung hängt aber davon ab, wie sehr wir im Tagesalltag eingespannt sind. Abgrenzungen sind wichtig, so wie es Dani eindrucksvoll dargestellt hat, denn sie dienen dazu, unseren Schulalltag, unseren Arbeitsalltag aushaltbarer und zuweilen auch realistischer zu machen. Denn wenn ich weiß, wann etwas beginnt und wann etwas endet, dann wird es nicht zur Dauerbelastung, weil es durch die Abgrenzungen auch Klarheit und Freiräume geben kann.

Aufnahmefähigkeit

Material: starker Karton, Wattepads, Kleber, Wasserfarben, Tinte, Wasser, Spritze

Methode: Die Wattepads werden auf einen Karton geklebt, sowohl die Zwischenräume wie auch die Wattepads selbst werden bemalt, mit Wasserfarben und Tinte.

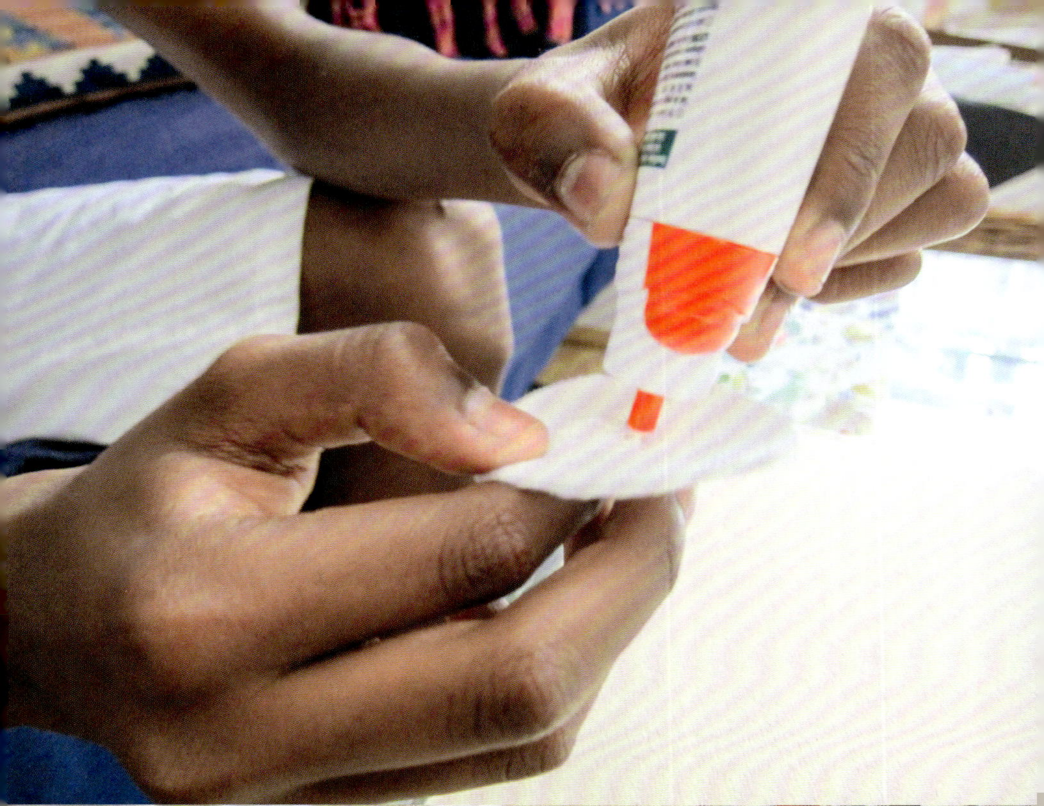
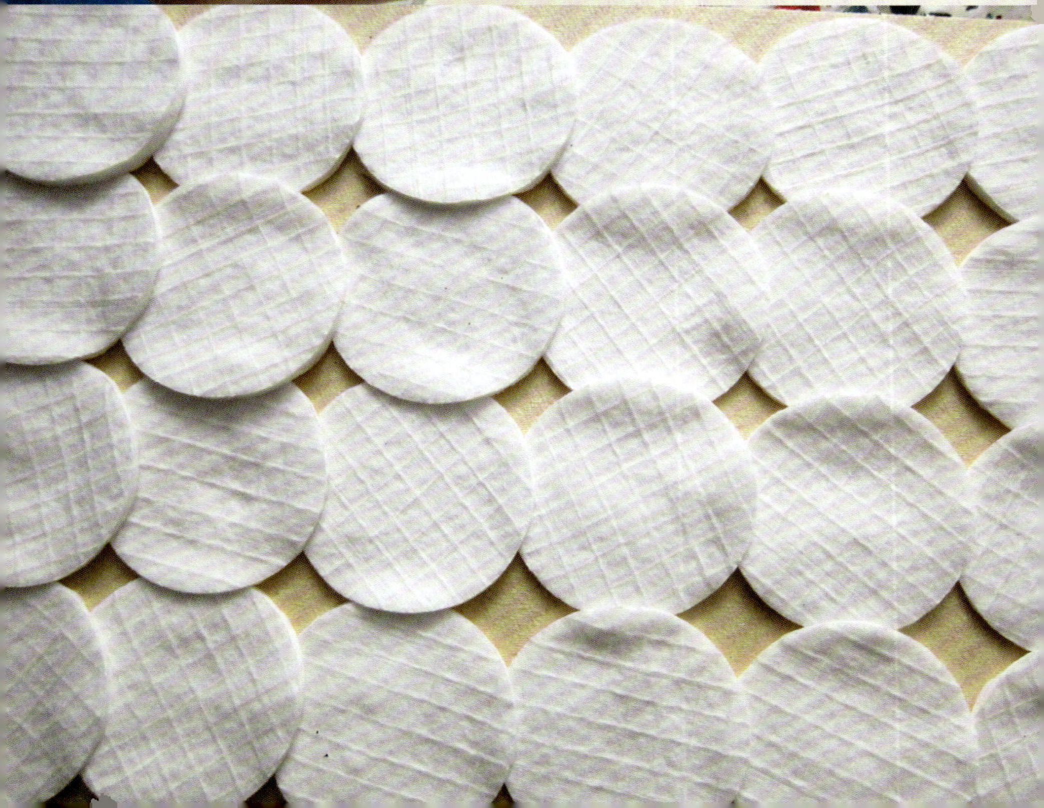

Dani begann ohne viel nachzufragen, die Wattepads auf die hergerichtete Kartonunterlage zu kleben, die Arbeit fiel ihm leicht. Da Dani sehr genau beobachtet, fiel ihm auf, dass die Wattepads zwei Seiten haben, eine, die ganz glatt ist, und die andere, die eine Struktur aufweist. Dani entschied sich dafür, dass die Seite mit der Struktur die schönere ist und sie damit die ist, die sichtbar sein soll.

Dani klebte die Wattepads regelmäßig eines nach dem anderen auf. Es war ihm nicht nur sehr wichtig, dass die Pads sich an den Rändern überlappen, sondern auch, dass sie auf dem Karton Platz haben und nicht über den Rand hinausragen. Dani traf damit eine genaue Einteilung, sowohl horizontal wie auch vertikal.

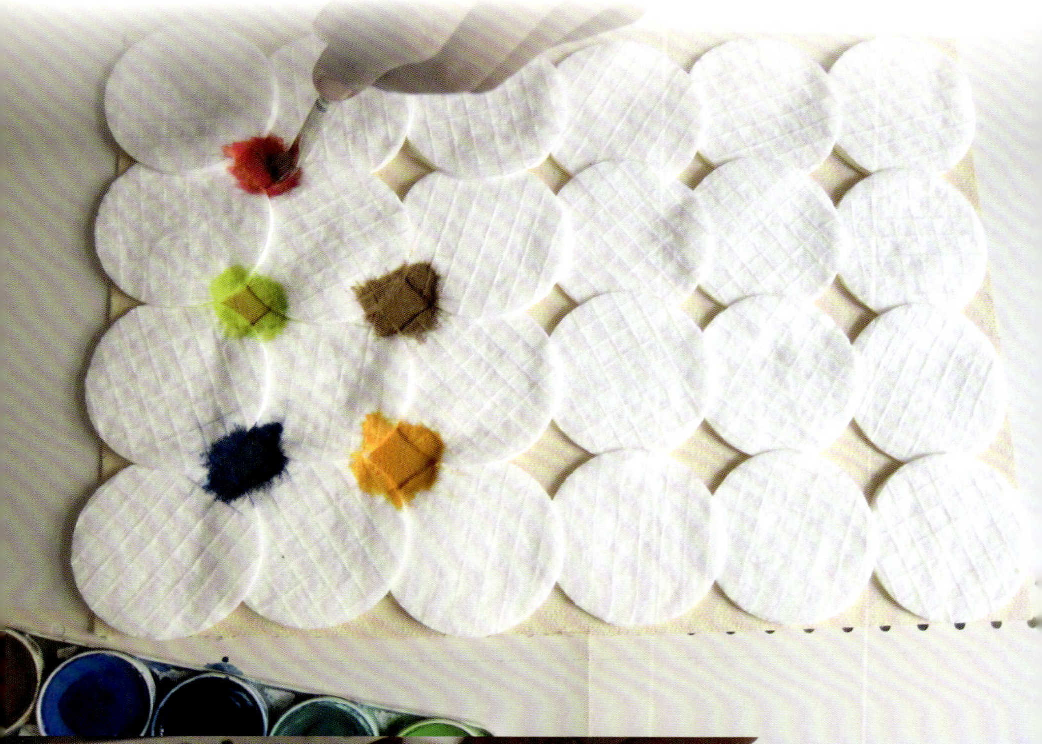
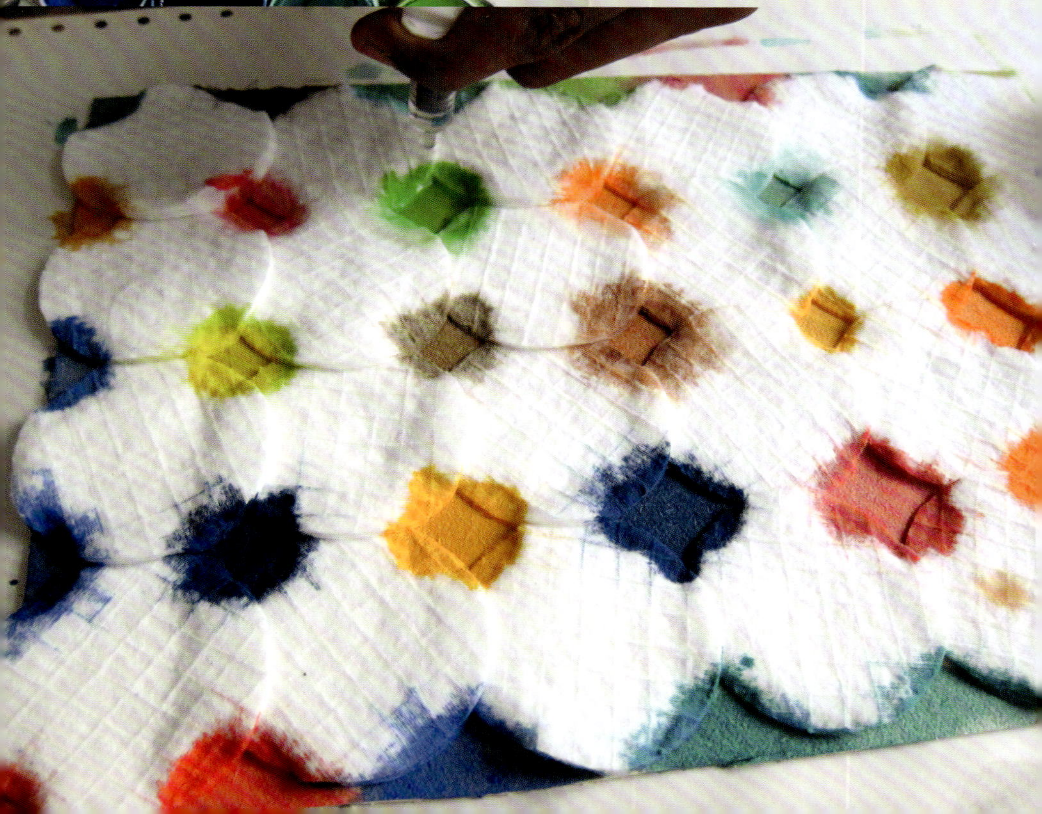

Mit der Klebearbeit fertig, begann Dani die Zwischenräume, die beim Aufkleben durch die Rundung der Wattepads entstanden sind, mit Wasserfarben zu gestalten. Dani fand daran Gefallen, dass die Pads die überschüssige Farbe aufnahmen. Dani fand das gut, obwohl die Farben damit ein wenig außer Kontrolle gerieten, denn es war nicht vorhersehbar, wieviel Farbe die Pads aufnehmen. Die Saugfähigkeit der Pads, die das Aufnehmen der Farben begünstigte, begeisterte Dani. Das „Offensein" der Pads für die Aufnahme der Farben korrespondierte in dem Moment mit Dani, denn auch er war offen für das Neue, das er nicht kannte, und aufnahmebereit für den nächsten Arbeitsschritt.

Dani mischte in dem vorhin beschriebenen Arbeitsschritt die Farben nicht, er nahm sie so, wie sie in der Malpalette sind. Um das Ausbreiten der Farben zu intensivieren, spritzte er noch Wasser mittels einer Injektionsspritze auf das Gemalte, dadurch konnten die Pads noch mehr Farbe aufnehmen. Ein sich ergebender Nebeneffekt war, dass dadurch die Struktur auf den Pads besser erkennbar wurde und die Karos deutlich sichtbar wurden.

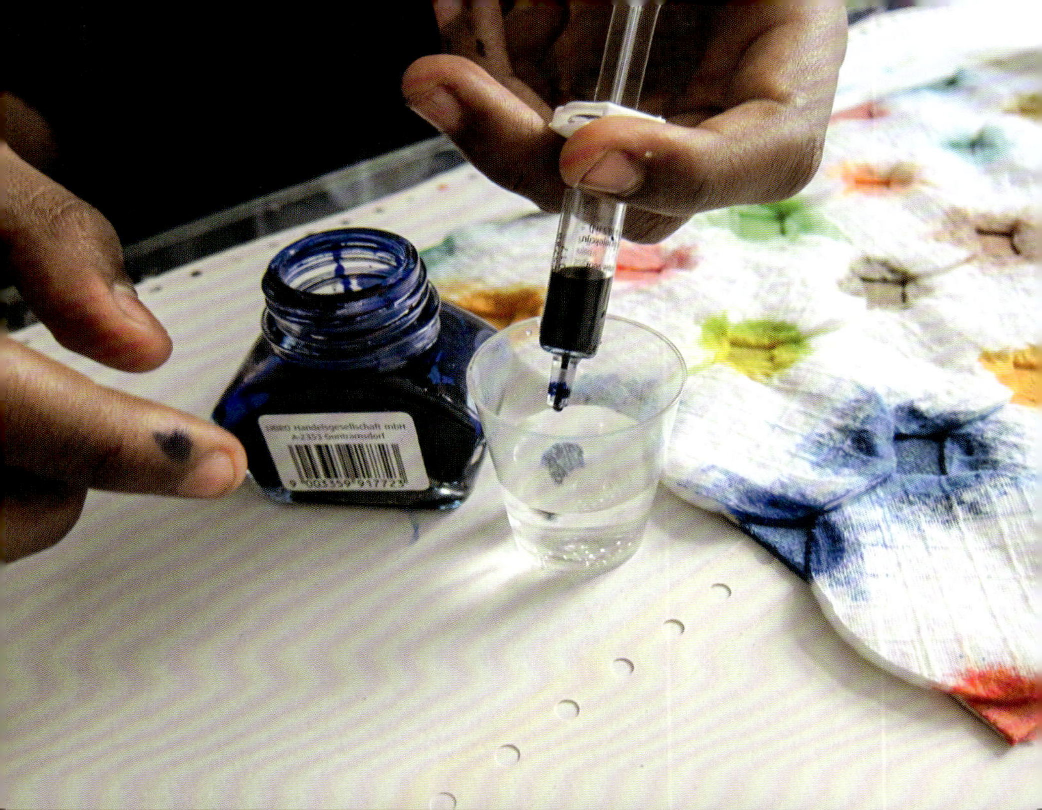

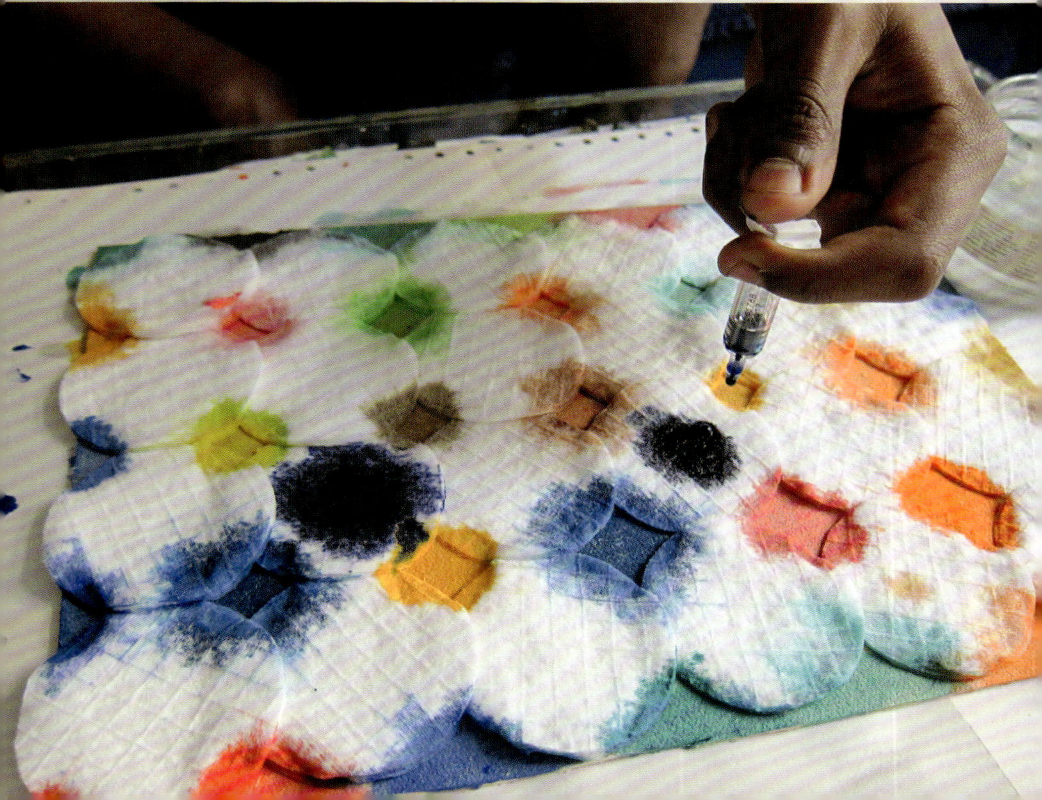

Dani gefiel, dass die Pads sich eigentlich von selbst farblich gestalteten, aber das war ihm zu wenig, denn der Mittelteil, der ja der größere Teil war, blieb trotzdem überwiegend weiß. In einen kleinen Behälter, in dem ein bisschen Wasser war, gab Dani mittels einer Injektionsspritze dunkelblaue Tinte dazu, Tinte deshalb, weil sie wesentlich farbintensiver ist als die Wasserfarben, und außerdem liebt Dani die Farbe Blau in „allen" Varianten.

Mit der Spritze, mit der Dani gerne hantiert, tropfte er sein Gemisch in die Mitte der Pads, und auch da breitete sich die Farbe ungerichtet aus. Dani war ganz in seinem Element, er konnte nun experimentieren, herumpatzen, spielen, gestalten und dabei zusehen, aber in dem Wissen, dass der Untergrund hält und er sich keine Sorgen machen braucht, z.B. dass die Pads sich ablösen oder der Karton sich wölbt. Er machte aber auch die Erfahrung, wann etwas genug, fertig und satt ist. Dies zu erkennen, kann ein Gefühl der Zufriedenheit schaffen, denn wenn etwas genug ist, dann ist es fertig und es bedarf keiner Anstrengung oder Nachbesserung mehr, was sich meist als Entspannung bemerkbar macht.

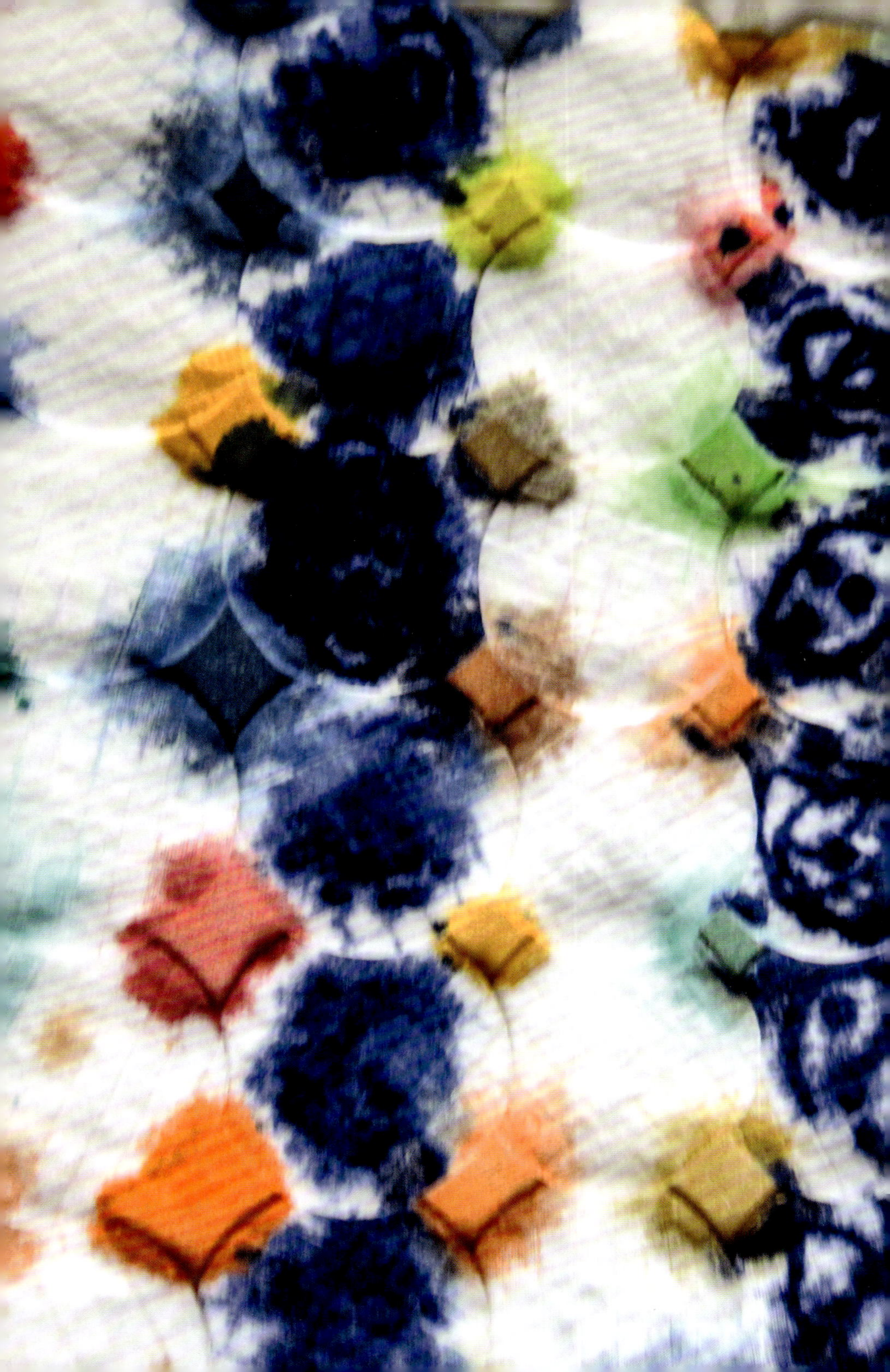

Dani hat liebevoll und penibel ausgewählt, welche Pads er dunkelblau gestalten wollte, bei einer Reihe hat er die Farben sich selbst überlassen, die beiden anderen Reihen gestaltete er, eine Reihe mit einer Art Smileys und die andere Reihe nur dunkelblau. Damit ist es für Dani ein wohlausgewogenes Bild geworden, in dem er dargestellt hat, dass er auf der einen Seite Grenzen und Kontrolle haben möchte und diese nicht ablehnt, z.B. Familie, Schule, Sport, Freunde, musikalische Erziehung, halt alles, was sein Leben nun bestimmt, aber ihm Freiräume und Selbstbestimmung immer wichtiger werden, die er aber auch eingegrenzt hat, denn Grenzenlosigkeit ist keine Freiheit. All das hat Dani in dem Bild nicht nur eindrucksvoll dargestellt, sondern auch in Gesprächen verbalisiert.

Gedanken: Abhängigkeiten und Freiheit sollten wohl ausgewogen sein und zwar in einem würdevollen Rahmen, z.B. der Familie, der Halt und Stütze gibt. Dani hat gezeigt, dass sein Wunsch nach Freiräumen groß ist, aber dass der Schutz der Familie, die noch das Maß der Freiräume bestimmt, ganz wichtig ist. Dani hat generell in seinem Bild die Wichtigkeit aufgezeigt, dass Familien das Maß von Freiheit und Freiräumen vorgeben müssen und das nicht die Kinder selbst bestimmen lassen, denn der Wunsch nach Schutz ist gerade in seinem Alter so wichtig, auch das hat Dani in genialer Weise mit seiner kreativen Ausdruckskraft in seinem Bild vermittelt.

Wandlungen

Material: Holzstäbe (Schaschlikstäbe), Zangen in verschiedenen Größen, kleines Holzbrett, Kleber, Tinte, Pinsel, Acrylfarben

Methode: Die Holzstäbchen werden mittels Zange in die „richtige" Länge gebracht, die gekürzten Stäbchen in Folge auf ein Holzbrett geklebt und anschließend werden die Stäbchen und der nicht bedeckte Untergrund mit Acrylfarbe bemalt.

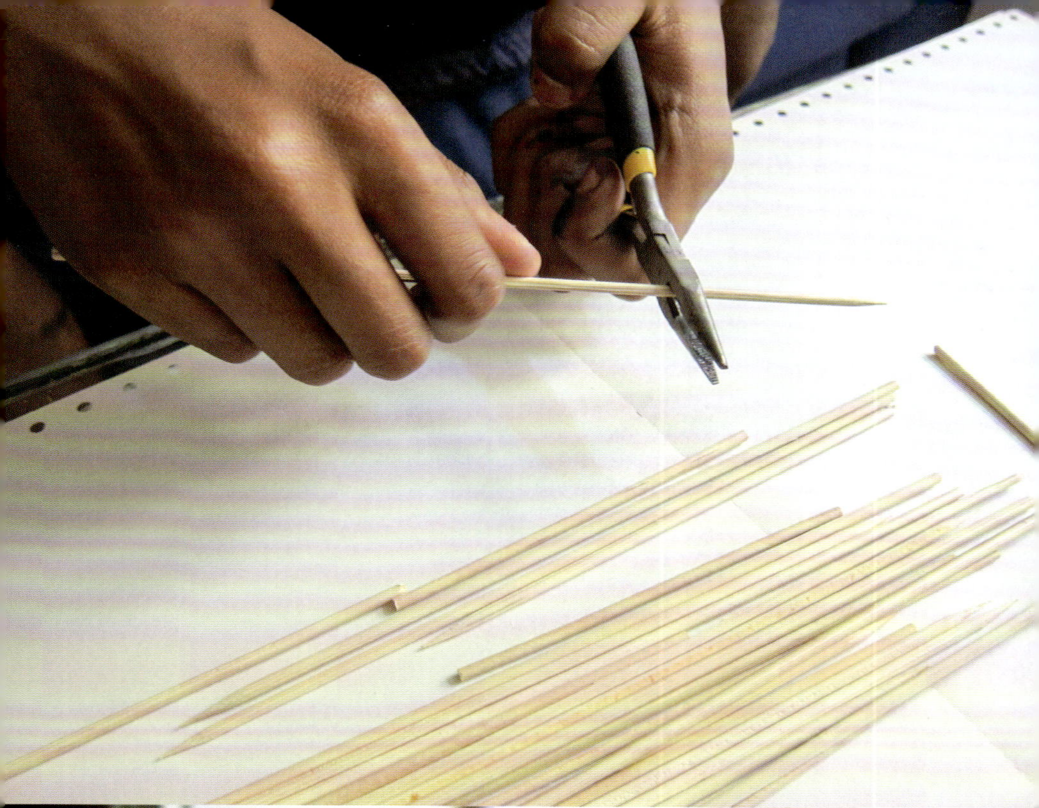
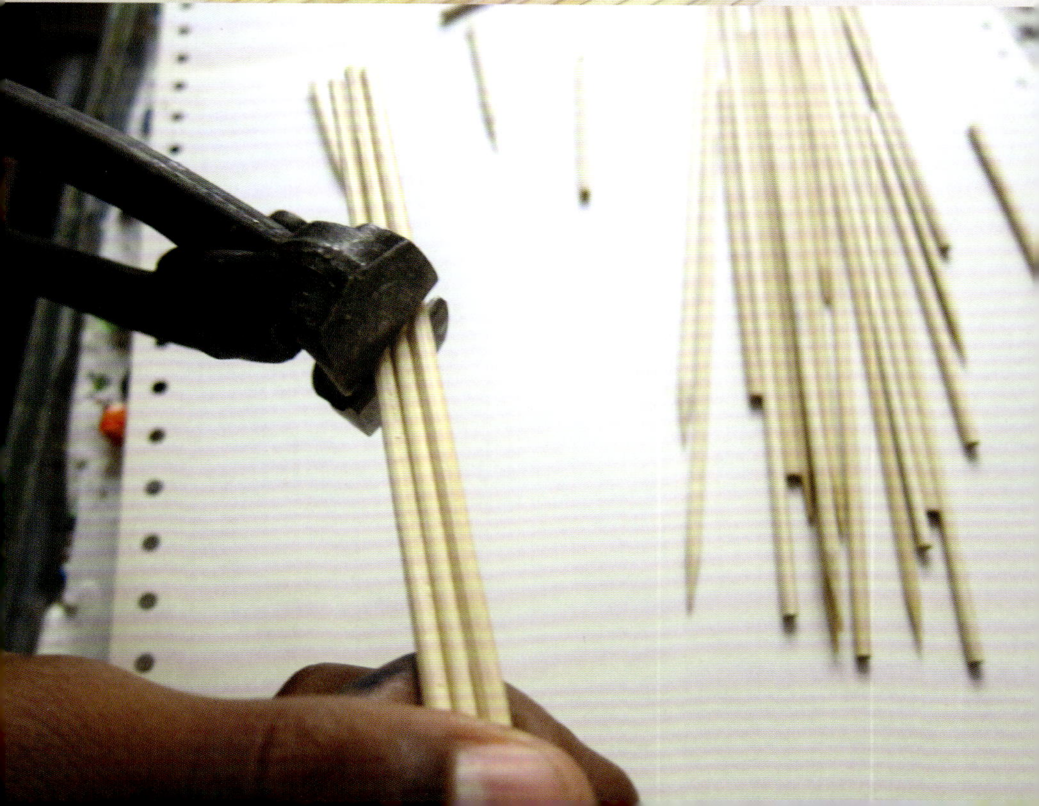

Mit einer Zange zerkleinerte Dani viele hergerichtete Holzstäbchen auf ein für ihn richtiges Maß. Dani genoss das nun ein bisschen „härtere“ Material und er nahm sich viel vor, denn wie auf dem Bild ersichtlich ist, liegen viele Stäbchen vor ihm, die darauf warten zerschnitten zu werden, und das machte Dani in seiner ruhigen, besonnenen Art. Während des Arbeitens erzählte Dani wieder einmal von der Schule, die ihn zu dieser Zeit nur mehr nervte, aber die Ferien waren bald in Sicht, seine Gedanken kreisten während des Tuns nur mehr um den kommenden paradiesischen stressfreien Zustand. Dani erzählte, was er da alles machen wird, allem voran in der Früh länger schlafen.

Dani liebte es, mit den verschiedenen Zangen zu arbeiten, vor allem experimentierte er auch damit, wie viele Stäbe er gleichzeitig durchtrennen kann. Das ist nicht nur ziemlich kraftaufwendig, sondern man braucht auch eine gewisse Art von Technik, um dies bewerkstelligen zu können, also Kraft allein reicht nicht aus. Manchmal dient die Zange auch als Symbol für ein „böses“ Krokodil, das alles zerbeißt, was ihm in die Nähe kommt.

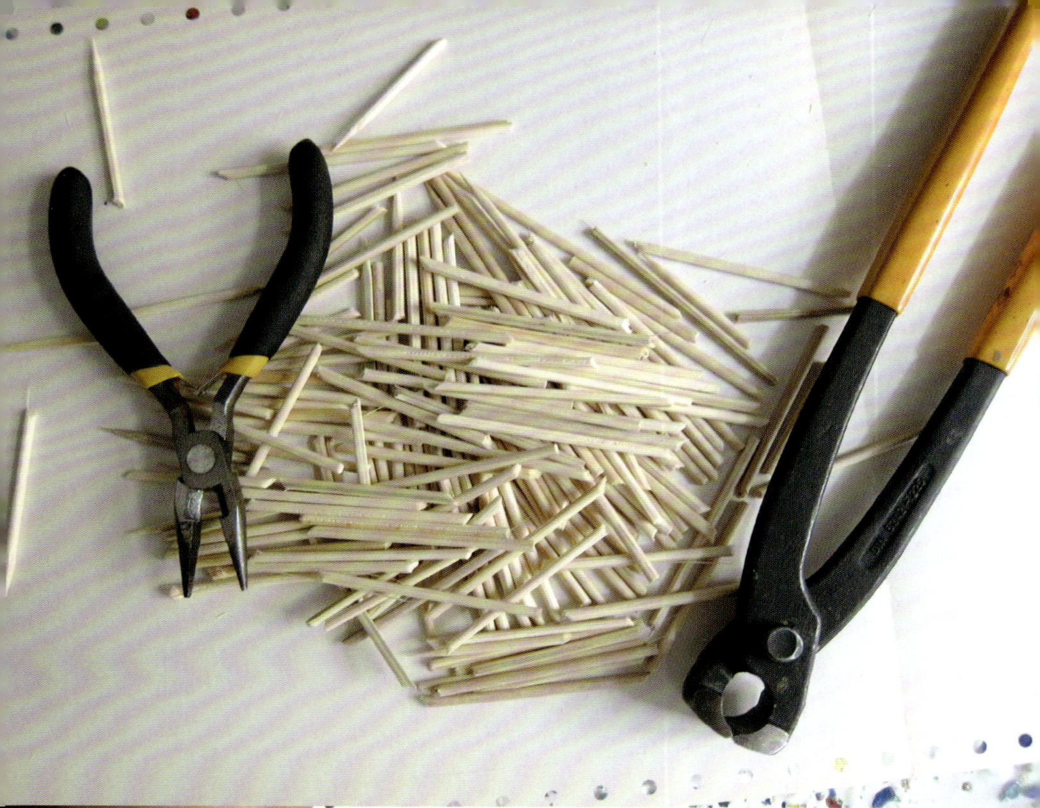

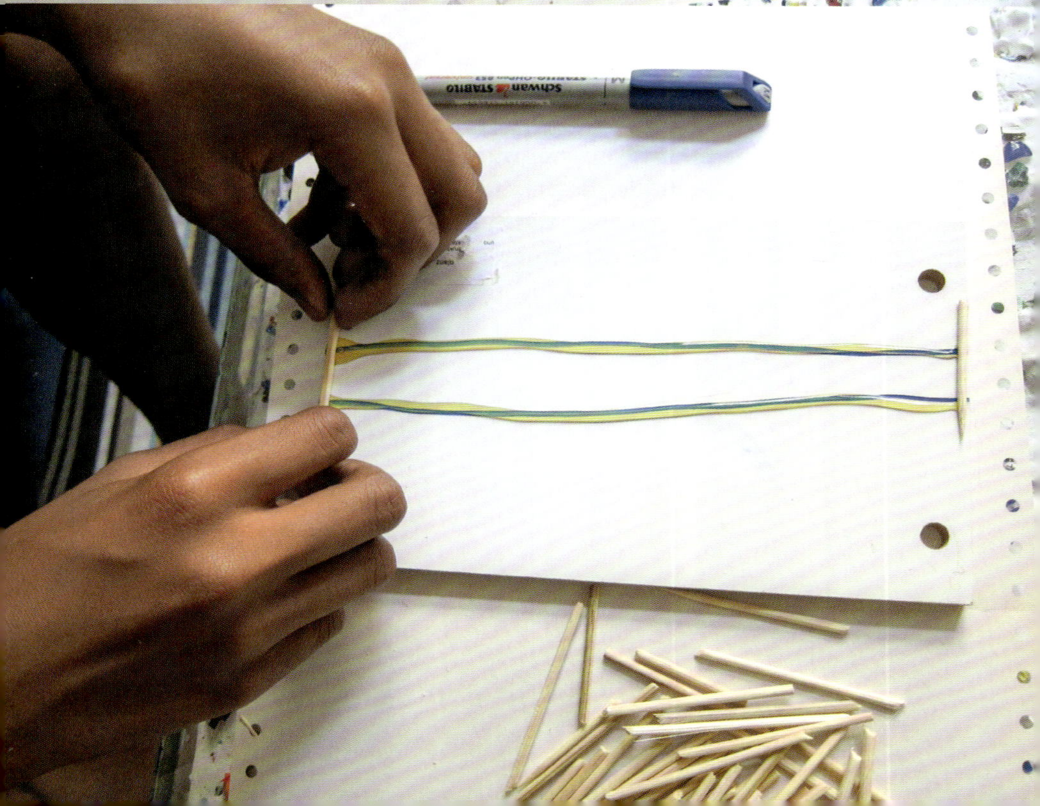

Dani arbeitete zügig und ziemlich flott und es brauchte gar nicht viel Zeit, bis er mit Hilfe der beiden Zangen alle hergerichteten Stäbe „zerbissen“ hatte. Dani konzentrierte sich sehr bei der Arbeit, er sprach kaum, es war zeitweise nur das Knacken des Holzes zu hören, wenn die Holzstäbe zerkleinert wurden. Dani wechselte regelmäßig zwischen mehr oder minder Kraftaufwand, also zwischen kleiner und großer Zange und zwischen einem und mehreren Stäben, die er gleichzeitig kürzte.

Auf einem kleinen weißen Holzbrett zeichnete Dani zuerst zwei Linien vor, die als Hilfe dienten um zu zeigen, wo er von mir einen Kleber aufgetragen haben möchte. Die Farbe des Stiftes war blau, der Kleber gelb. Des Weiteren begann Dani mit den Stäbchen ein vorläufiges Oben und ein vorläufiges Unten abzugrenzen, diese beiden Stäbchen dienten praktisch als Grenze und als Halterung und bezeugten damit Anfang und Ende.

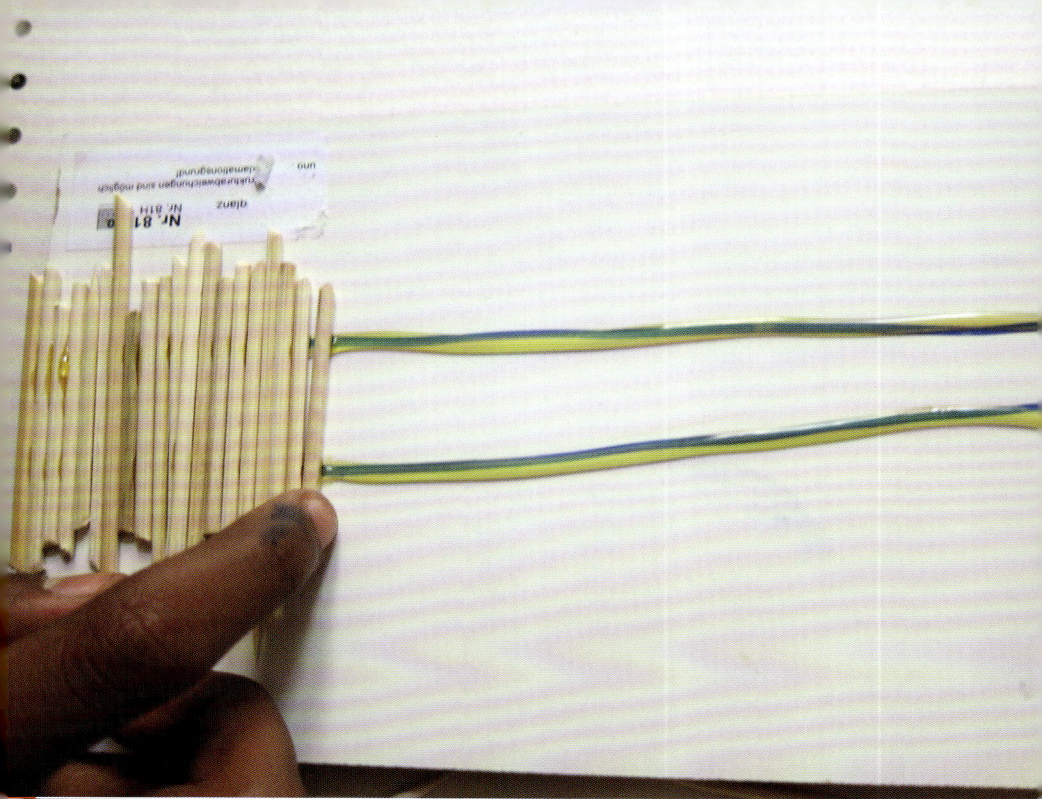

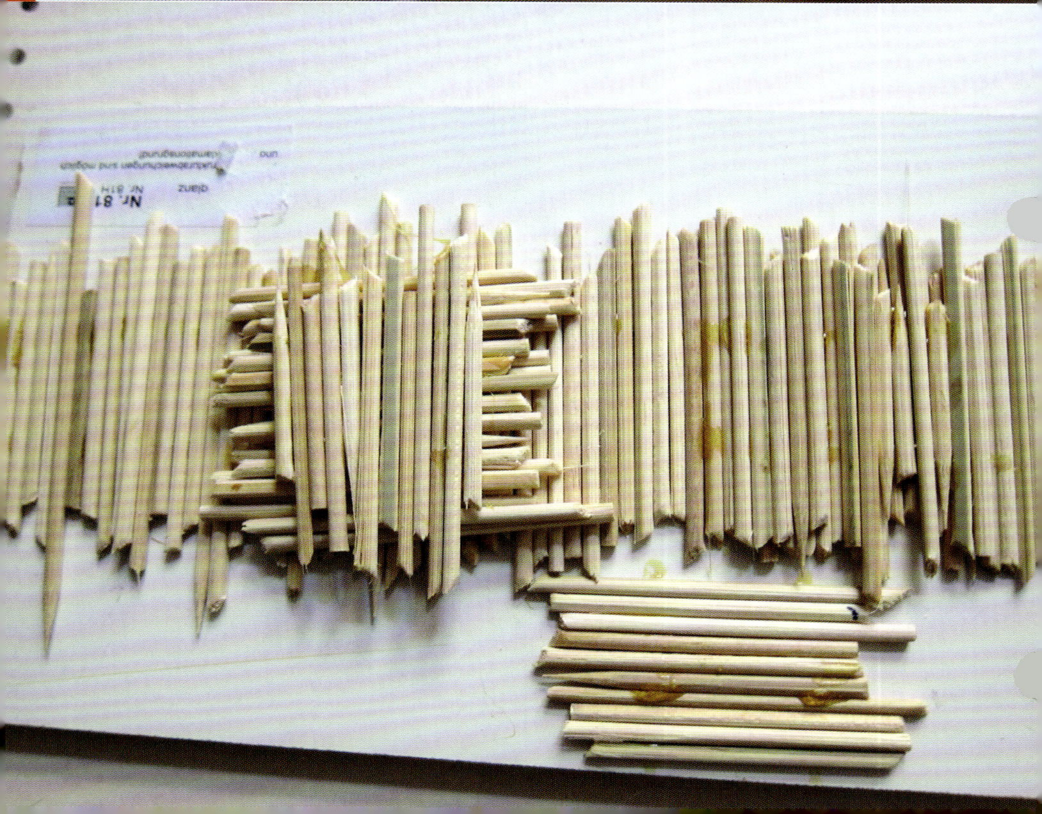

Viele zerkleinerte Stäbe lagen in einem Haufen auf dem Tisch und sich vorzustellen, diese alle auf dem kleinen Brett unterzubringen, war gar nicht leicht. Dani entschied sich, ein Stäbchen nach dem anderen eng aneinander aufzukleben. Seine Vorstellung bei diesem Arbeitsschritt war, dass das ein Holzsteg werden soll, der über einen reißenden Bach führt. Dani arbeitete wie immer sehr genau, die unterschiedlichen Längen der Stäbchen beachtete er nicht, im Gegenteil, er suchte nicht aus, um ähnliche Größen aneinanderzulegen, er nahm sie so, wie sie ihm in die Hand fielen. Seine Konzentration gehörte nun der Anordnung der Stäbchen und nicht mehr den Größen, sie passten für ihn so, wie er sie hergerichtet hatte.

Als Dani mit der Konstruktion seines Steges fertig war, waren noch viele Holzstäbchen übrig, die wollte er aber nicht weggeben, deshalb klebte er weiter, sowohl auf dem Steg wie auch daneben. In diesem Stadium verwandelte sich der Steg, er verlor an Bedeutung, aber was es sonst werden sollte, das wusste Dani zu diesem Zeitpunkt noch nicht. Die Arbeit forderte Dani ziemlich, aber er schaffte es, alle Stäbchen aufzukleben. Als er damit fertig war, freute er sich sichtlich, dass er alle Stäbchen, die er vorher in mühevoller Arbeit kleingeschnitten hatte, untergebracht hatte, das war ihm sehr wichtig.

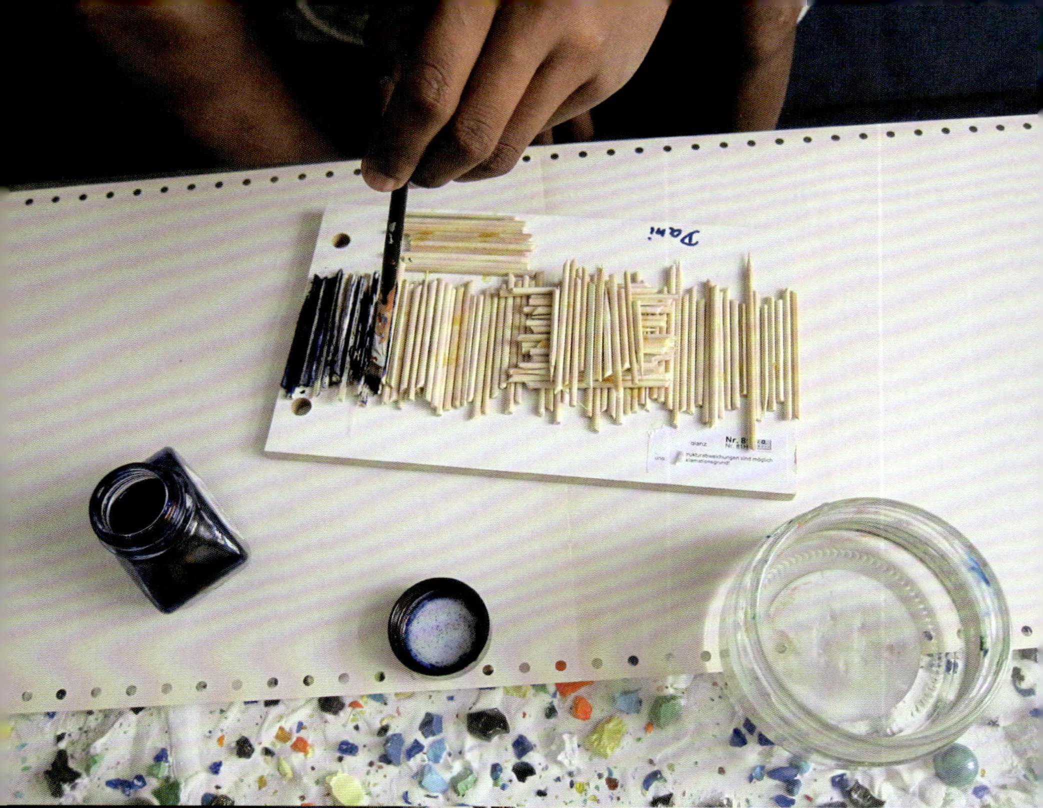

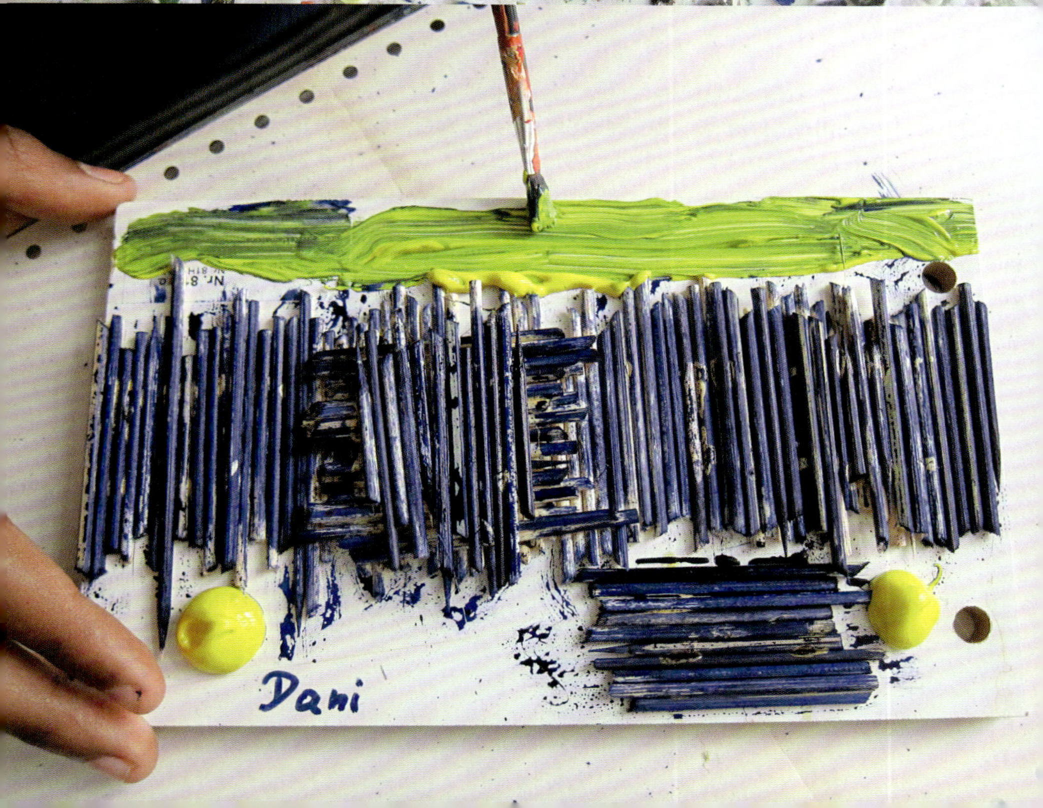
Dani

Der nächste Arbeitsschritt war, dass Dani die Stäbchen bemalte. Er wählte blaue Tinte, weil Dani, wie schon erwähnt, die Farbe Blau liebt. Tinte ist leicht zu verarbeiten, sie ist nicht nur gebrauchsfertig, sondern vor allem nehmen die Holzstäbchen die Tinte gut auf.

Für die nicht von Stäbchen beklebte Fläche wählte Dani die Farbe Gelb zum Bemalen. Ich habe Dani aber darauf hingewiesen, dass die noch nicht getrocknete Tinte sich mit dem Gelb vermischen wird, Dani empfand das als passend, es freute ihn sogar, dass sich Gelb und Blau vermischten, denn nun kam die Farbe Grün wie von selbst noch dazu. Mit den Farben veränderte sich in Dani auch die Darstellung, die blau bemalten Stäbchen waren keine Brücke mehr, zu diesem Zeitpunkt war es noch irgendetwas, also unbenannt.

Als Dani mit seinem Bild fertig war, wurde das Blau das Meer und die Erhebung wurden die Wellen des Meeres, das Gelbe verwandelte sich in den Sand des Strandes, wo die ewige Begegnung zwischen Wasser und Land stattfindet. All das repräsentierte für Dani die Vorfreude auf die Ferien einschließlich des konkreten Ausblicks, dass er nun bald mit seiner Familie nach Israel fahren wird, wo es Sonne, Sand und Meer gibt, das unruhige Meer mit seinen Wellen, das Dani so liebt, mit eingeschlossen die Gedanken an die Sommersonne, das gleißende Sonnenlicht am Strand von Israel.

Gedanken: Der Weg, den Dani mit diesem Werk beschritten hat, begann bei der Aggression als überschäumende Energie (Zerlegen der Holzstäbchen), die vorhanden war, denn Dani hielt das Sitzen in der Schule und die vielen Leistungen, die noch zu erbringen waren, kaum mehr aus. Gedanklich führten ihn die Wandlungen des Bildes aus der Enge der Schule, des Endzeitstresses, hin zu seinen Vorstellungen und Träumen für die nahende Zukunft als Lohn für die Anstrengungen, zum heißersehnten Urlaub. Dani hat den Weg – die Verwandlung – wunderbar dargestellt. Begonnen hat er damit, eine Brücke zu gestalten, die dann von der Darstellung zum Symbol einer Brücke wurde, nämlich als Brücke von der anstrengenden mit Prüfungen und Schularbeiten belasteten Zeit hinüber in eine Zeit der Entspannung, des Wohlbefindens, der Freizeit und noch dazu an einem Ort, den Dani sehr liebt. Als die Brücke ihn zum Ort des Wohlfühlens und des Wohlbefindens geführt hatte, konnte sie sich auflösen und er war direkt an dem ihm sehr bekannten Ort. Israel ist für Dani ein Ort des Wiederkommens, dort muss er sich nicht neu orientieren oder ihn zuerst erkunden und erobern, dorthin kommt er sozusagen „nach Hause".

Erinnerungen

Material: Kartonblatt nicht zu groß, Verstärkerringe, Filzstifte, Wasserfarben

Methode: Auf das Kartonblatt werden Verstärkerringe geklebt, der Innenteil der Ringe wird mit Filzstiften ausgemalt, eventuell umrandet und der Hintergrund mit Wasserfarben gestaltet.

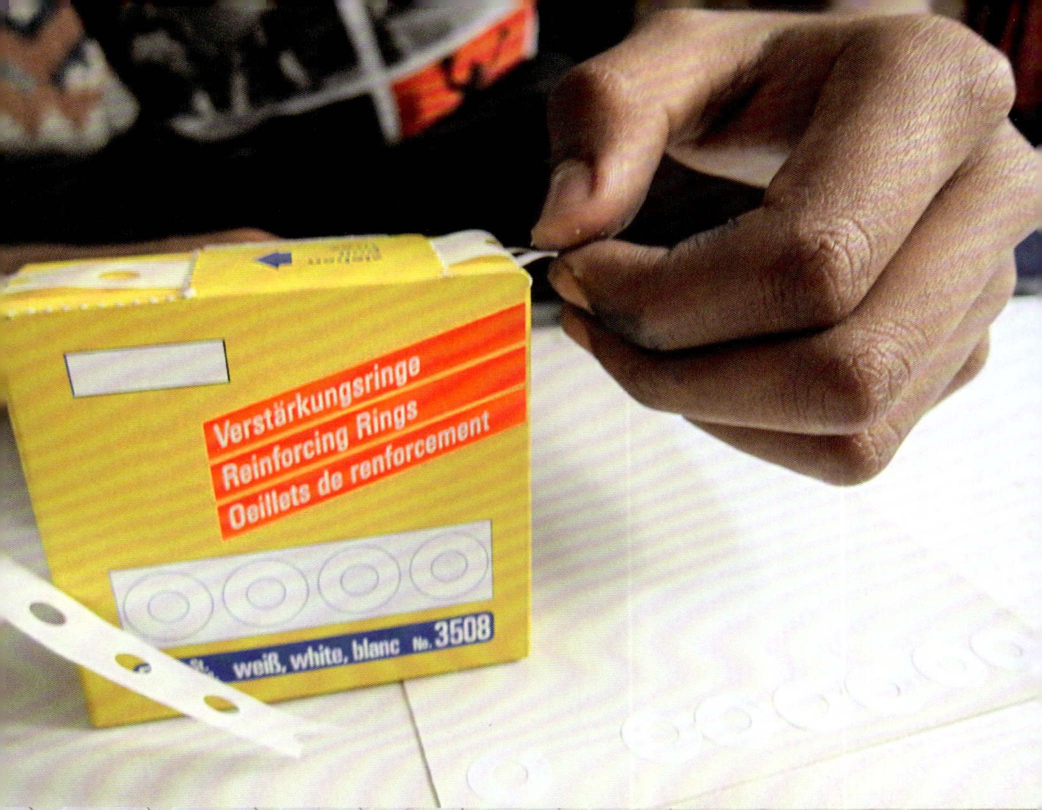
Verstärkungsringe
Reinforcing Rings
Oeillets de renforcement
weiß, white, blanc No. 3508

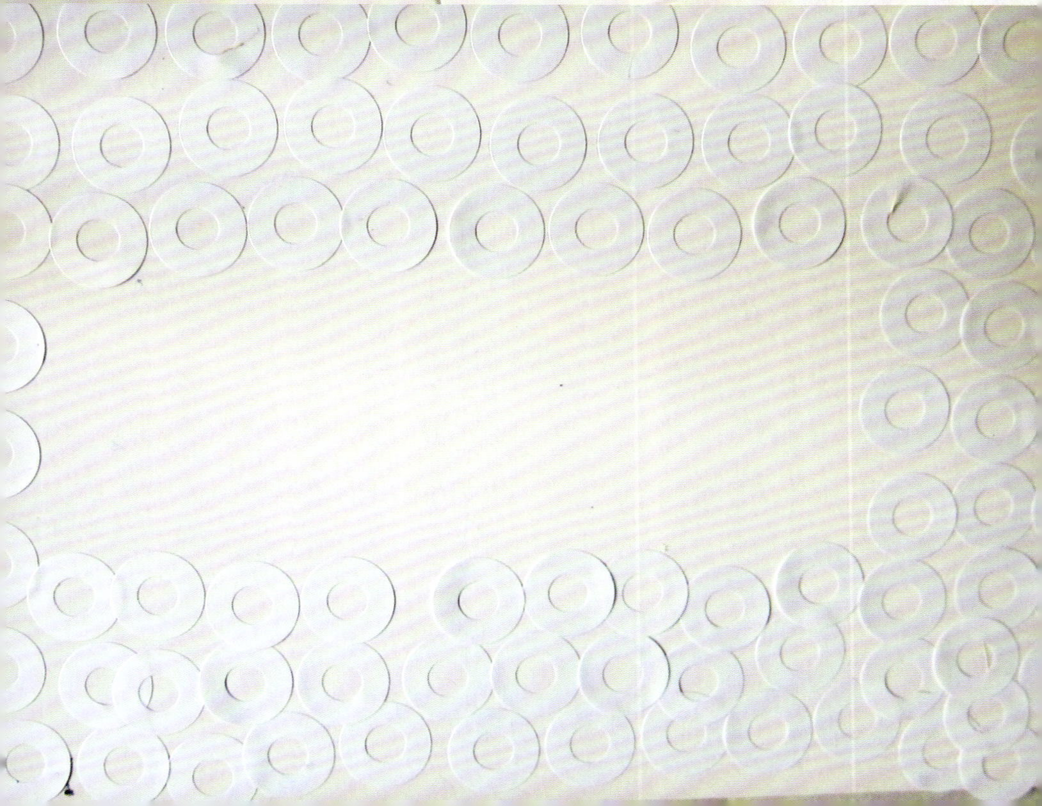

Obwohl heute kaum mehr gebraucht, kennen die meisten, auch Dani, die Verstärkerringe. Sie auf ein Kartonblatt aufzukleben ist für die meisten, die damit arbeiten, ein großes Vergnügen, dazu gehört auch das Herausziehen des Bandes, auf dem die Ringe aufgeklebt sind, aus der Schachtel, das Aufkleben der Ringe, das Anordnen und dass man so viele verwenden darf, wie man will, auch das machte Dani sehr gerne.

Dani nahm sich viel Zeit, er klebte Ring um Ring (über 100 Stück) ganz nah am Kartonrand beginnend rundherum eines nach dem anderen. Diese Arbeit war für ihn meditativ, Dani war ganz bei sich, arbeitete still, ruhig und ohne Druck vor sich hin, so lange, bis er genug hatte. Den Mittelteil ließ er absichtlich frei.

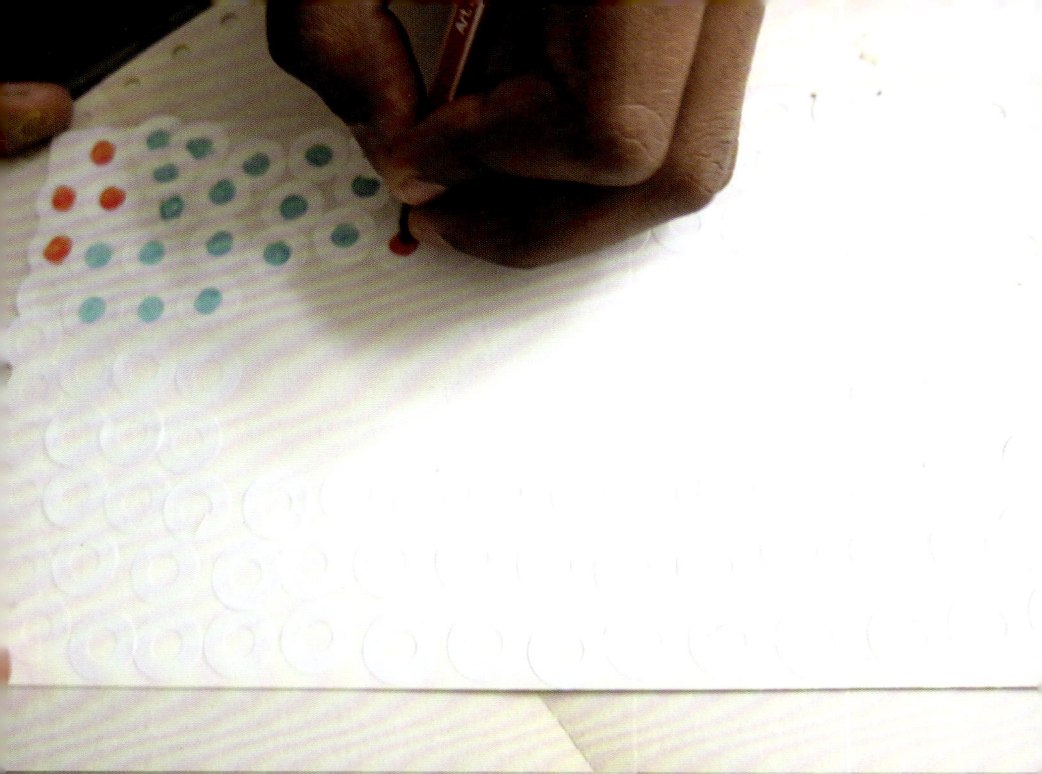

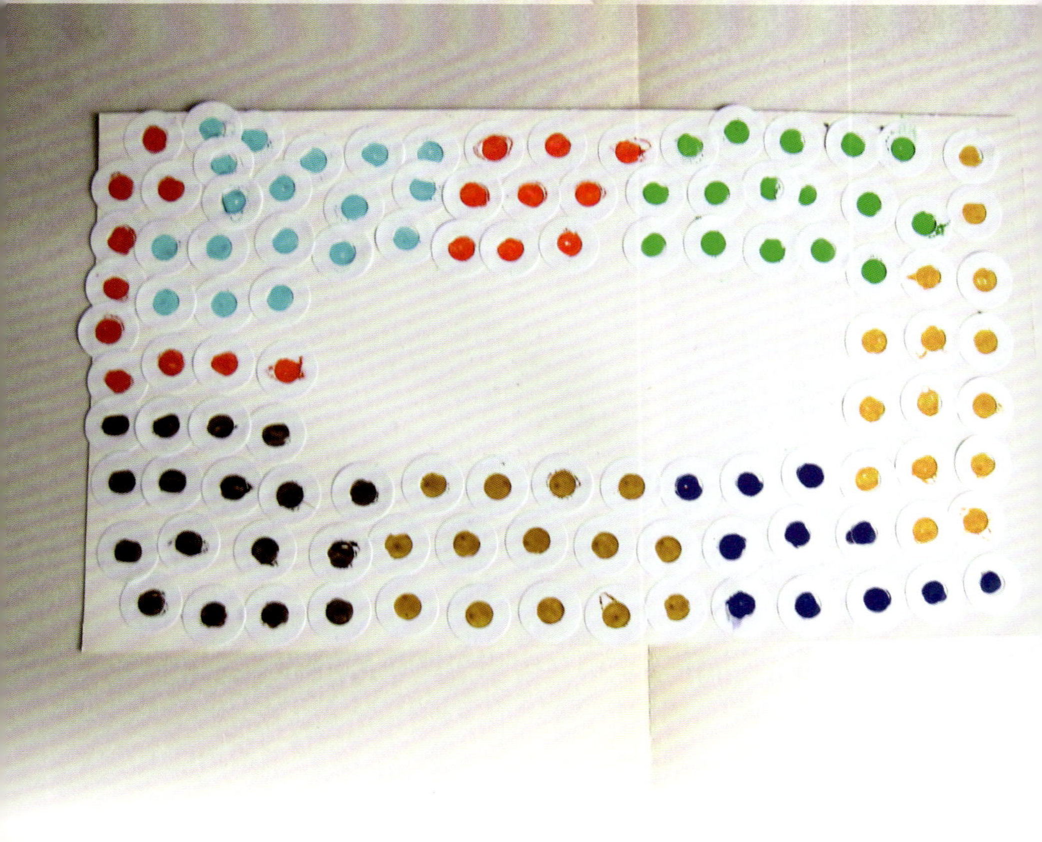

Im nächsten Arbeitsgang malte Dani die kreisrunden Innenaussparungen der Ringe bunt an, er wählte nicht für jeden Ring eine andere Farbe, sondern er gruppierte Farbenblöcke, wobei er die Farben aber sorgfältig auswählte. In dieser Phase, die zwar auch noch sehr meditativ war, begann aber Dani aus seiner frühen Kindheit zu erzählen. Er erzählte völlig unvermutet von seiner einmal notwenig gewesenen Sprachbehandlung, die er aber als eher lästig empfunden hatte. Dass er oft von der Sprachheillehrerin ausgebessert wurde, empfand er als herumnörgeln, das ihn verunsicherte, denn seinen Empfindungen nach passte nie etwas und damit hatte er die Sicherheit verloren, was nun falsch oder richtig war. Seine gewohnten bis dahin für „richtig" gehaltenen Sprachmuster passten nicht mehr, obwohl das Sprechen für ihn schon längst automatisiert war. In ihm entwickelte sich dann offensichtlich ein Widerstand Neuem gegenüber, scheinbar Unangenehmes lernen und damit alte Gewohnheiten aufgeben zu müssen.

Wieder waren es die Farben des Sommers, des Sandes, des Wassers, die Farben, die für Dani den heißen Sommer repräsentieren, dem seine Liebe gilt, die Freude, Gewohntes wieder vorzufinden und sich nicht auf Ungewohntes einstellen zu müssen.

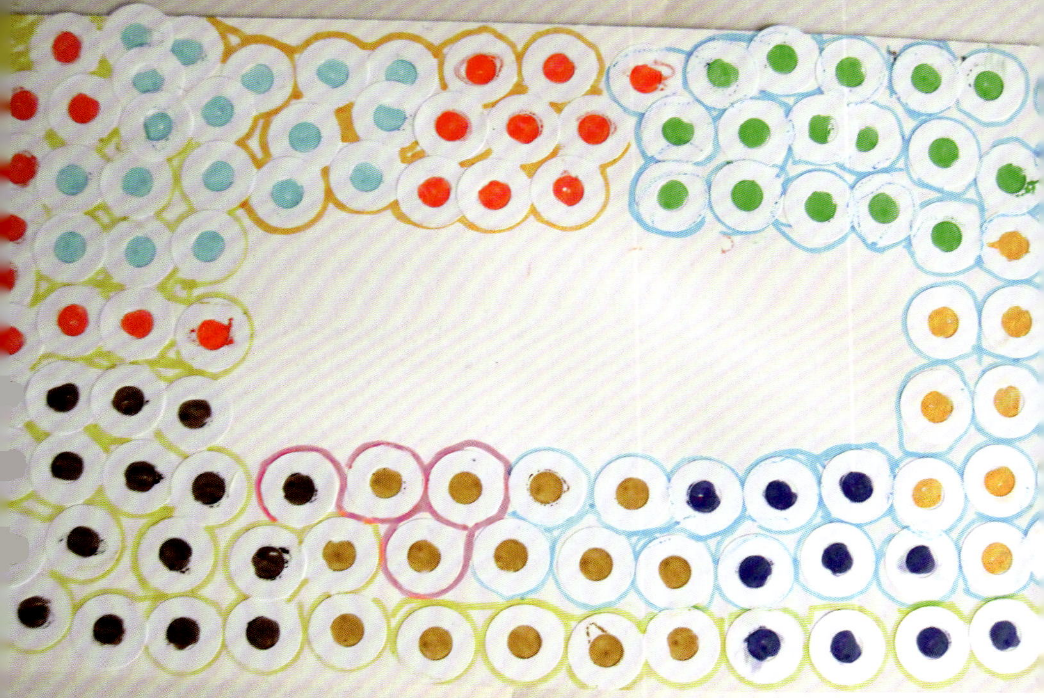

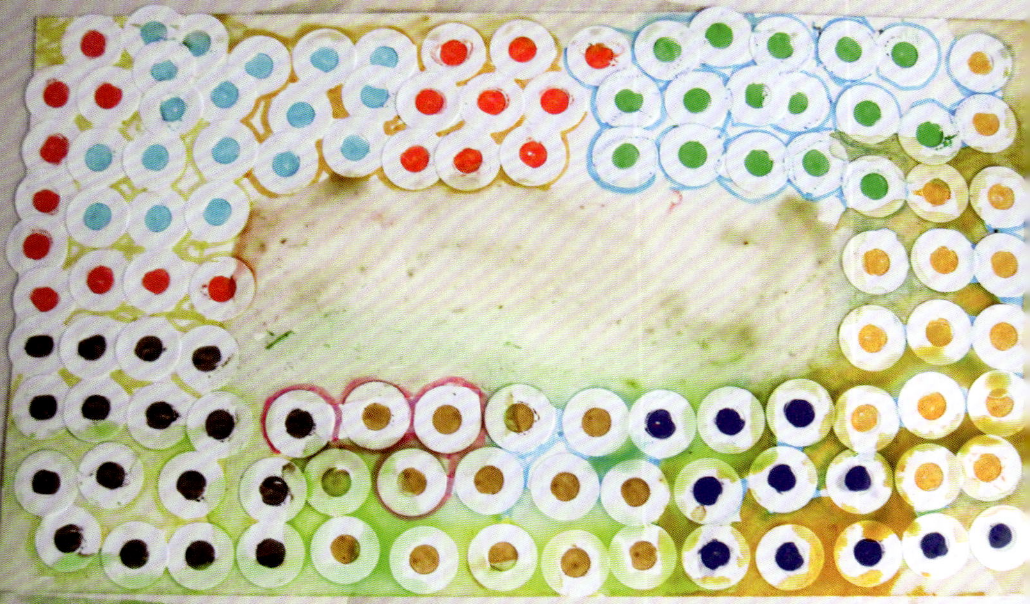

Um zu verstärken, was er betonen wollte, was für ihn wichtig war, umrandete er die Ringe, was Dani als eine feine, angenehme Arbeit empfand, denn er brauchte sich nicht viel zu überlegen. Der „Weg" des Stiftes ist durch die Struktur der Ringe geführt, fast von selbst gleitet der Stift rund um den Ring. Viele Geschichten fielen Dani während des Arbeitens ein, fast so wie die Stifte es vormachten, wie von selbst kamen seine Geschichten an die Oberfläche. Da die Arbeitsweise so einfach ist, aber nicht nur einfach, sondern auch geführt, werden die Hinwendungen zu Erinnerungen durch nichts gestört, die Erinnerungen können genauso wie die Stifte „fließen" und es gibt weder Stolpersteine noch Fallen.

Als Abschluss übermalte Dani das Bild mit Wasserfarben, nun war es keine meditative Arbeit mehr, Dani bedeckte das gesamte Bild mit ihnen. Da die Ringe sehr glatt sind, nahmen sie die Farbe nicht an und deshalb blieben die meisten weiß. Das langsame beschauliche Tun wurde nun von Großzügigkeit abgelöst. Die Erinnerungen durften wieder in die Vergangenheit zurückkehren, es war genug und Dani genoss nun wieder die Großzügigkeit, sich ausbreiten zu können und vor allem keine Rücksicht nehmen zu müssen.

Gedanken: Die Kleinheit der kreativen Gestaltung, das Material, das zum Meditieren anregt, kann den Weg zu Erinnerungen an die Vergangenheit begünstigen. Die Arbeit repräsentiert den schmalen Pfad zu unseren Erinnerungen, und zwar zu den Empfindungen unserer Erinnerungsspuren, die sich einst einprägten und im Verborgenen sind, vielleicht einmal als unwichtig abgetan wurden, aber doch so prägend waren. Durch diese kleine Arbeit kann es möglich sein, dass ein Fenster in das Vergessene aufgeht, ungesteuert, nicht geplant, sondern wie von selbst. Aber wenn es genug ist, dann sollte es ohne Probleme möglich sein, so wie es Dani machte, die Fenster der Erinnerung wieder zuzumachen. Das war bei Dani der Moment, wo er mit dem in Farbe getränkten Pinsel über alles drüber malte, so wie ein Zauberer, der mit einem Tuch das Hervorgezauberte zudeckt, um es wieder verschwinden zu lassen.

Vitale Lebensenergie

Material: Holzbrett, Kerzen, Klebstoff, wertloses Spielmaterial, Acrylfarben, kleiner und großer Hammer, Schraubenzieher

Methode: Im ersten Arbeitsschritt wird auf ein Holzbrett mit dem Hammer eher ziellos eingeschlagen, bis Löcher entstehen und man die Hammerspuren deutlich erkennen kann. Überflüssiges, Späne und Material, werden mit einem Flachschraubenzieher entfernt. Die Löcher werden mit Kerzenwachs ausgegossen. Nicht mehr brauchbares Spielmaterial wird auf das Holzbrett geklebt, in der Regel vom Klienten wohlangeordnet. Die Arbeit wird im letzten Schritt mit Acrylfarben bemalt.

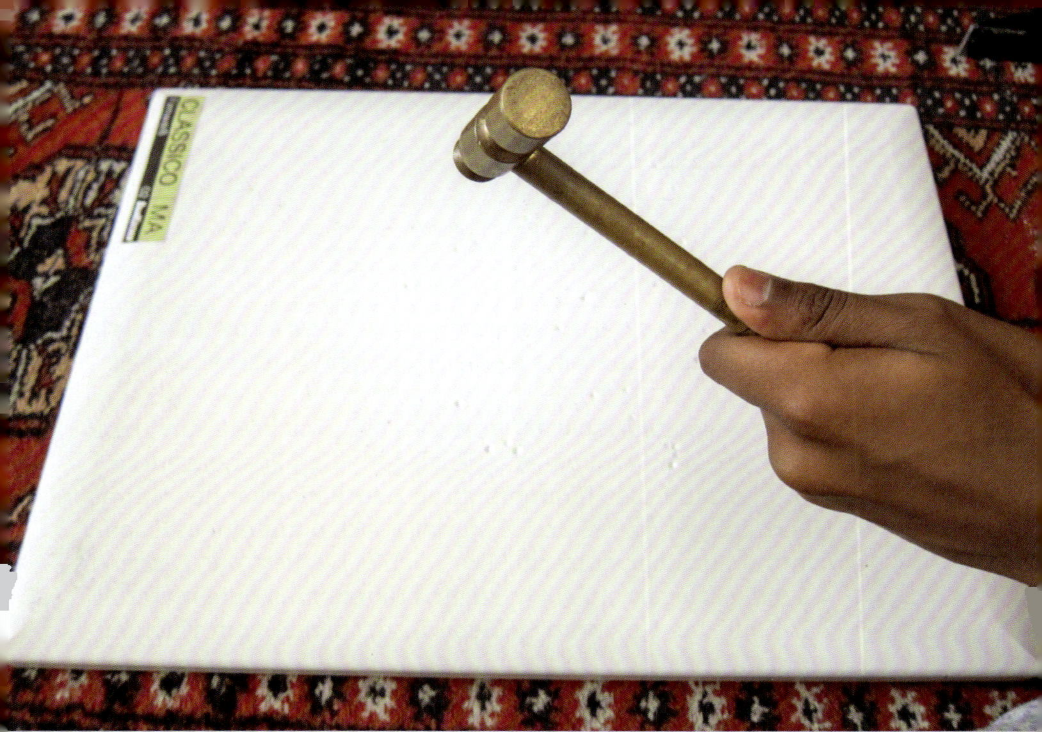
CLASSICO M.A.

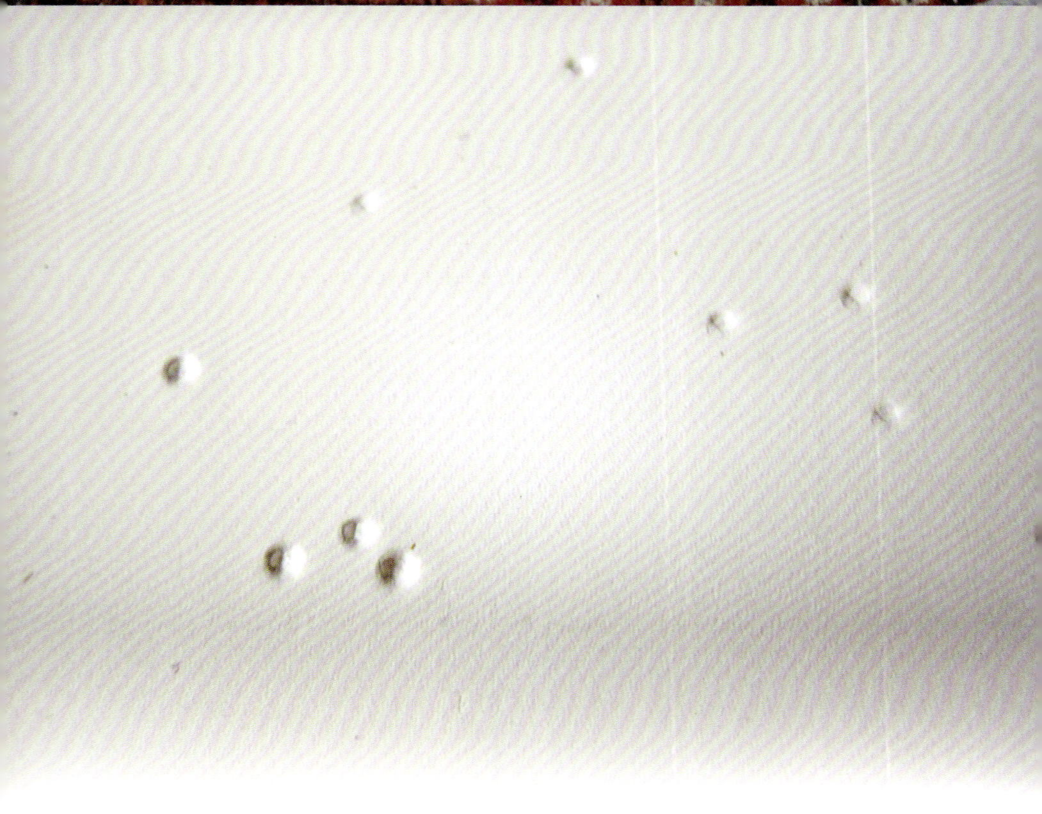

Mit einem relativ kleinen Hammer schlug Dani auf das Holzbrett ein. Während dieser Arbeit saßen wir auf dem Boden und das Brett lag auf einem Teppich, der Teppich dämpft nicht nur den Lärm, sondern auch die Wucht der Hammerschläge. Die meisten (jungen) Klienten genießen es auf dem Boden zu sitzen, nicht nur weil es als angenehm empfunden wird und nichts hinunterfallen kann, sondern das Sitzen auf dem Boden hat auch mit Geerdetsein, mit Erdverbundenheit etwas zu tun, was das Arbeiten unterstützt, weil es Sicherheit geben kann.

Deutlich sind Hammerspuren zu erkennen, die Wucht der Hammerschläge zeigt Spuren, aber die Spuren sind nicht gezielt gesetzt, sondern irgendwie. Dani machte es Spaß mit dem kleinen Hammer zu hantieren, da war er sehr sicher, aber bald verlangte er nach dem großen, Dani war auch dem wesentlich mächtigeren Werkzeug gewachsen.

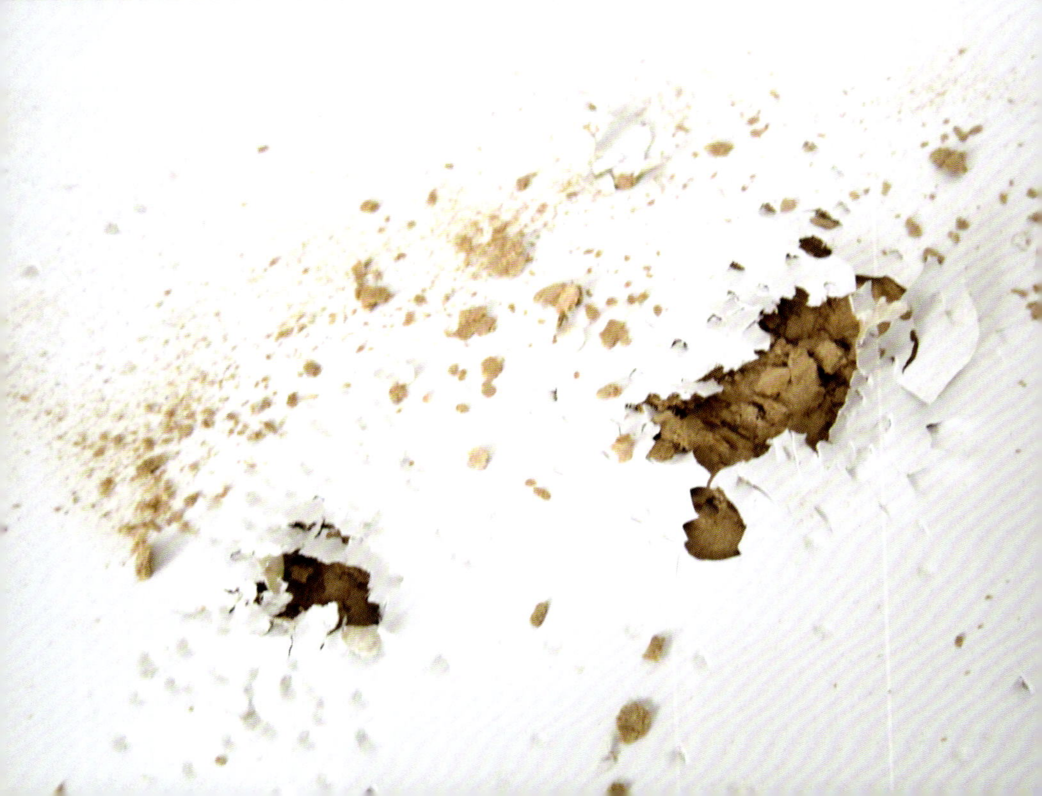

Durch den Krafteinsatz von Dani hinterließ der große Hammer wesentlich deutlichere Spuren, als es mit dem kleinen möglich war. Danis Schläge waren so kräftig, dass sich der Kunststoffüberzug der Platte zu wölben begann. Dani konnte sich gut kontrollieren, denn die Hammerschläge landeten immer punktgenau. Er schlug weder neben das Brett, noch knapp an den Rand des Brettes, wo der Hammer abrutschen hätte können. Dani schlug zielsicher immer so lange auf dieselbe Stelle des Holzbrettes, bis eine Grube entstand, das machte er einige Male.

Die Spuren – die Löcher – des von Dani geführten Hammers wurden immer sichtbarer und eindrucksvoller, der dadurch reichlich entstandene „Aushub" wurde entsorgt. Durch die Wucht der Schläge hob sich die Plastikbeschichtung des Holzbrettes. Dani arbeitete schwer und zielstrebig, verbunden mit viel Lärm, solange, bis er von der „schweren Arbeit" genug hatte. Dann entsorgten wir den reichlich entstandenen Abfall, danach setzte sich Dani mit seinem begonnenen Werk zu Tisch. Dani war sozusagen wieder groß geworden, er hatte die Regressionsphase verlassen, er hatte genug davon, er genoss das wieder großwerden Können, um nicht in der anstrengenden Regressionsphase steckenzubleiben.

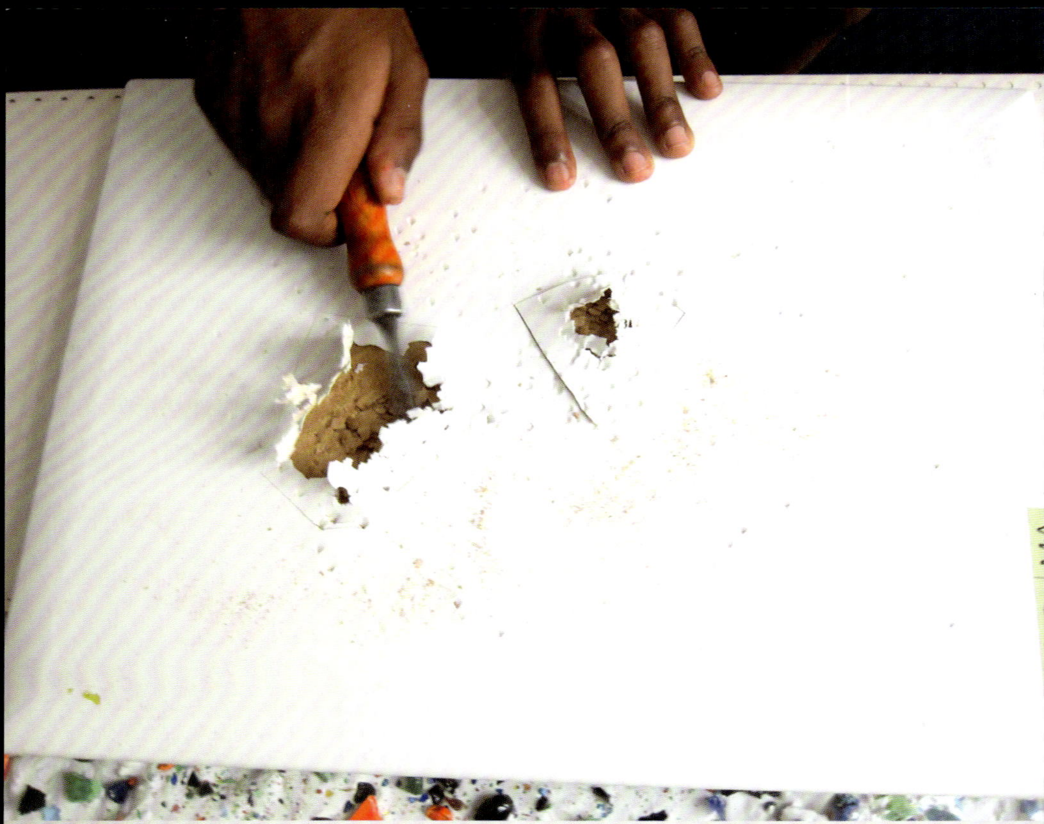

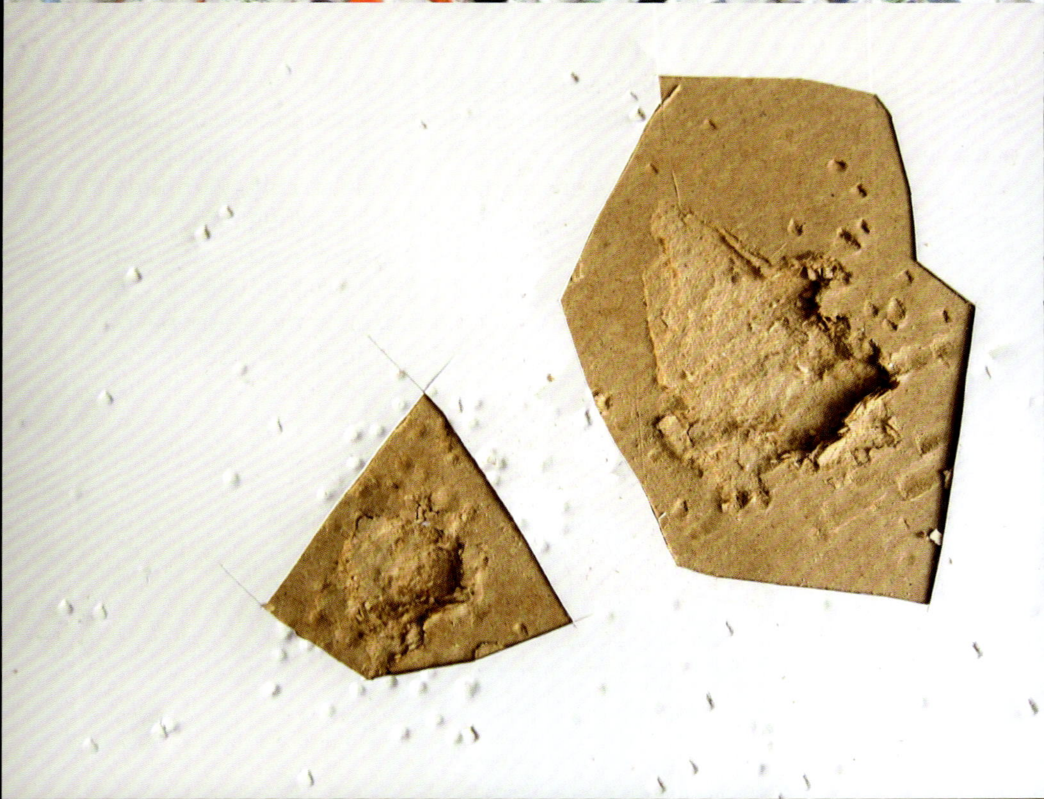

Die sich gelösten aufstehenden Plastikteile hat Dani mit einem Schraubenzieher abgehoben, sie gefielen ihm nicht und wären wahrscheinlich auch für das Weiterarbeiten hinderlich gewesen. Auch das ist relativ anstrengend, denn die Plastikbeschichtung ist ziemlich hart und fest mit dem Untergrund verbunden. Für Dani war das kein Problem, er arbeitete zielstrebig und mit großem Eifer weiter, seine ganze Aufmerksamkeit galt dem Augenblick und nicht dem Ziel, denn in dem Moment schien ihm das Ziel nicht wichtig, wichtig schien ihm nur der Augenblick zu sein, dem er sich mit seinem ganzen „so-Sein" hingab. Zeit, Umgebung, Schule, Schularbeiten, Prüfungen schienen ihm egal zu sein, es gab kein Richtig, kein Falsch, es gab einfach nur Aufmerksamkeit und Interesse für das entstehende Werk.

Mit der anstrengenden, aggressiven, lauten aber auch lustvollen Arbeit war Dani nun fertig, er war zufrieden, er hatte alles Unnötige weggeräumt und entsorgt und war bereit für die nächsten Schritte, voll Neugier, wie nun der nächste Arbeitsgang sein und was nun kommen wird.

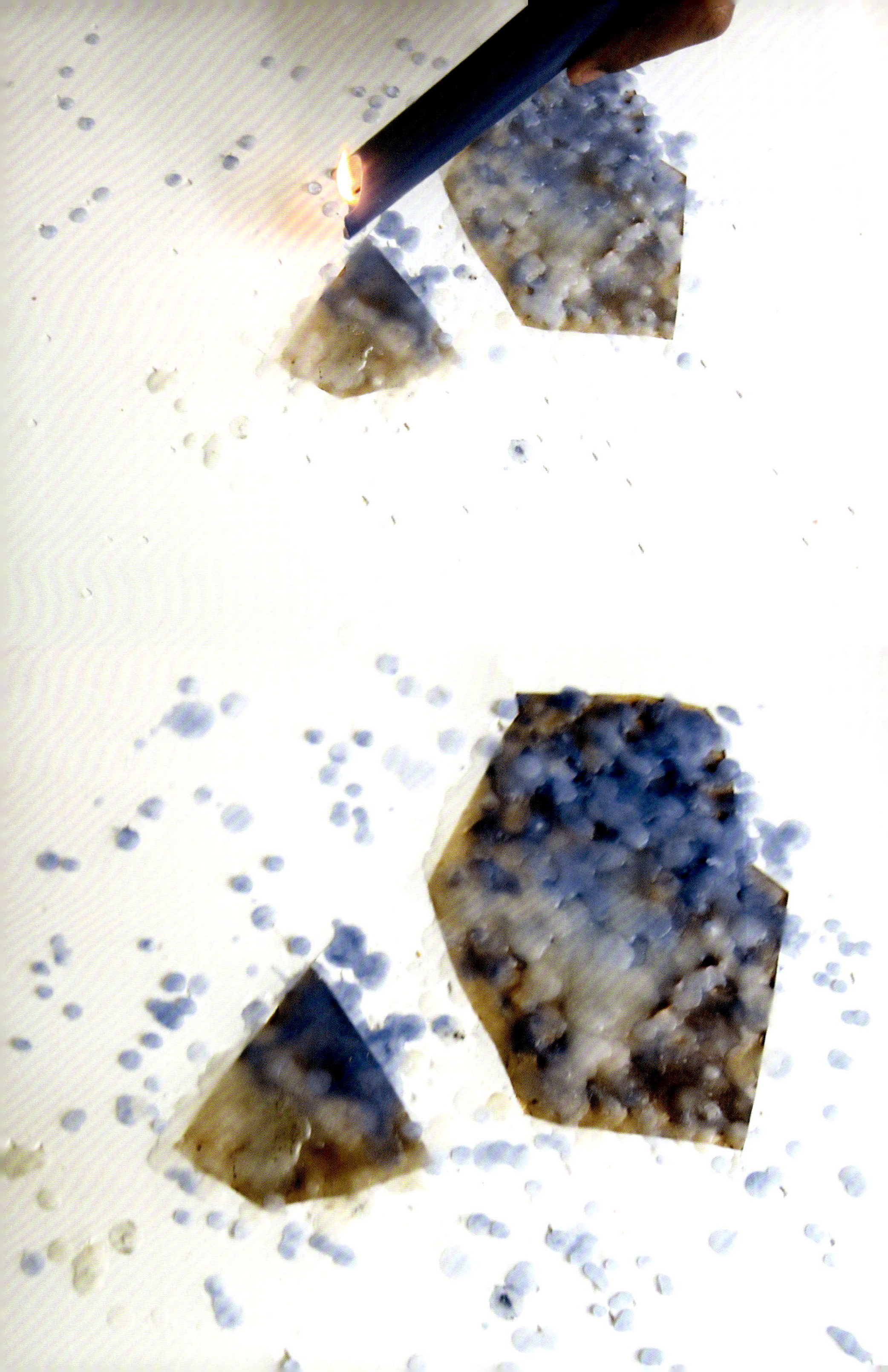

Mit einer Kerze tropfte Dani vorerst einmal wahllos auf sein Werk, dann begann Dani aber die vorher geschlagenen Löcher auszugießen. Dieser Arbeitsschritt war nun so ganz im Gegensatz zu den vorangegangenen Arbeitsschritten. Es war eine meditative, leise und besinnliche Arbeit, Dani war ganz in sich gekehrt, die körperliche Kraft war nun einer innerlichen Kraft gewichen. Durch die Ruhe, die wärmende Atmosphäre, die auch durch das Arbeiten mit dem Feuer ausgelöst wurde, erlebte ich Dani nicht nur sehr gelassen, sondern auch zufrieden. Als wärmende Atmosphäre meine ich nicht nur die Wärme, die von der Kerze ausging, sondern eine Art von Verinnerlichung, ein wohlig in sich gekehrt Sein, ein in sich zu Hause Sein.

Für Dani war es wichtig, nicht nur die großen Gruben auszugießen, sondern auch die kleinen Einschläge, alle Spuren, die das Schlagen mit dem Hammer hinterlassen hatte.

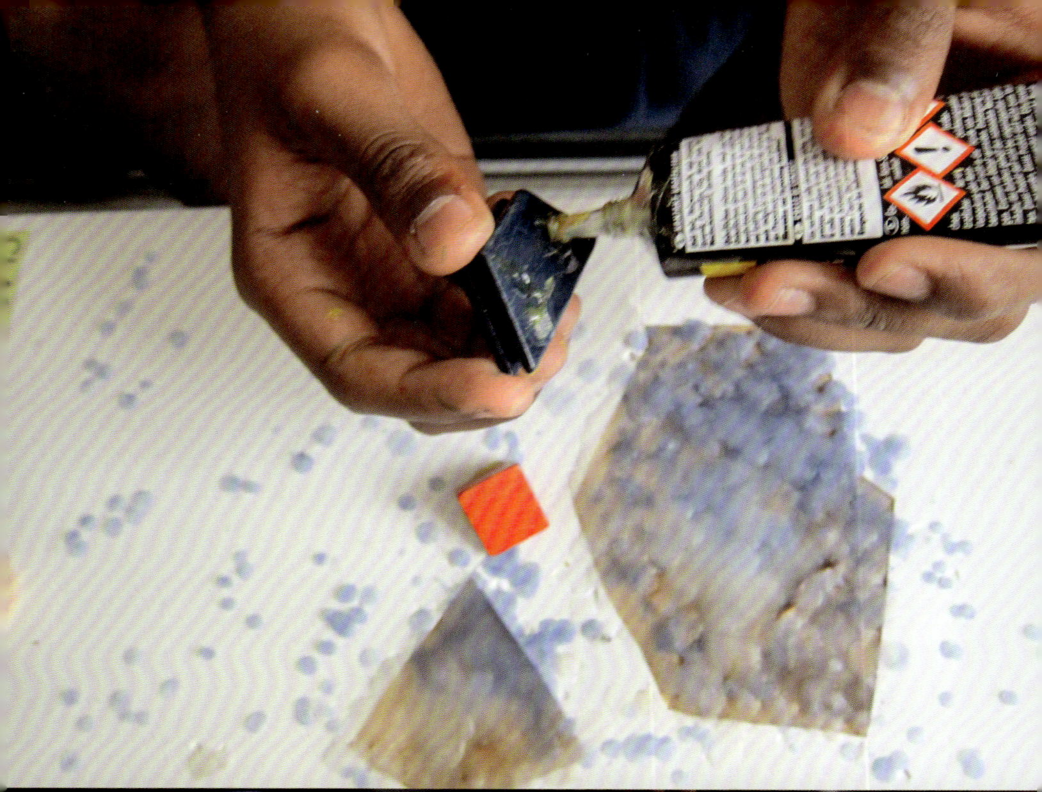

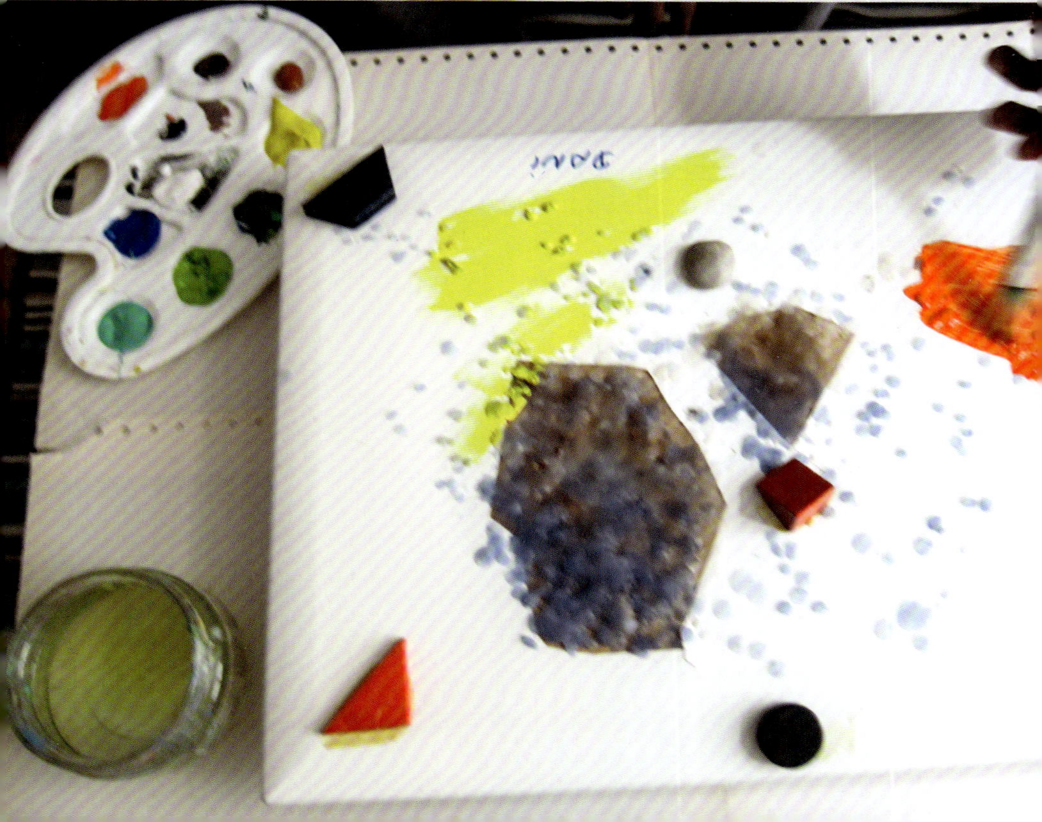

In meinem Praxisraum gibt es eine Lade, sie dient als Behälter für meinen Fundus von nicht mehr brauchbarem Spielzeug, Perlen, Stoppeln u.v.a.m. Dani suchte sich aus dem Fundus einiges aus und klebte die kleinen Teile auf seine Arbeit und zwar auf diese Stellen, die vom Kerzenwachs ausgespart waren. Dani wählte die kleinen Teile sehr genau aus, dadurch wurde der meditative Teil des Arbeitens von einem gestalterischen Teil abgelöst, was Dani sichtlich auch genoss.

Nachdem auch dieser Arbeitsschritt beendet war, wählte er Acrylfarben aus, die ich ihm auf einer Palette hergerichtet hatte. Scheinbar ohne viel nachzudenken begann Dani seine Arbeit zu kolorieren, es schien so, als setze er die Farben zu Beginn der Ausgestaltung eher ungeplant, er nahm eine nach der anderen aus der Palette, dabei malte er mit zügigen Pinselstrichen einfache Farbflächen in Abständen, ohne Kontakt zueinander.

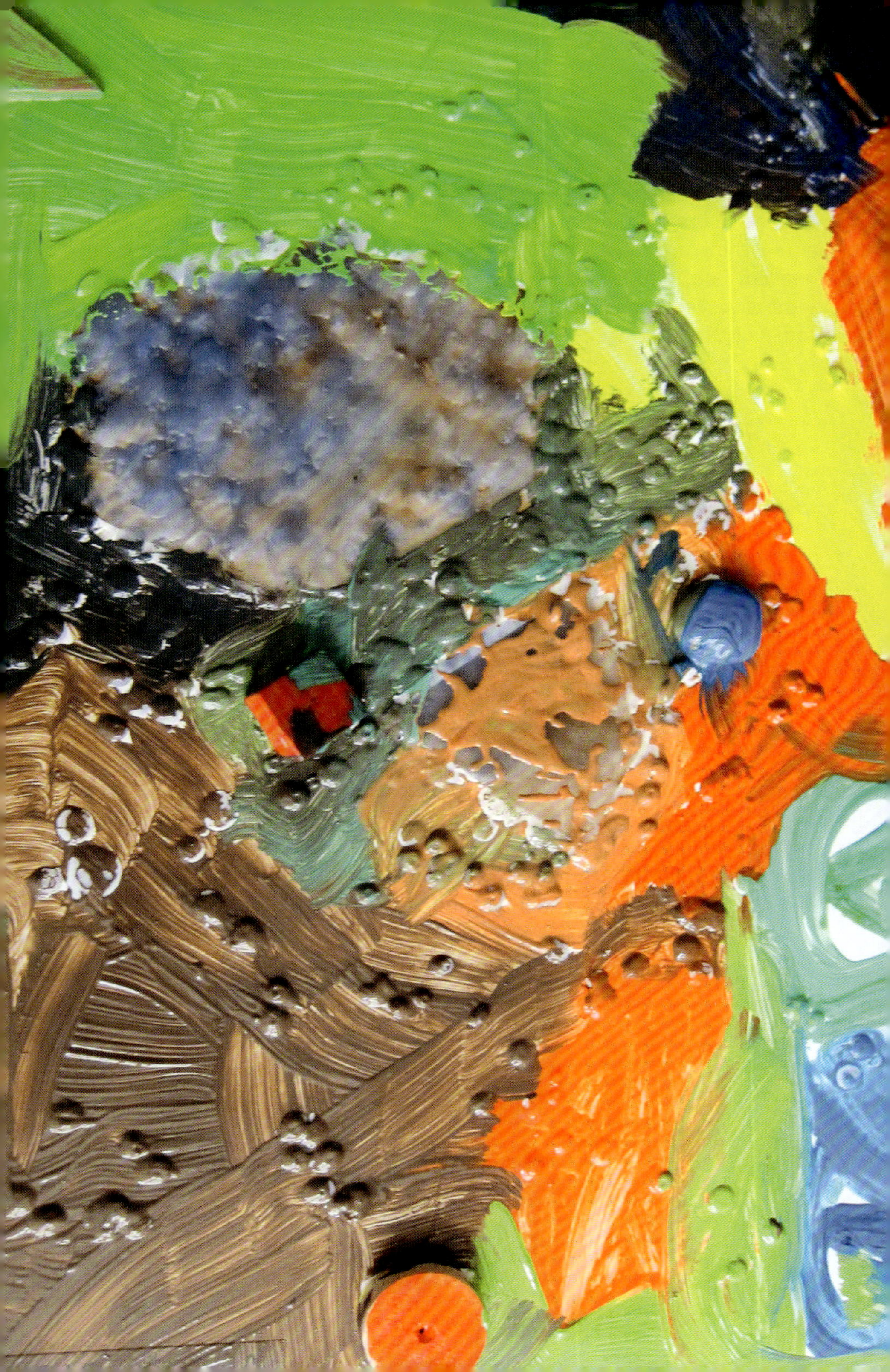

Aber nach und nach bemalte Dani das ganze Brett und füllte dabei auch die Zwischenräume aus, die Farben bekamen Kontakt zueinander und das Bild gewann mehr und mehr an Ausdruck. Immer mehr arbeitete Dani im Spannungsfeld zwischen Beliebigkeit und Gestaltung, bis hin zum gezielten Einsetzen der Farben, was zum Konkretwerden seiner inneren Bilder beitrug, die nun an die Oberfläche kamen und Gestalt annahmen.

Gedanken: Die Herstellung dieser Art von Bildern zeichnet sich durch viele Stadien, viele Arbeitsschritte aus, beginnend mit Kraftausübung, geleitet durch Aggression, die ich als vitale Lebensenergie bezeichne, weil die Tätigkeit in der Regel als lustvoll erlebt wird, unter der Voraussetzung, dass klare Regeln befolgt werden. Nur wenn Aggression unter Kontrolle ist, dann kann sie lustvoll erlebt werden, dann dient sie dem Spannungsabbau und nicht der Zerstörung. Der anschließende Arbeitsschritt, die geschlagenen Kerben mit Wachs auszugießen, dient der wärmenden Ruhe, der Entspannung nach der Anstrengung, manche meiner Klienten interpretierten diesen Schritt auch als ein „Versorgen von Wunden". Danach ist der Weg frei, um das Bild künstlerisch auszugestalten, wo der Kreativität keine Grenzen mehr gesetzt sind. Dani ließ in seiner Ausgestaltung die Teile, die er mit Wachs ausgegossen hatte, bewusst frei, für ihn stellten diese Teile Seen dar mit hellem, klarem Wasser. Das Spannungsfeld zwischen Energie und Ruhe nahm er damit in seine Gestaltung auf, nämlich die heiße Sommersonne, das aufgeheizte Land, so wie er seine Farbgebung interpretierte, und das kühle Wasser. Beides war ihm wichtig und zwar in einem harmonischen Nebeneinander. Was er klar erkannte, war, dass das Nebeneinander gut harmonierte, nur die Gleichzeitigkeit von Aggression bzw. vitaler Lebensenergie und Ruhe bzw. Gelassenheit ist nicht möglich. Beides ist notwendig und wichtig, bereichert das Leben, es sollte sich immer abwechseln, aber nur ja nicht sich vermischen, denn nur dann ist Zufriedenheit möglich. Eines ohne das andere geht nicht, was Dani sehr ausdrucksvoll in seinem Bild dargestellt hat.

Heiße Themen

Material: ein Backblech oder eine Metallplatte, vier Holzklötze (Bausteine), zwei bis drei Teelichter, Zünder, Ölkreiden, die qualitativ nicht sehr hochwertig sein sollen, denn bei diesen ist der Ölanteil höher als bei teureren, wo der Farbanteil wesentlich höher ist, Zeichenpapier A3 oder A4

Methode: Die vier Bauklötze werden im Rechteck so aufgestellt, dass die Metallplatte gut darauf liegen kann. Bevor die Platte auf die Holzklötze gelegt wird, werden die Teelichter entzündet, sie stehen in regelmäßigen Abständen unter der Metallplatte. Die Metallplatte erwärmt sich dadurch. Nachdem ein Zeichenblatt auf die Platte gelegt ist, kann mit dem Malvorgang begonnen werden. Die Ölkreiden beginnen rasch zu schmelzen und das Malen ist durch die Wärme ganz ohne Kraftanstrengung möglich, die Farben erscheinen extrem farbintensiv, die Ölkreiden gleiten bei dieser Art des Arbeitens fast von selbst über das Papier und die Assoziationen seitens der Klienten von der „heißen Platte" zu „heißen Themen" lassen meist nicht lange auf sich warten.

guardi

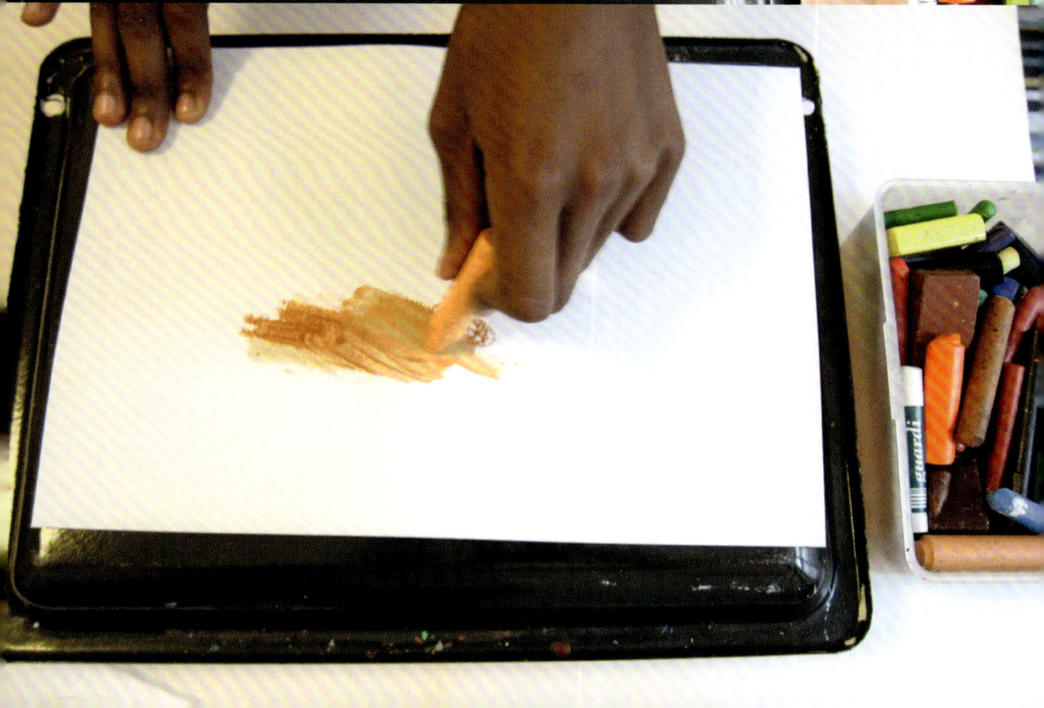
guardi

Vorbereitung

Es kann begonnen werden

Für Dani war diese Art der kreativen Arbeit ganz neu. Ohne viel zu fragen hat er begonnen zu malen, war ein bisschen überrascht, wie einfach und leicht das war. Mit einer Hand hielt er das Blatt fest, denn sonst rutschte es. Dani nahm zu Beginn einfach eine Farbe, irgendeine, er hat sie nicht ausgesucht, er nahm die, die an oberster Stelle lag, und begann. Er hatte keinen Plan, die Lust am Tun war ihm zu diesem Zeitpunkt wesentlich wichtiger, die Technik fesselte seine Aufmerksamkeit, denn so zu malen, war so ganz anders, als er es gewohnt war. Der Stift gleitet fast von selbst über das Papier, wird ölig, dadurch entsteht eine Struktur von mehr oder weniger Farbe, die mehr oder weniger dicht ist, das hat mit mehr oder weniger Wärme zu tun.

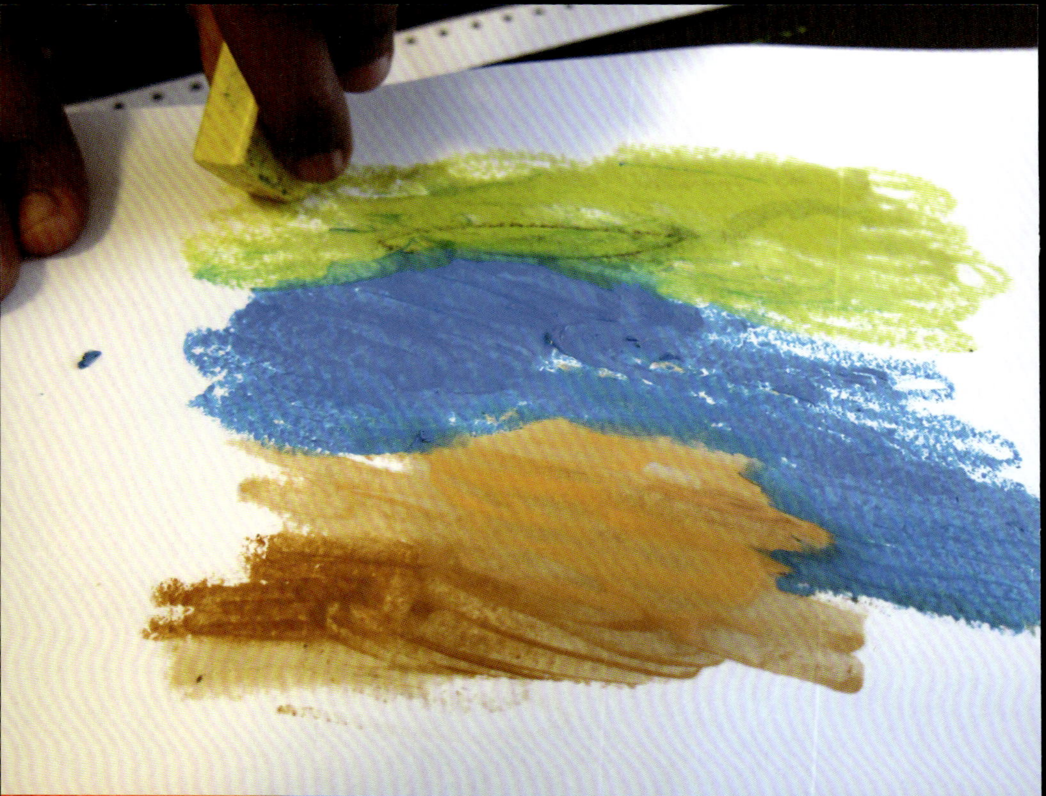
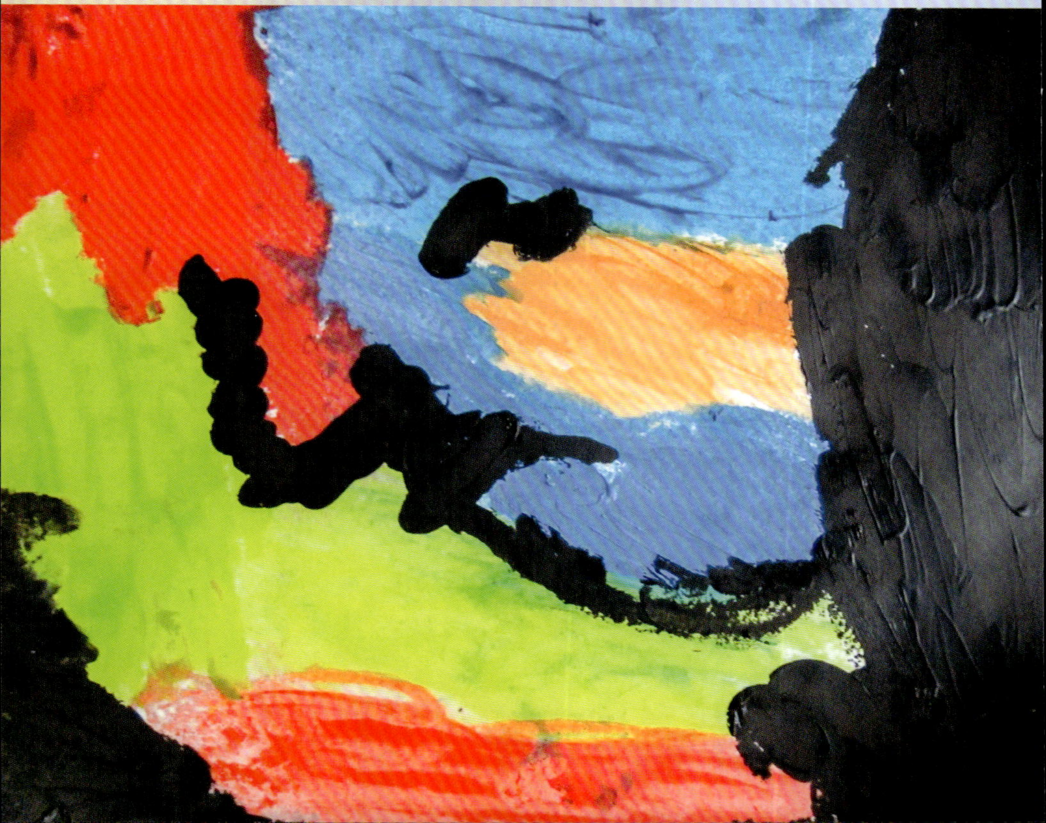

Dani war fasziniert vom Tun, er suchte auch in Folge keine Farben aus, er nahm einfach eine nach der anderen, er sah nicht einmal dorthin, wo die Farben liegen, sondern nahm die, die ihm in die Hände fiel, so fesselte ihn das Arbeiten, er experimentierte mit der Wärme, wo es heißere und nicht so heiße Stellen gab, wo die Farben mehr oder weniger zerronnen. Das Malen schien für ihn aufregend zu sein.

Dani experimentierte und malte hingebungsvoll, aber irgendwann, als er sich bei der Technik sicher fühlte, begann er die Farben genau zu wählen. Besonders Türkis und Schwarz wurden und waren ihm wichtig, das erwähnte er auch. Das Türkis wurde für Dani das Meer in Israel und Schwarz wurde für ihn zu hoch aufragenden Felsen, die schroff ins Meer abfallen. Dani äußerte aber, dass er Angst habe die Felsen zu erklimmen, weil sie so schroff und steil sind, und wenn man auf sie klettert, es eine große Gefahr wäre abzustürzen.

Gedanken: Nicht nur dass der Malvorgang lustbetont und spannend ist, weil unanstrengend, unüblich, und das Bild eine hohe Farbintensität aufweist, sondern auch, dass die Effekte durch den unterschiedlichen Farbauftrag und durch die Sattheit der Farben extrem plakativ wirken. All das lieben die meisten Klienten auch deshalb, weil es etwas Kraftvolles, Starkes ist, nebenbei auch auf Entfernungen plakativ und gut sichtbar wirkt und sogar „leuchtet", wenn man das Blatt gegen eine Lichtquelle hält. Neben dem lustvollen Tun schafft diese Methode meist einen Zugang zu „heißen Themen", so auch bei Dani.

Er interpretierte das satte undurchdringliche Schwarz als einen Felsen, der gefährlich zu erklimmen ist und vor dem er Angst hätte ihn zu besteigen. Er weiß aber, dass das irgendwann sein sollte oder sogar muss. Vielleicht zeigt dieser unüberwindliche Felsen auch schon die beginnende Pubertät an, gepaart mit der Angst vor dem Erwachsenwerden, die aber überwunden werden muss und an der kein Weg vorbeiführt.

Loslassen

Material: Karton als Untergrund, weiße Papierstreifen (das sind die Papierrollen, die bei Einkaufskassen als Rechnungsbelege dienen), wasservermalbare Ölkreiden, Goldstift, Glitzerkleber, Wasser, Pinsel, Spachtel

Methode: Die Papierstreifen werden zugeschnitten, etwas länger als der Karton, und dann stufenmäßig Streifen für Streifen aufgeklebt. Die überstehenden Papierränder werden in Folge auf der Rückseite des Untergrundes verklebt. Zurück zur Vorderseite, dort, wo die Papierstreifen einander überlappen, werden entlang der Streifen mit wasservermalbaren Ölkreiden Farben aufgetragen, die dann anschließend mit Wasser vermischt werden. Wenn die Farben wieder trocken sind, wird mit Goldstift (oder einem anderen Stift) auf den weißen Stellen eine Art Fließbewegung gezeichnet. Zum Schluss wird mit einer Spachtel ein buntes Glitzergel aufgetragen. Da das Glitzergel auch als Klebstoff dient, sind die Papierstreifen nun exakt fixiert.

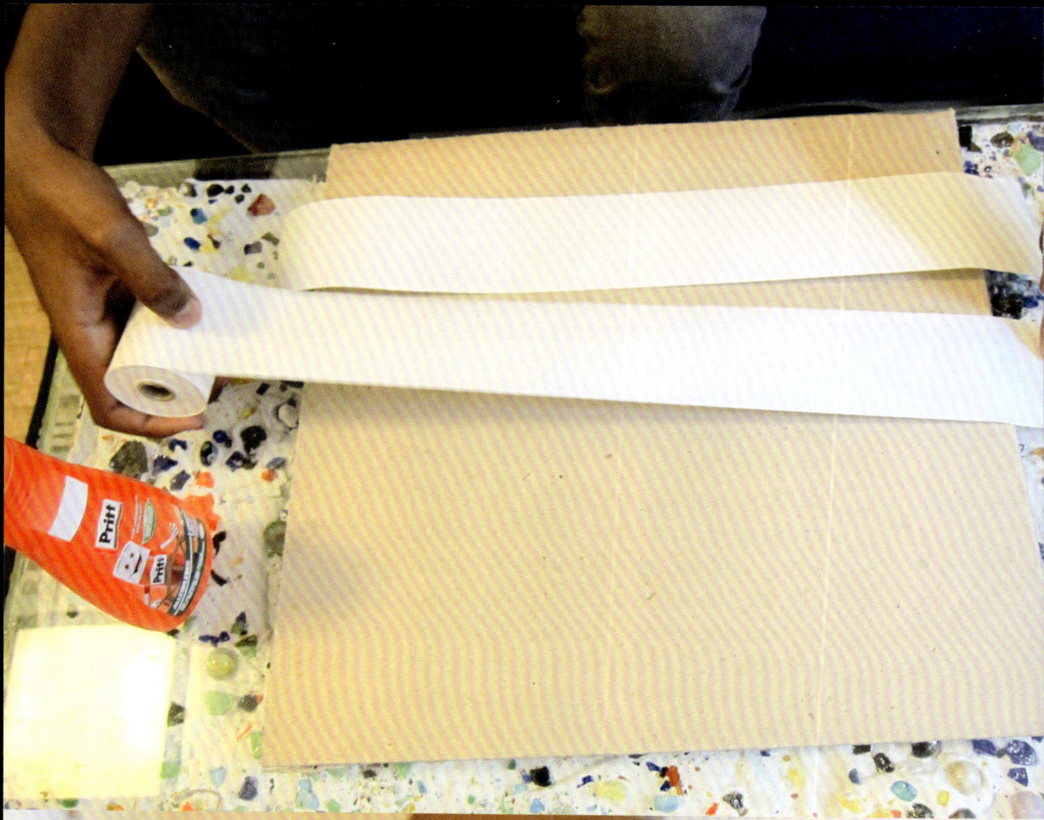
Pritt

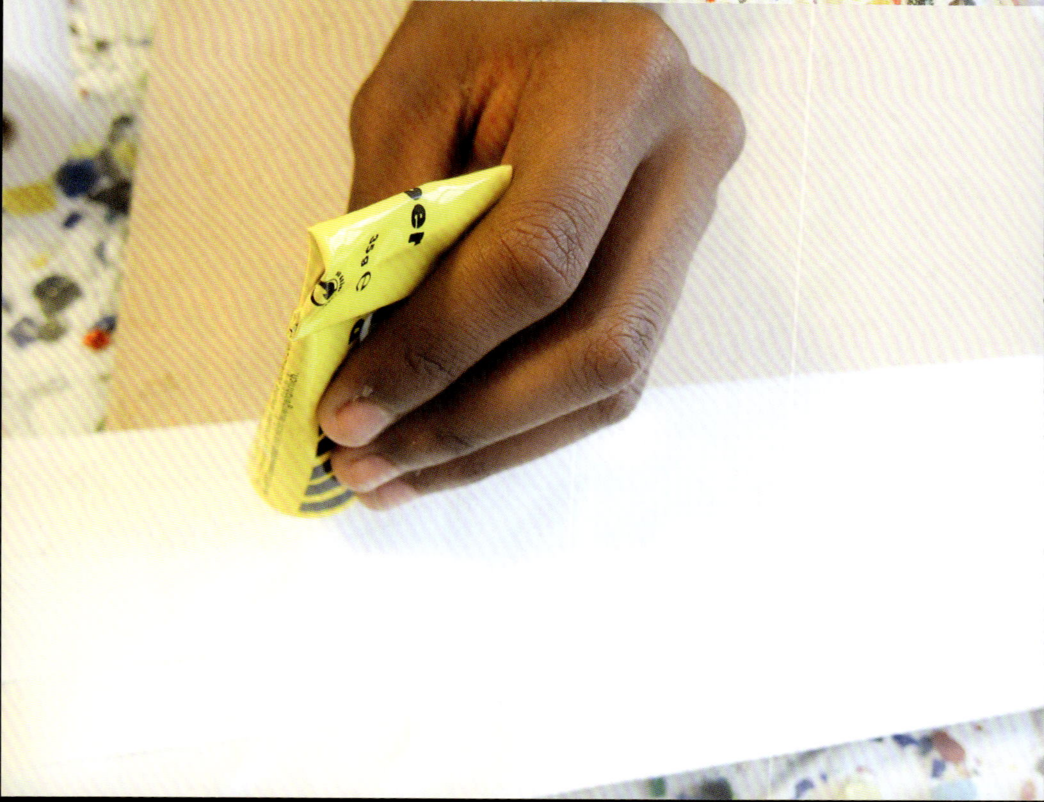

Nachdem ich Dani das Material hergerichtet hatte, machte er sich rasch an die Arbeit und schnitt ziemlich flott die Papierstreifen auf die brauchbare Länge zu, er arbeitete und erkundigte sich nicht, was daraus werden soll. Dani arbeitete rasch voll Energie und es schien ihm ziemlichen Spaß zu machen.

In Folge klebte Dani dann sehr genau Streifen um Streifen in stufenförmiger Anordnung auf. Endlich haben die Ferien begonnen und Dani war nun nicht mehr so eingespannt in den Schulalltag und endlich von dem Prüfungsstress befreit. Auf der einen Seite wirkte Dani wie schon erwähnt entspannt und locker, auf der anderen Seite arbeitete er präzise, genau, aber mit voller Energie.

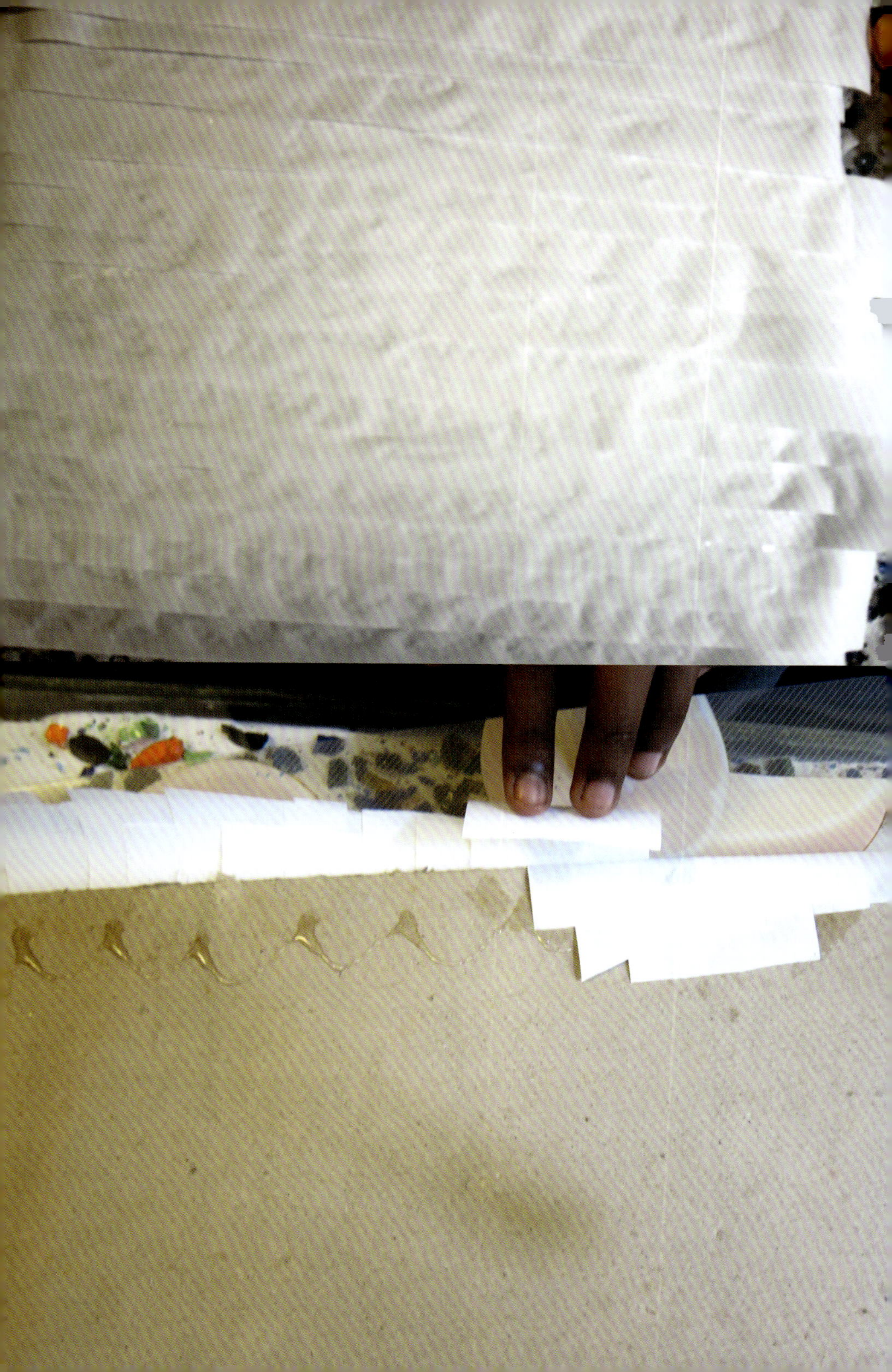

Viele Papierstreifen brauchte es, bis der ganze Untergrund vollständig abgedeckt war. Schon während dieser Arbeit, den ersten Arbeitsschritten, hatte Dani die Assoziation zu Fließen, zu Bewegung, zu einer gleichförmigen Bewegung. Danis Assoziationen rankten sich um das Thema Zeit, immer wieder erwähnte er während seines Tuns, dass sich Zeit in den Ferien ganz anders anfühlt als während der Schulzeit. In den Ferien fließt die Zeit und ist nicht so holprig und zäh wie während der Schulzeit, denn da vergeht die Zeit entweder viel zu schnell oder sie scheint stehenzubleiben. Bei den Schularbeiten scheint sie davonzurennen, wo hingegen sie während der Unterrichtszeit manchmal still zu stehen scheint. Aber dann, wenn all der Druck und die Erledigungen des Tages endlich vorbei sind und ein wenig Freizeit am Abend ist, beginnt die Zeit plötzlich „zu verschwinden", sie scheint einfach „zu verdunsten", wenn man endlich Zeit hätte den Tag zu genießen und das zu tun, worauf man sich so gefreut hat.

Nachdem der Untergrund mit Papierstreifen bedeckt war, wendete Dani den Karton und versorgte die Ränder, indem er sie umbog und auf der Rückseite mit Uhu befestigte. Dani machte das mit Geschick und genau. Streifen für Streifen wurde befestigt.

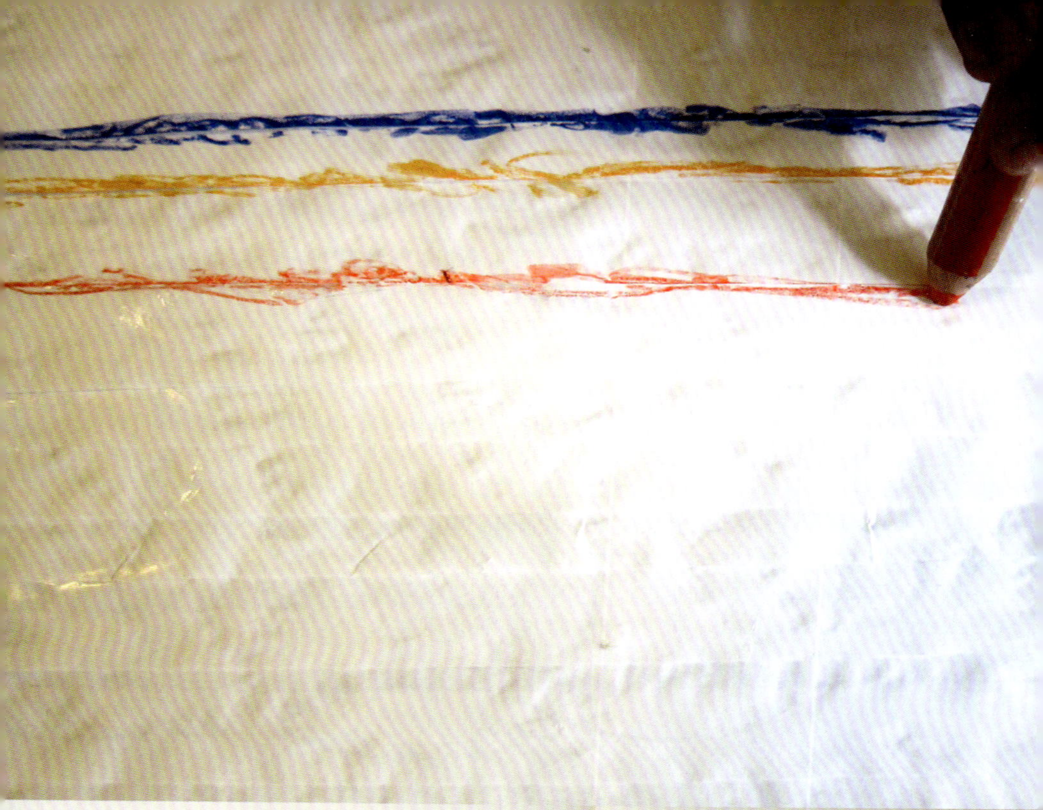

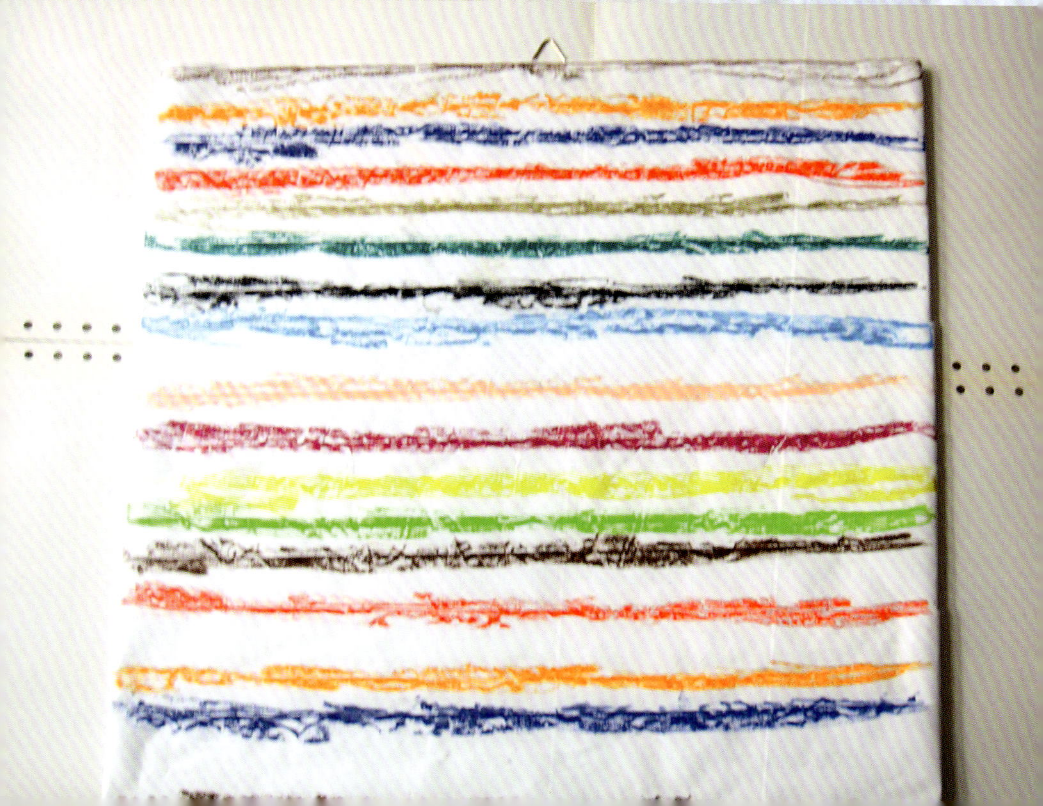

Nachdem Dani mit der Befestigung der Papierstreifen fertig war, begann er mit der künstlerischen Ausgestaltung des Bildes, auf dem sich nun langsam ein Thema heraus zu kristallisieren und Formen anzunehmen begann. Das angedeutete Anfangsthema Fließen hat Dani weiterhin beibehalten, was sich auch im Folgenden zeigte. An den Kanten, wo ein Papierstreifen den anderen überlappt, an diesen Linien zeichnete Dani mit schwungvollen Hin- und Herbewegungen farbige Linien. Die Kanten gaben dem Stift ein bisschen Halt, sodass das Malen ein wenig gelenkt wurde. Bei diesem Schritt wechselte das Langsame, das Kleben der Streifen, in das Schnelle über, die Fließgeschwindigkeit veränderte sich dadurch erheblich.

Jede Kante war nun mit Farbe gestaltet. Die Fließbewegungen zeichneten sich immer mehr ab, sie zeigten auch schon ein gewisses Auf und Ab, was Dani dann tatsächlich in Folge auch als Wellen bezeichnete. Während des Malvorganges erzählte Dani einiges über die Ferienpläne, nicht nur worauf er sich freut, sondern auch, wie vielfältig die Ferien für ihn sein werden. Schule war vergessen und lag weit hinter ihm, so als ob es sie nie gegeben hätte und auch nie mehr geben würde.
Dani hat, als er über das Bild sprach, die Linien mit den Wellenbewegungen des Meeres verglichen, Wellen, die kommen und gehen, die nie aufhören, wo eine Welle nach der anderen den Strand erreicht, ausläuft und die nächste kommt, ohne dass man sich ängstigen muss, dass es einmal zu Ende ist. Das wünschte sich Dani auch für die Ferien, ein Tag soll an den anderen anschließen, ohne dass man daran denken muss, dass mit jedem vergangenen Tag die Ferien um einen Tag kürzer werden.

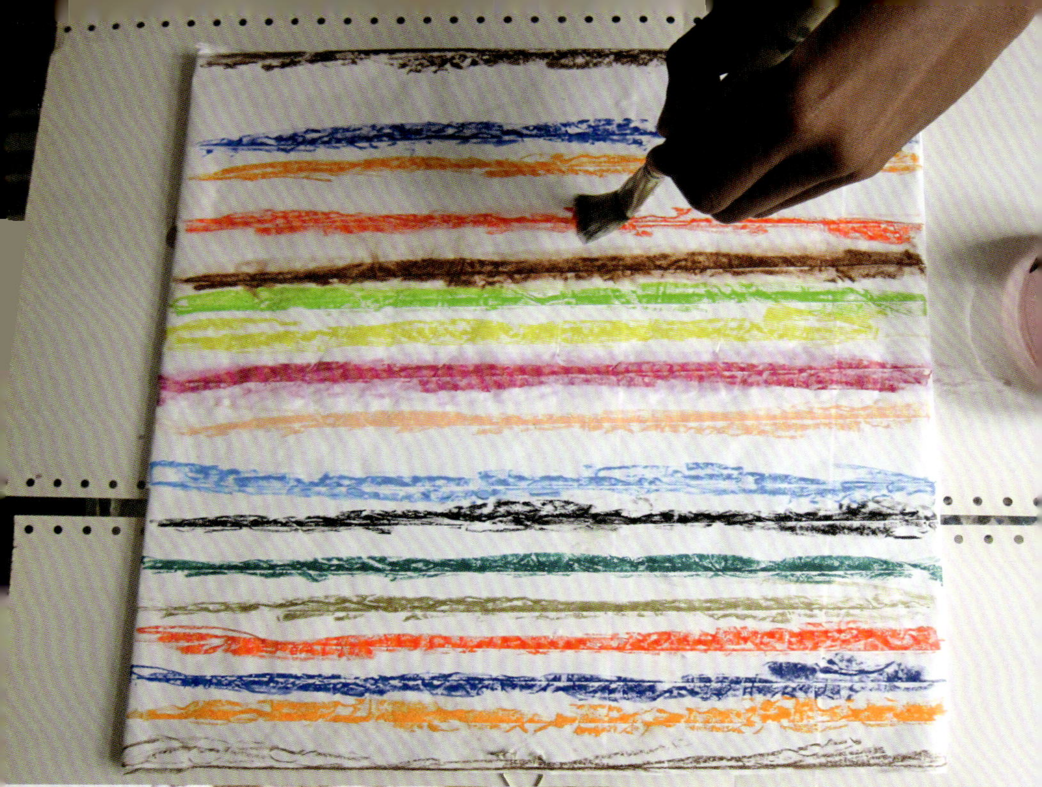

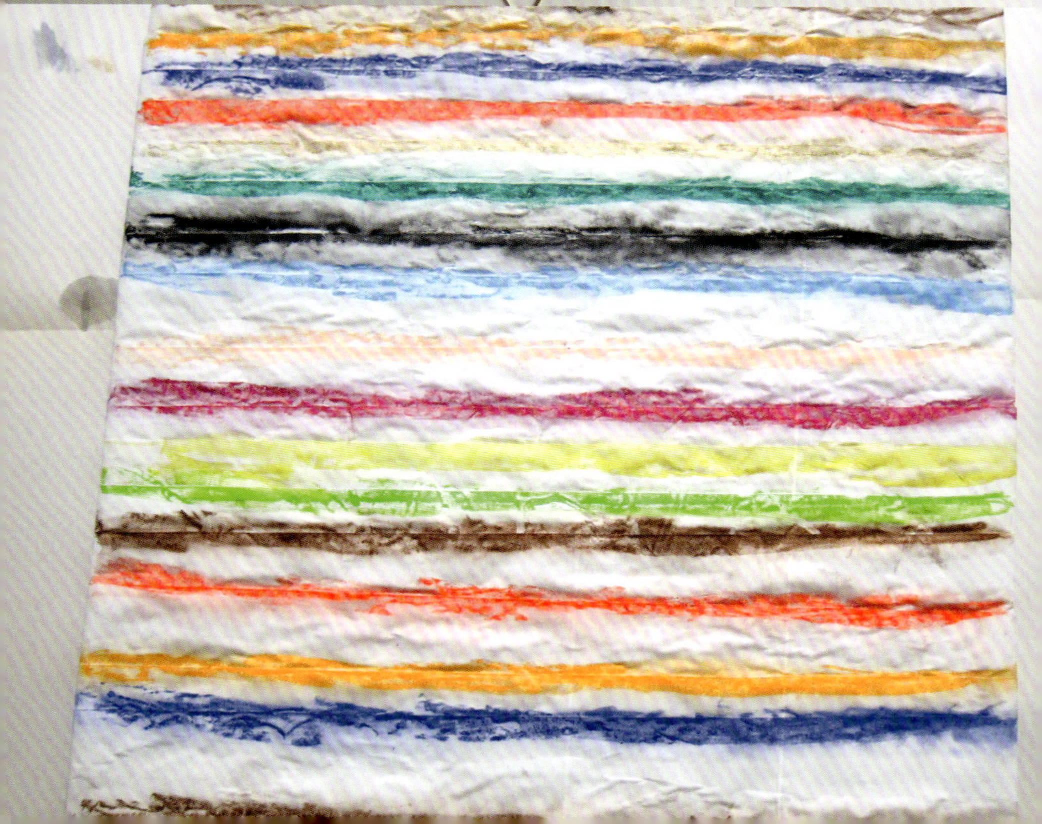

Um das Fließen noch zu unterstreichen, vermischte Dani die Farben mit Wasser, damit konnten sich die Farben „ausbreiten", damit veränderte sich aber auch die Struktur der Farben. Durch das rasche schwungvolle Malen wurde die Struktur der Streifen sichtbar, weil die minimalen Erhebungen des Papiers durch die Farben stärker erfasst wurden als die kleinen Vertiefungen, die teilweise gar nicht von den Farben erfasst wurden. Durch die Bearbeitung mit dem Wasser wurde das nun ausgeglichen.

Dani war recht großzügig mit der Behandlung durch das Wasser. Wie in der Abbildung sichtbar, sind sowohl die Farben wie auch das Papier ziemlich mit Wasser aufgeweicht. Dem Bild wurde nun zum Trocknen Ruhe verordnet.

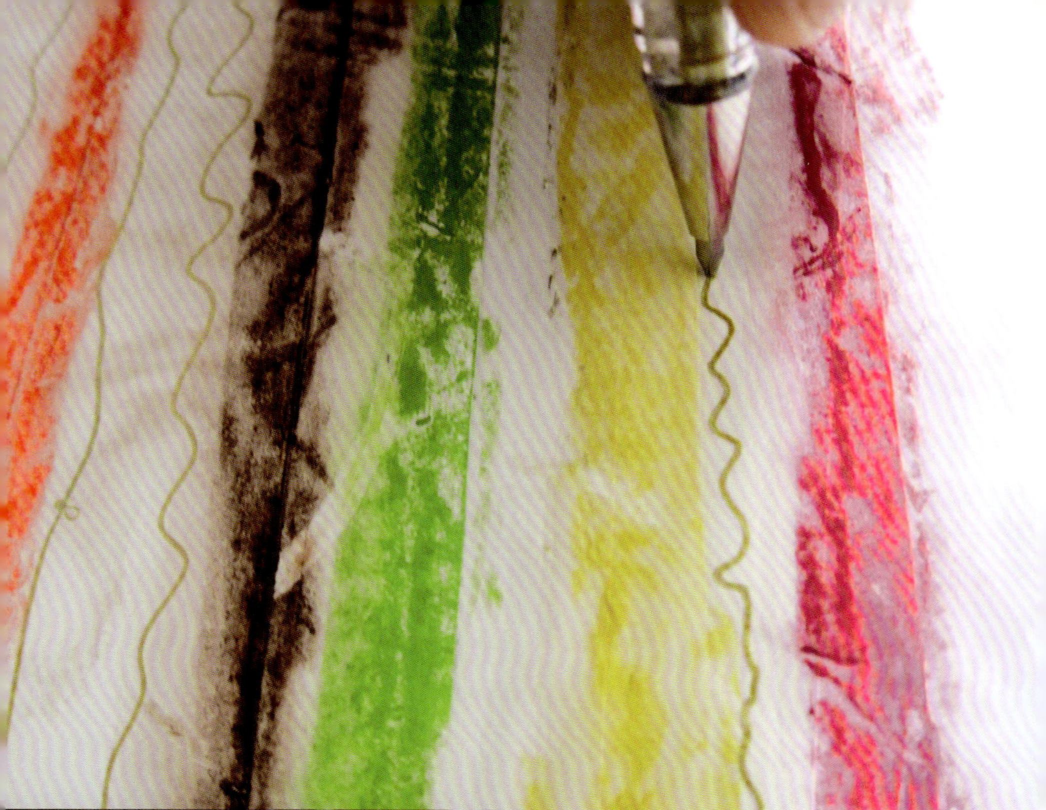

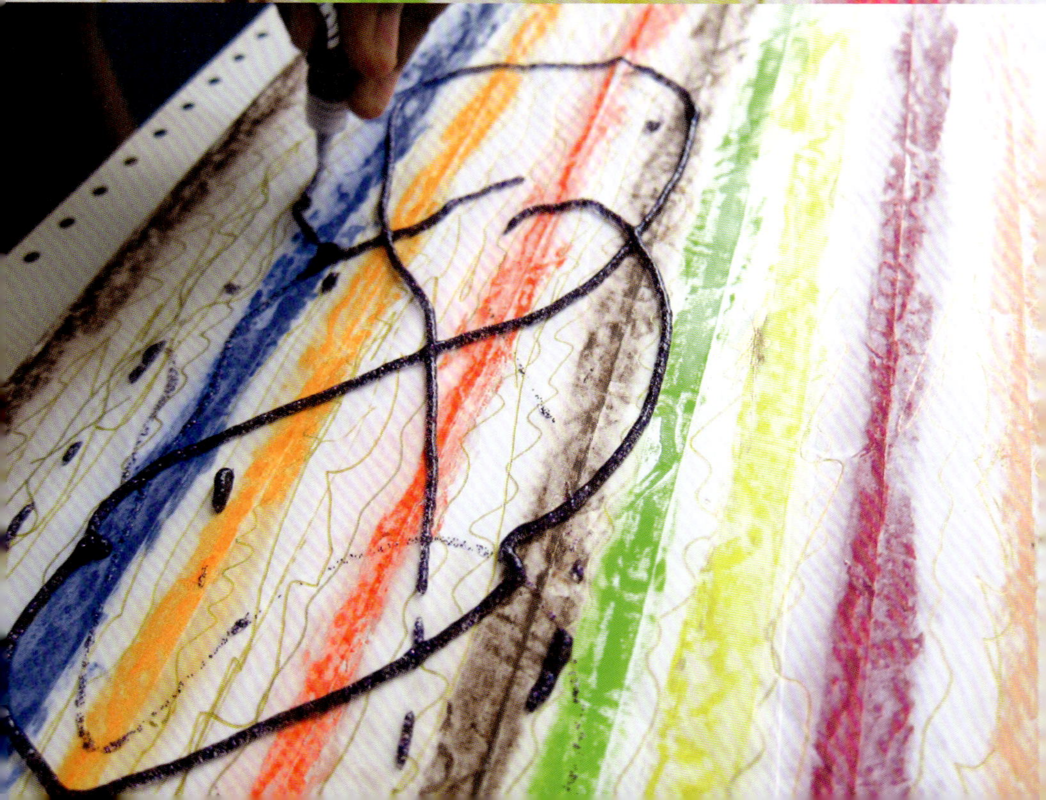

Nachdem der „Trockenvorgang“ abgeschlossen war, wollte Dani zuerst die Konturen der Farben mit einem Goldstift nachzeichnen, da sich das aber als ziemlich mühselig herausstellte, wiederholte der Stift die Wellenbewegungen der Farben und weil auch das zu mühsam war, zeichnete Dani die Wellenbewegungen so, wie sie locker aus dem Handgelenk kamen, es wurden dadurch andere als durch die Farben vorgegebenen. Viele Male glitt der Goldstift zwischen den Farbstreifen hin und her in unterschiedlichen Wellenbewegungen, von ganz sanft bis ziemlich heftig. Es war schon fast ein meditatives Hin und Her auf den weißen gut sichtbaren Stellen zwischen den Farbstreifen.

Zum Abschluss drückte Dani aus einer Tube Gelfarbe – er wählte die Farbe Lila – auf sein Werk und das auch in Wellenbewegungen, aber diesmal noch großzügiger.

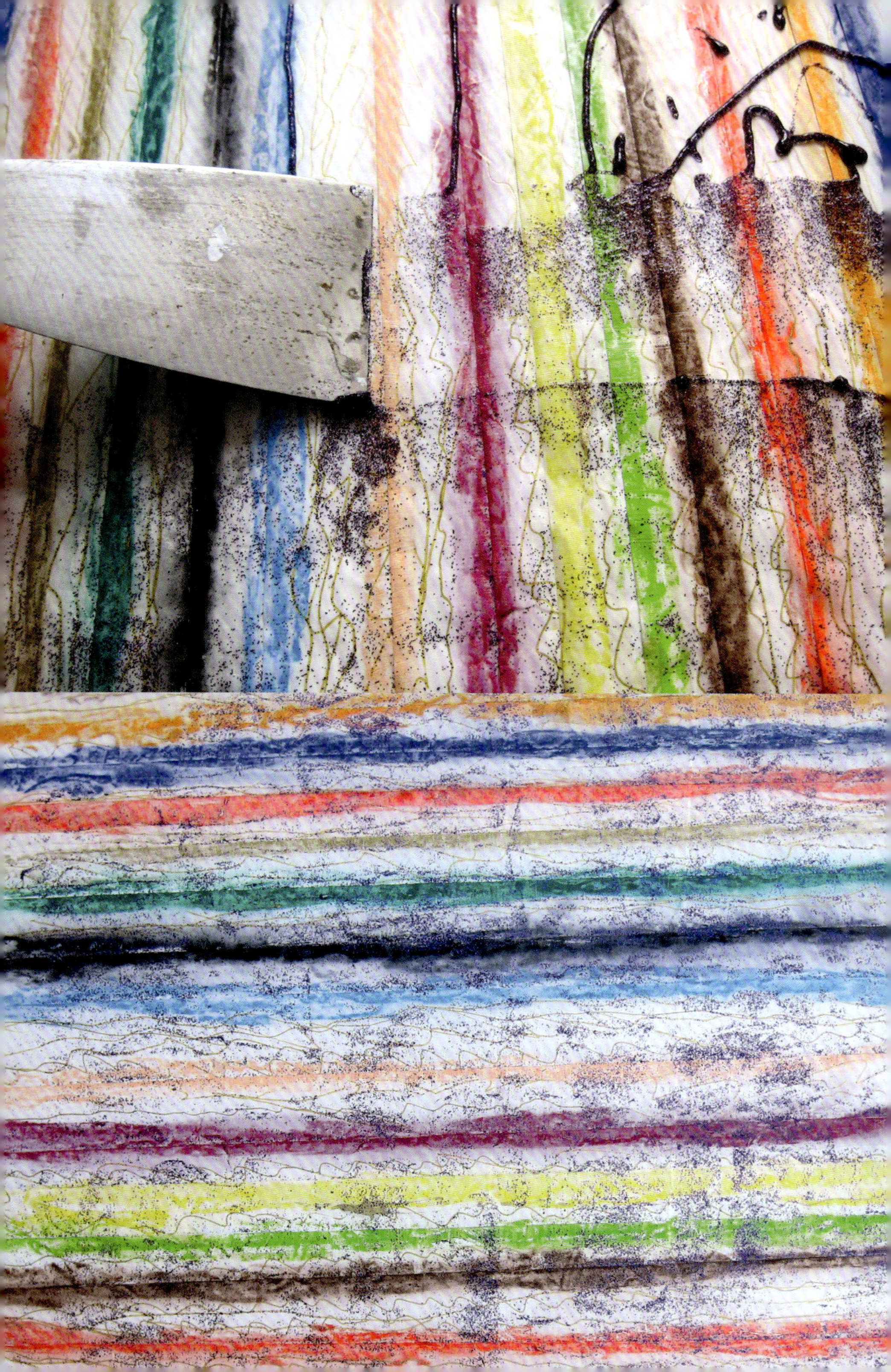

Mit einer Spachtel verteilte Dani das Glitzergel, das nicht nur plakativ ist, sondern auch als Kleber dient, gleichmäßig über sein Bild.

Gedanken: Diese Methode beinhaltet das Thema Fließenlassen, Loslassenkönnen in den vielen Arbeitsschritten. Die Assoziationen von Dani, der das Fließen der Zeit mit den Wellenbewegungen des Meeres in Verbindung brachte, unterstrichen das Thema, die Methode, die Symbole in seiner Arbeit. Eindrucksvoll ist ihm nicht nur das Sichtbarmachen des Genusses, die Zeit nicht kontrollieren zu müssen, gelungen, sondern auch im Gegensatz dazu, dass Zeit etwas Nebensächliches sein kann, etwas nicht zu Beachtendes, wenn sie nicht durch eine Uhr, einen Zeitmesser reglementiert wird. So wie Thomas Mann dies ausdrückt: „Das Meer ist keine Landschaft, es ist das Erlebnis der Ewigkeit". Dani wurde klar, dass die Unendlichkeit der sich ewig wiederholenden Wellenbewegungen des Meeres, die weder abzählbar noch zu begrenzen sind, sich nicht auf die Ferien übertragen läßt, weil dort jede Welle, jeder Tag ein Tag weniger ist.

Sicherheit

Material: ein Kartonstück, Schere, Fäden, Wasserfarben, Deckweiß

Methode: In ein nicht zu großes Kartonstück werden circa in 1 cm Abständen kleine gerade Schnitte gemacht – rundherum. Die Einschnitte dienen als Abstand und als Halterung für die Fäden, die gerade zwischen den Einschnitten gespannt werden, hin und her, sowohl vertikal wie auch horizontal. Die dadurch entstehenden kleinen meist quadratischen Flächen werden im Anschluss daran dann ausgemalt.

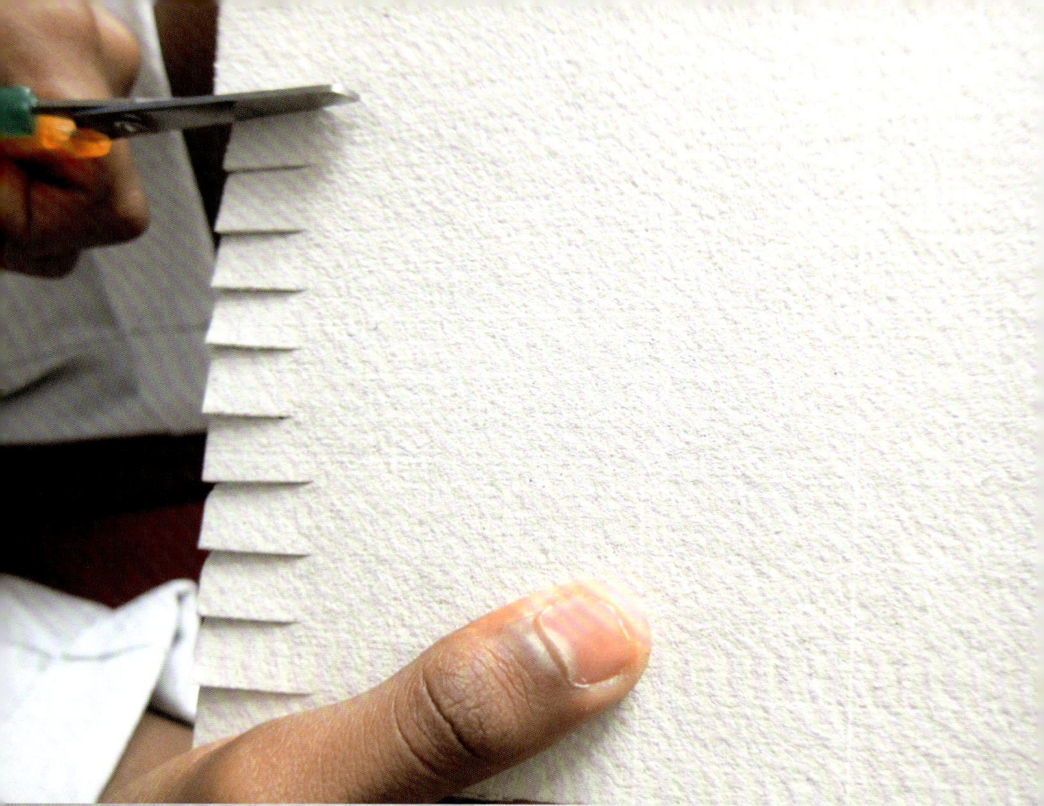
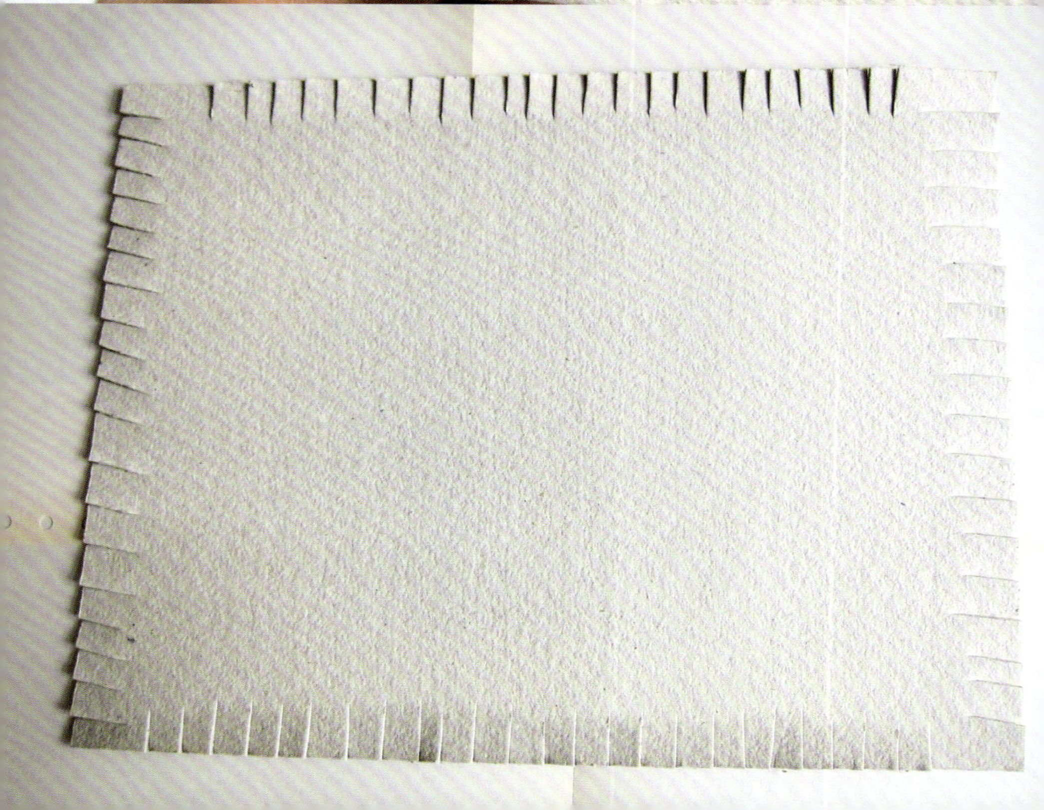

Dani lehnte sich bequem zurück und schnitt in regelmäßigen Abständen kleine Schnitte in den Karton und das machte er rundherum. Dies ist nicht unanstrengend, denn der Karton ist relativ dick und hart. Für Dani war das aber keine große Herausforderung. Er lehnte bequem in der Couch und arbeitete ruhig, konzentriert, sich mit seinen inneren Monologen beschäftigend, er überließ sich dem Treiben, er war mit dem Hier und Jetzt beschäftigt und interessierte sich nicht, was der nächste Schritt sein wird.

Dani hat das Schneiden beendet, es war eine meditative Arbeit für ihn, auch diesmal schien für ihn Zeit keine Rolle zu spielen, es gab keinen Druck und keine Eile.

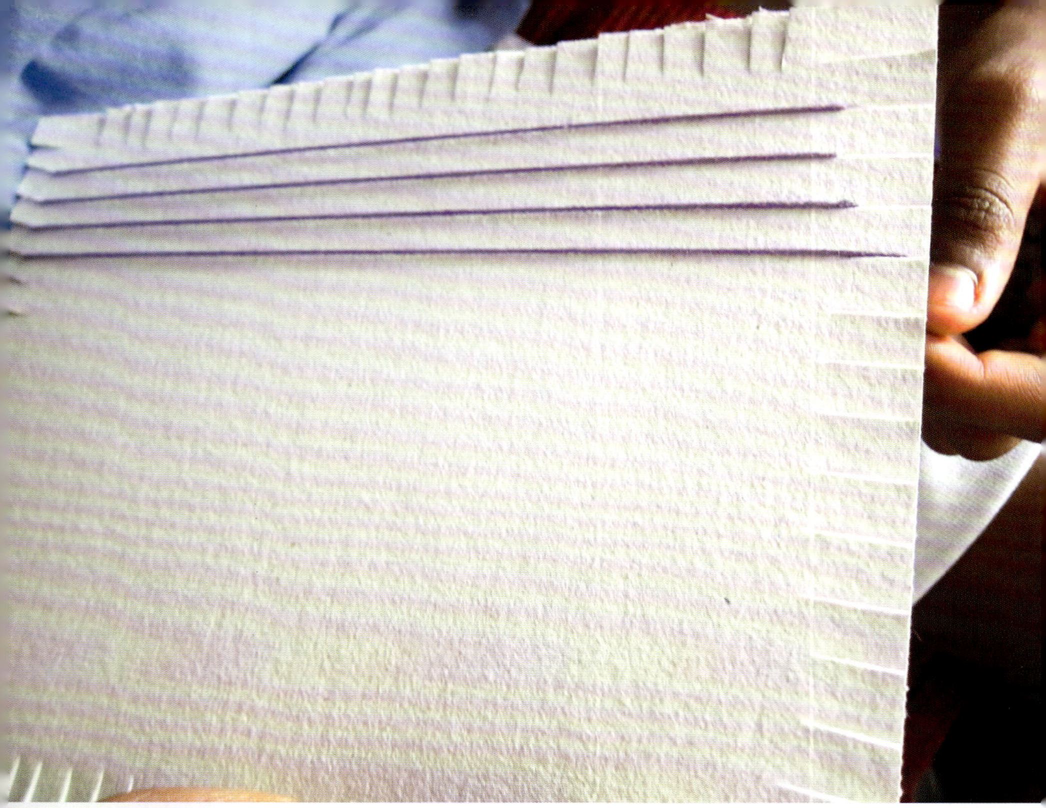

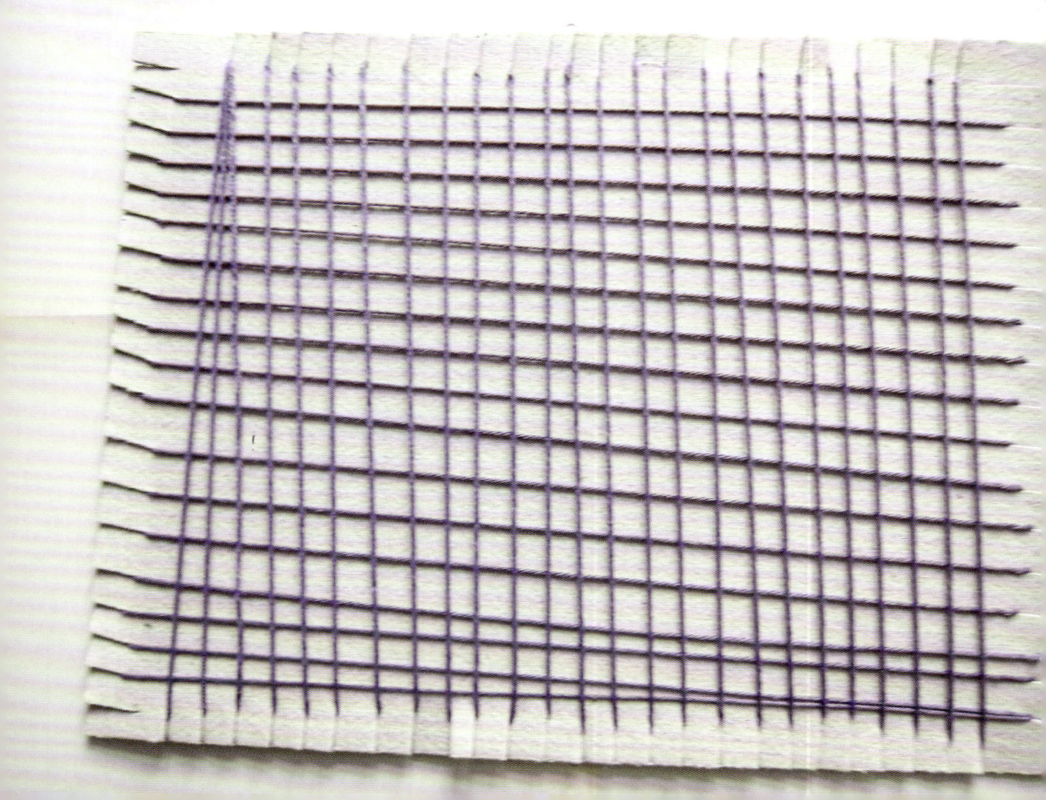

Im Anschluss daran spannte Dani einen Faden zwischen den Einkerbungen hin und her, auch das schien für ihn einen meditativen Charakter zu haben, denn Dani sprach kaum, seine Hände „arbeiteten", er strahlte ziemliche Ruhe aus, fast wie Stillstand, so wie ein Verweilen an einem Ort, an dem es sich lohnt zu verweilen. Aus meiner Wahrnehmung heraus war aber nicht zu erkennen, ob der fiktive Ort ein Ort der Schönheit oder der Angst war, weil Dani sich nicht mitteilte, aber zu erkennen war, dass in ihm Bilder aufstiegen, die anscheinend erst durch das Arbeiten geweckt wurden.

Dani war mit dem Spannen der Fäden fertig geworden, aus dem ungerichteten Spannen der Fäden ist – fast wie von selbst - ein regelmäßiges Gitternetz entstanden, Dani war mit dem Werk zufrieden und erst jetzt ein wenig gespannt – so wie die Fäden – was nun der nächste Schritt sein wird.

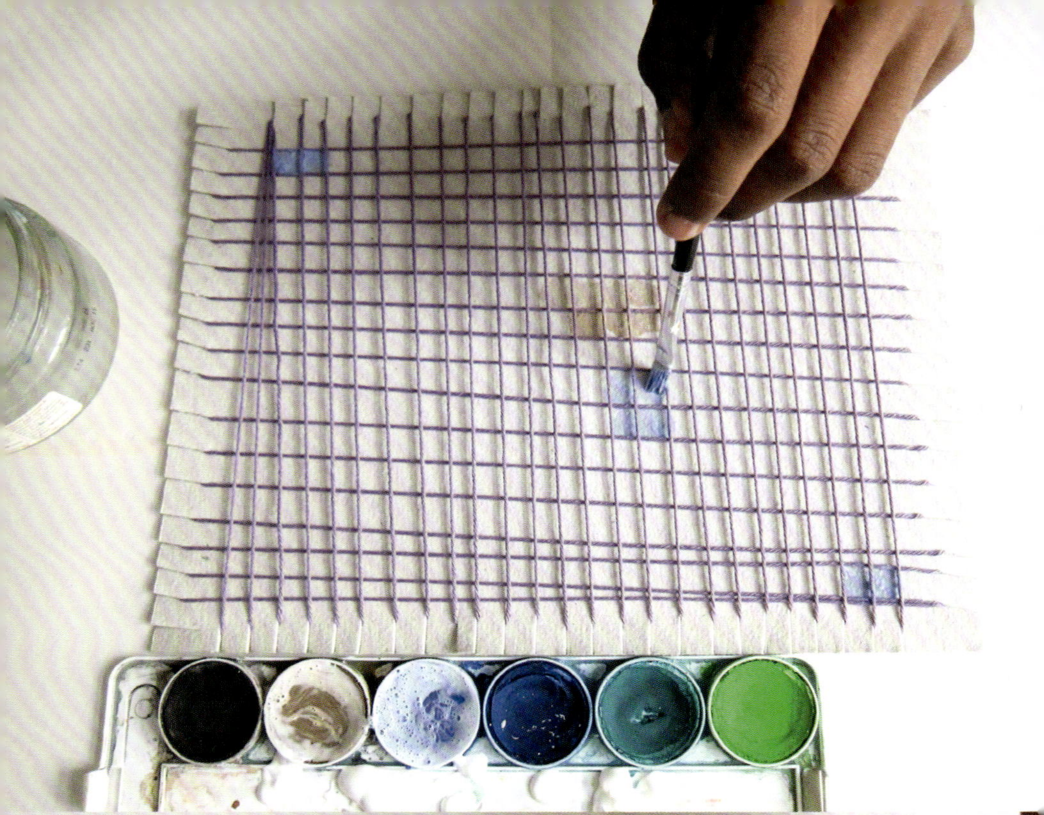

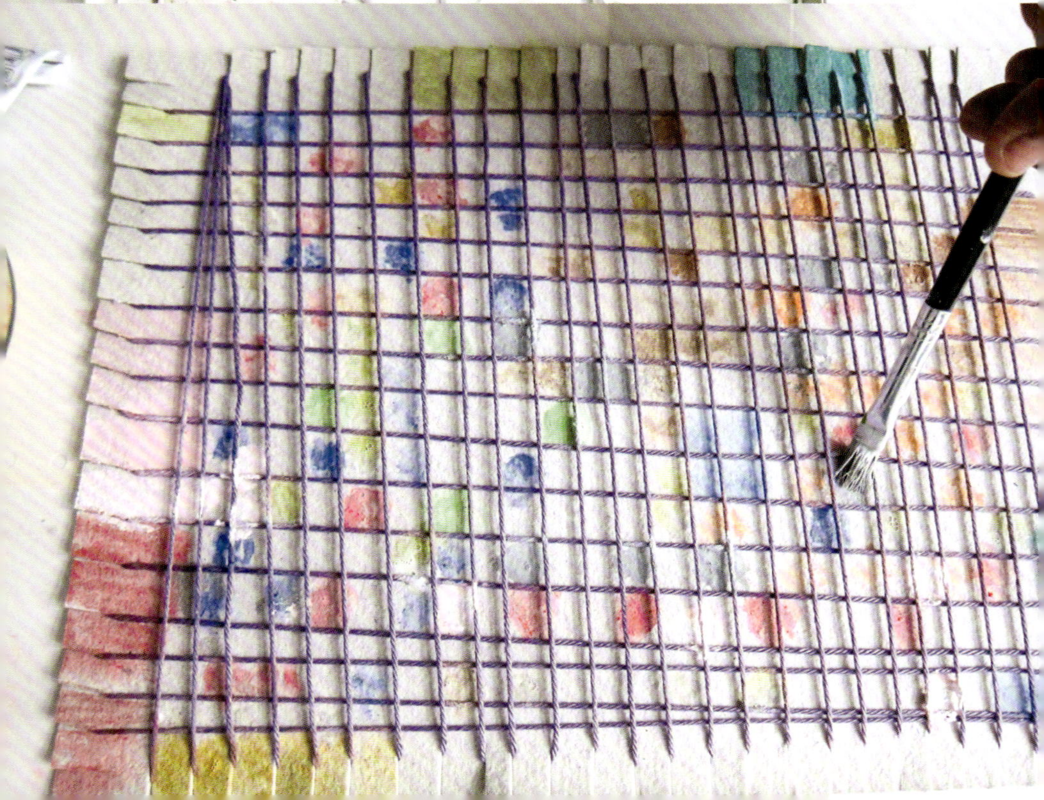

Der Karton, der als Untergrund diente, war nicht weiß, deshalb vermischte Dani die Wasserfarben mit Deckweiß, damit sie eine höhere Deckkraft haben. Dani malte mit einem dünnen Pinsel ganz genau in die kleinen freien Felder hinein, dabei verband er immer mehrere Felder mit der gleichen Farbe, so dass kleine Gruppen entstanden. Auch bei diesem Arbeitsgang war Dani ruhig, in sich gekehrt, mit seinen inneren Monologen beschäftigt.

Dani malte in seiner besinnlichen Bedächtigkeit penibel und genau weiter und begann plötzlich von einem Urlaub in Israel zu erzählen. In diesem Urlaub besuchten sie auch Elat, er machte einen Tauchkurs. Für ihn war das ein großartiges Erlebnis, einzutauchen in die Unterwasserwelt mit all ihren unbekannten Lebewesen, ihren Farben, einzutauchen in das Wasser, das trägt, und es kaum Anstrengungen bedarf um sich fort zu bewegen. Aber in Dani tauchte bei dem Tauchgang auch Angst auf vor all dem Unbekannten und Ungewissen, was er da erlebte, er erzählte von den großen Fischen, die ihm unheimlich waren, und vor denen er großen Respekt hatte, und er stellte fest, dass sich die Tiere vielleicht durch Taucher bedrängt fühlen könnten und dann vielleicht doch angreifen, obwohl ihm vermittelt worden war, dass sie das nicht machen werden. Jetzt hat Dani das Gitter geschaffen, das er sich damals gewünscht hätte, und zwar ein Gitter, das nicht dem Einsperren, Wegsperren dienen sollte, sondern das er als Schutz, Geborgenheit und Sicherheit empfunden hätte und das ihm dadurch die Freiheit geboten hätte, sich ohne Angst ganz dem Genuss hingeben zu können.

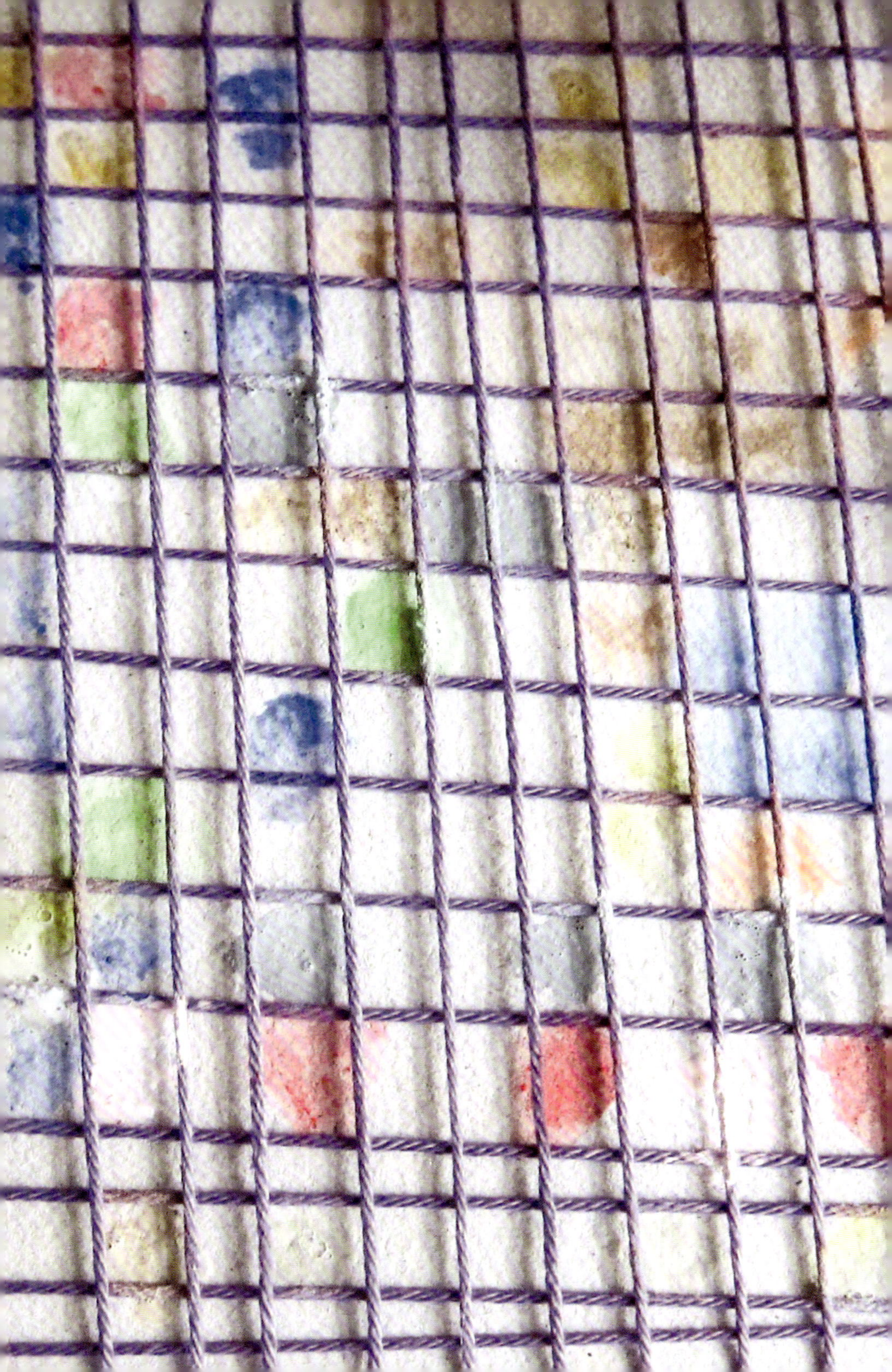

Das Schutzgitter ist fertig, der Blick war nun frei in die unendliche Weite und Tiefe des Meeres, die Gitterstäbe störten nicht bei der Sicht, sie stehen nur für Sicherheit, um sich dem Augenblick hingeben zu können und nicht gezwungen zu sein, etwas kontrollieren zu wollen, was für Dani nicht zu kontrollieren war.

Gedanken: Dani hat in eindrucksvoller Weise gezeigt, wie sich etwas umkehren kann, nämlich etwas, was als negativ konnotiert ist, eingesperrt zu sein, in etwas Positives zu verwandeln, um dadurch von einer Gefahr ausgesperrt zu sein. Sicherheit schafft in den meisten Fällen Zufriedenheit, denn wenn man sich sicher fühlt, erst dann ist es möglich sich den Wahrnehmungen, den Augenblicken ganz hinzugeben.

Freundschaft

Material: zwei Kartonblätter, Splinte, Wasserfarben, Deckweiß, Pinsel, Dreikantlocher, Hammer, Faden, Filzstifte, Styroporplatte als Unterlage und Schutz

Methode: Nur ein Kartonblatt wird bemalt, beide zusammen werden auf eine Styroporplatte oder etwas Ähnliches gelegt (sie dient nur als Unterlage), mit dem Hammer und dem Dreikantlocher werden Löcher in den Karton geschlagen (Styropor dient dabei als Schutz, dass sich weder im Tisch noch im Boden die Löcher fortsetzen, je nachdem wo gearbeitet wird). Durch die geschlagenen Löcher werden Splinten durchgesteckt und dann diese auf der Oberseite – wo der Kopf ist – mit einem Faden verbunden, daraus entstehen dann mehr oder minder abgegrenzte Flächen, die mit Filzstiften oder Wasserfarben ausgestaltet werden.

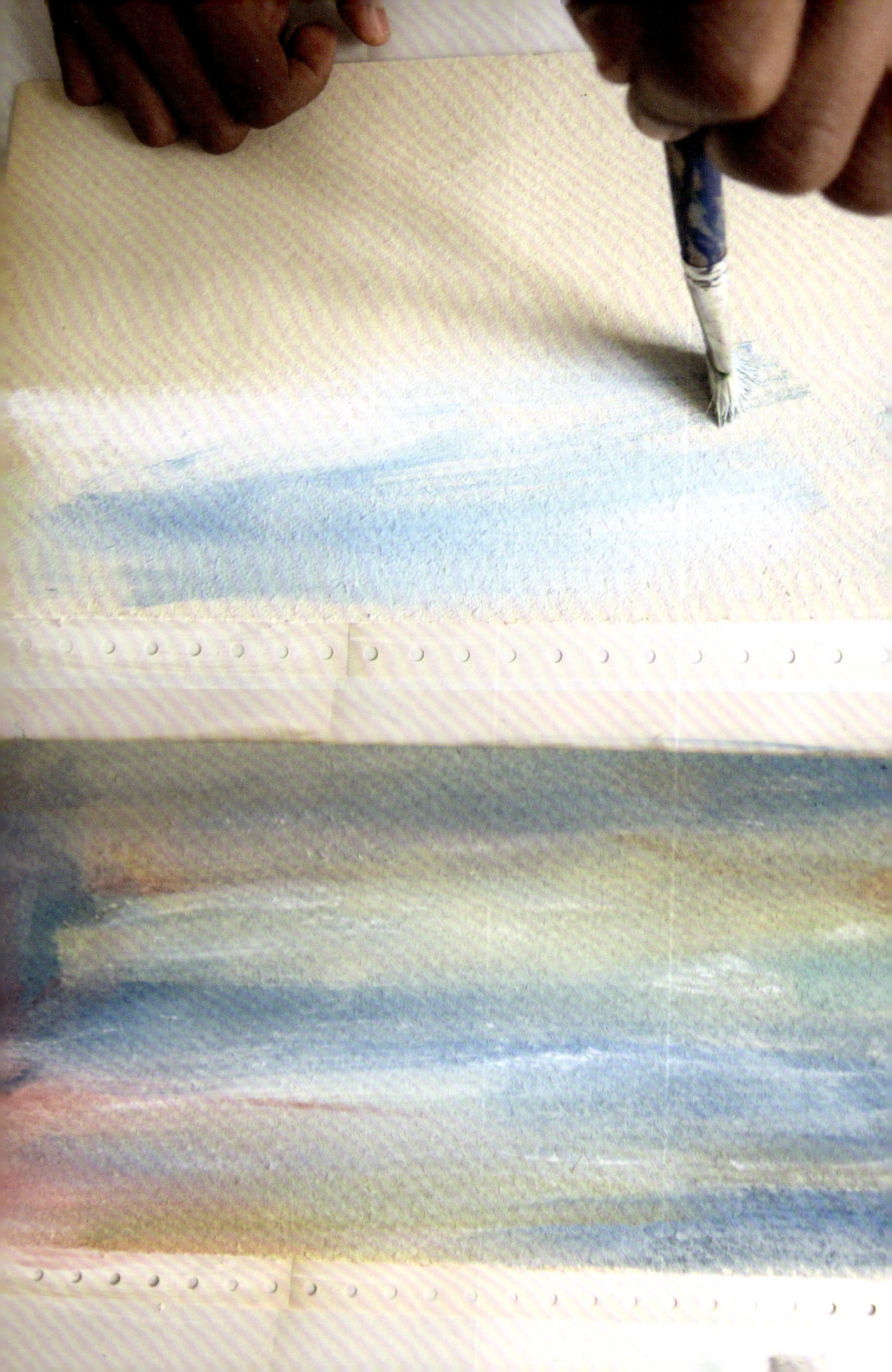

Eines der beiden Kartonblätter bemalte Dani. Da der Karton nicht ganz weiß war, vermischte er die Wasserfarben mit Deckweiß, das erhöhte die Deckkraft der Farben, was Dani auch wollte. Dani arbeitete sehr flott und zügig, er war so voll der ersten Ferienerlebnisse, die sich im Spannungsfeld endlich Zeit zu haben mit dem Handy zu spielen und für die Begegnung mit seinen Freunden, mit denen es viele Aktivitäten gab, abspielten.

Mit dem ersten Arbeitsgang war Dani nun fertig, er hatte das Bild mit Farbe grundiert, es herrschte die Farbe Blau vor, was von ihm auch beabsichtigt war, die Farbe Blau, seine Lieblingsfarbe. In die Grundfarbe Blau mischte er auch andere Farben, daraus entstanden einige Farbnuancen. Da Karton ziemlich saugfähig ist, trocknete die aufgetragene Farbe rasch und es konnte weitergehen.

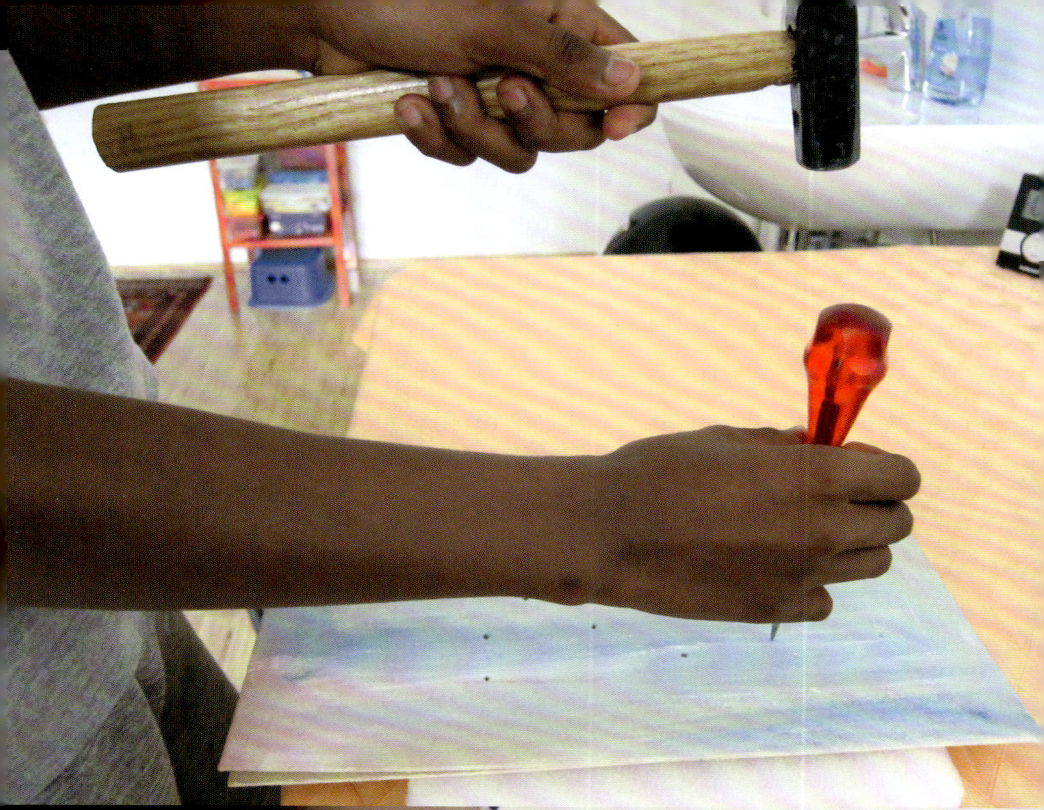
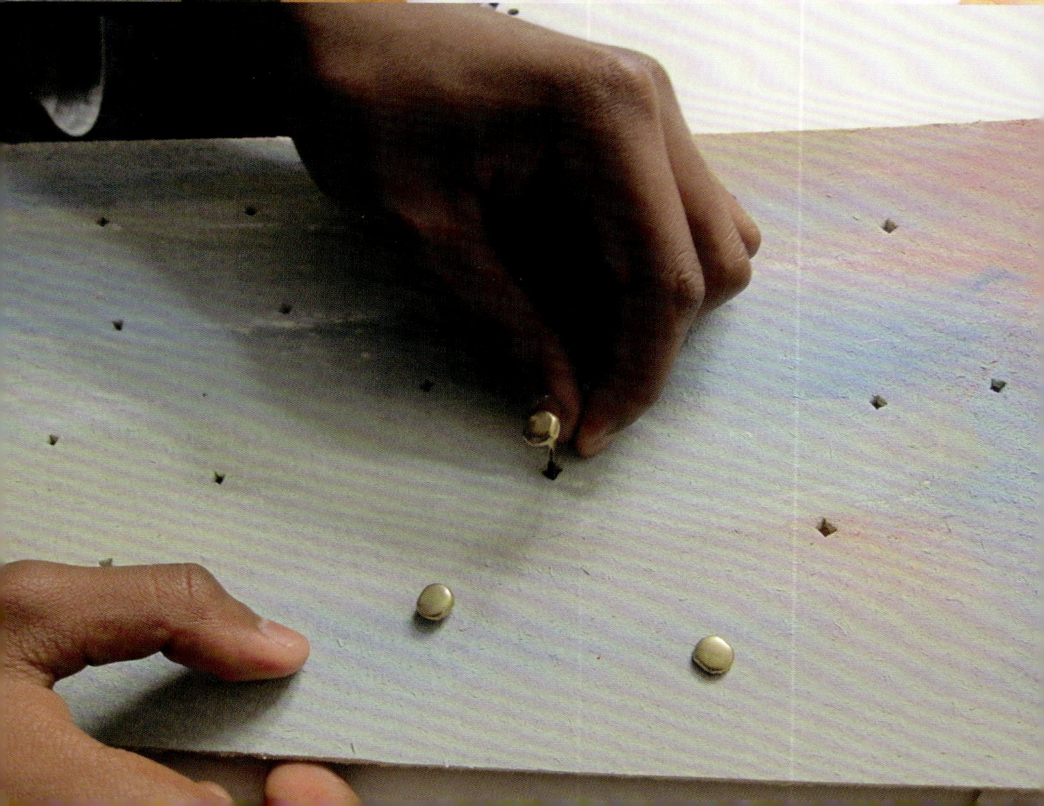

Mit einem Hammer und einem Dreikantlocher schlug Dani Löcher in den Karton. Damit die Glastischplatte nicht gesprengt wird, lag ein Schutz aus dickem Styropor als Unterlage unter dem Karton. Dani schlug in relativ gleichen Abständen Löcher in den Karton, ruhig und regelmäßig. Währenddessen erzählte Dani von den Ferienerlebnissen, die Ferien hatten zwar erst angefangen, aber Dani hatte schon viel erlebt und er genoss, „dass er nun freier ist und nicht mehr so eingespannt in Verpflichtungen wie während der Schulzeit".

Im Anschluss daran steckte Dani Splinte durch die vorgeschlagenen Löcher, damit halten auch die beiden Kartonplatten ohne Kleber gut zusammen, so wie gute Freunde, assoziierte Dani, die sich durch nichts trennen lassen. Freundschaften sind Dani sehr wichtig, vor allem die, bei denen es nicht um Kräftemessen, Machtkämpfe oder Angeberei geht, sondern jene, wo es Achtung, Wertschätzung und Anerkennung gibt, etwas, was für Dani sehr wichtig ist. Da ist sich Dani manchmal unsicher, denn er wünscht sich Freunde, die einfach da sind und nicht etwas von ihm einfordern, was er nicht leisten kann oder auch will. Für Dani ist es kein Anliegen „der Beste, der Schönste oder der Größte" zu sein, für Dani sind menschliche Begegnungen das Allerwichtigste.

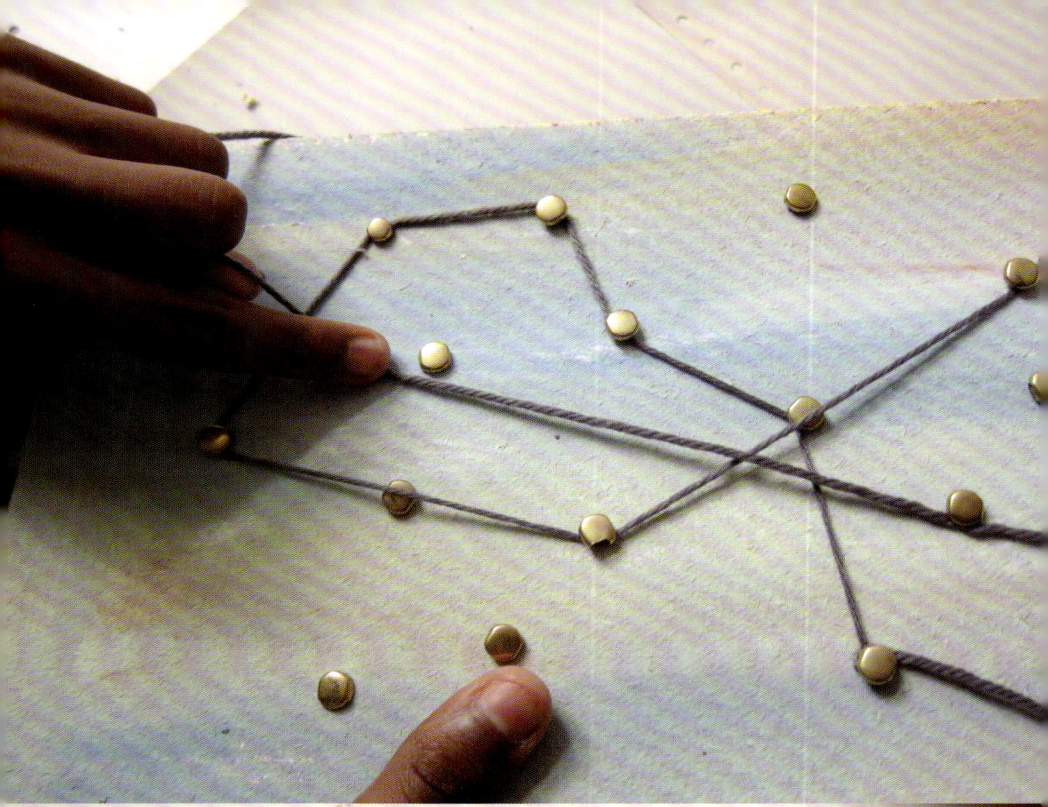

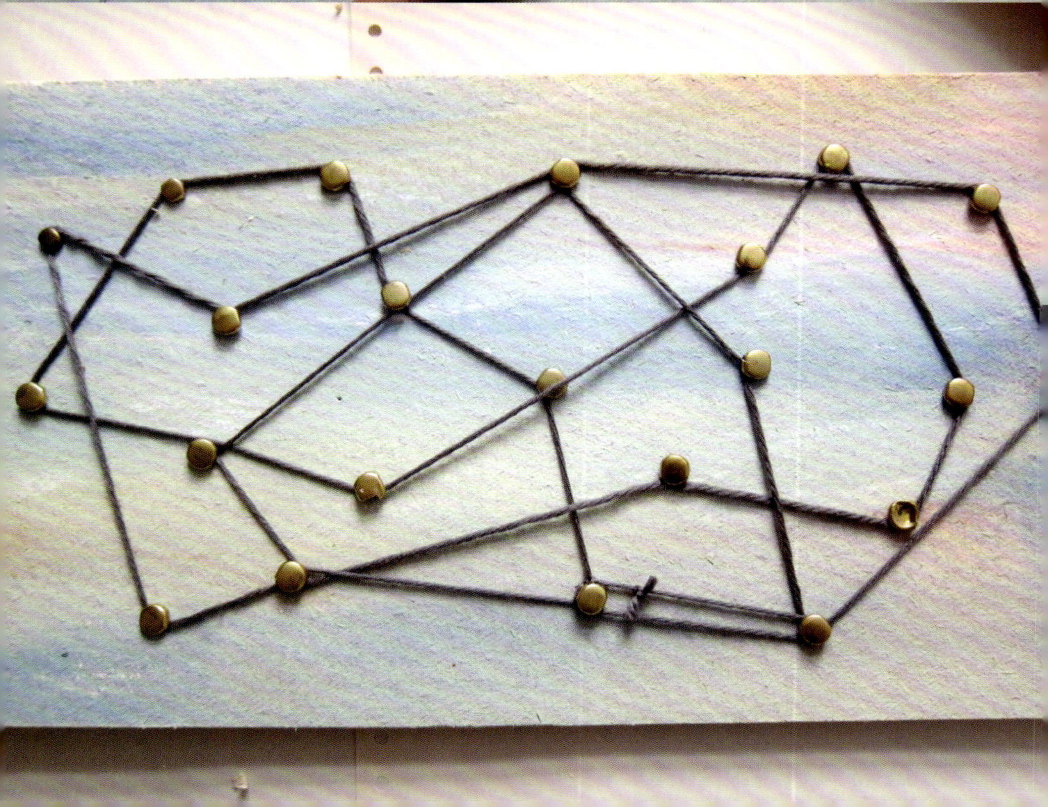

Die Splinte verwandelten sich während des Arbeitens in Freunde, die nicht nur alleine waren, sondern auch weit voneinander entfernt. Um das Problem zu lösen, stellte Dani Verbindungen mit einem Faden her, den er von Splint zu Splint hin und her spannte. Dabei waren die Splinte mehr oder minder oft verbunden, miteinander und auch untereinander, es entstand ein Geflecht, ein Netz, ein Netz aus Freunden, sozusagen ein freundschaftliches Sicherheitsnetz. Dani ist in einem Alter, in dem er beginnt sich von den Eltern zu lösen, um sich selbst entdecken zu lernen, und da werden für ihn Freunde immer wichtiger, denn sie sind nicht nur meist mit denselben Problemen konfrontiert, sondern auch sie streben hinaus aus der Familie. In dem Bild von Dani „halten" sie sich untereinander und all das hat auch einen lustbetonten Charakter, denn unter Freunden benimmt man sich anders als zu Hause, die Sprache, die Interessen, die Zukunftsvorstellungen können sich ganz anders entwickeln und entfalten als zu Hause und sind in der Regel phantasievoll, nach den Sternen greifend, aber kaum sicherheitsorientiert, was aber den Eltern auf Grund ihrer Lebenserfahrungen wichtig ist.

Alle Splinte (Freunde) waren nun mit- und untereinander verbunden, zwar nicht jeder mit jedem, aber keiner wurde vergessen, keiner stand alleine, es war ein stabiles Netz der Verbundenheit, der Freundschaft, eines Gehaltenwerdens. Dani hat die Verbindungen gezielt und ausgewählt gemacht, er wusste genau, wer mit wem verbunden sein sollte und wer mit wem eher nicht. Nachdem das Netzwerk gut und sichtbar fertig war, fiel Dani aber die Leere zwischen den Feldern auf, die er so nicht bleiben lassen wollte.

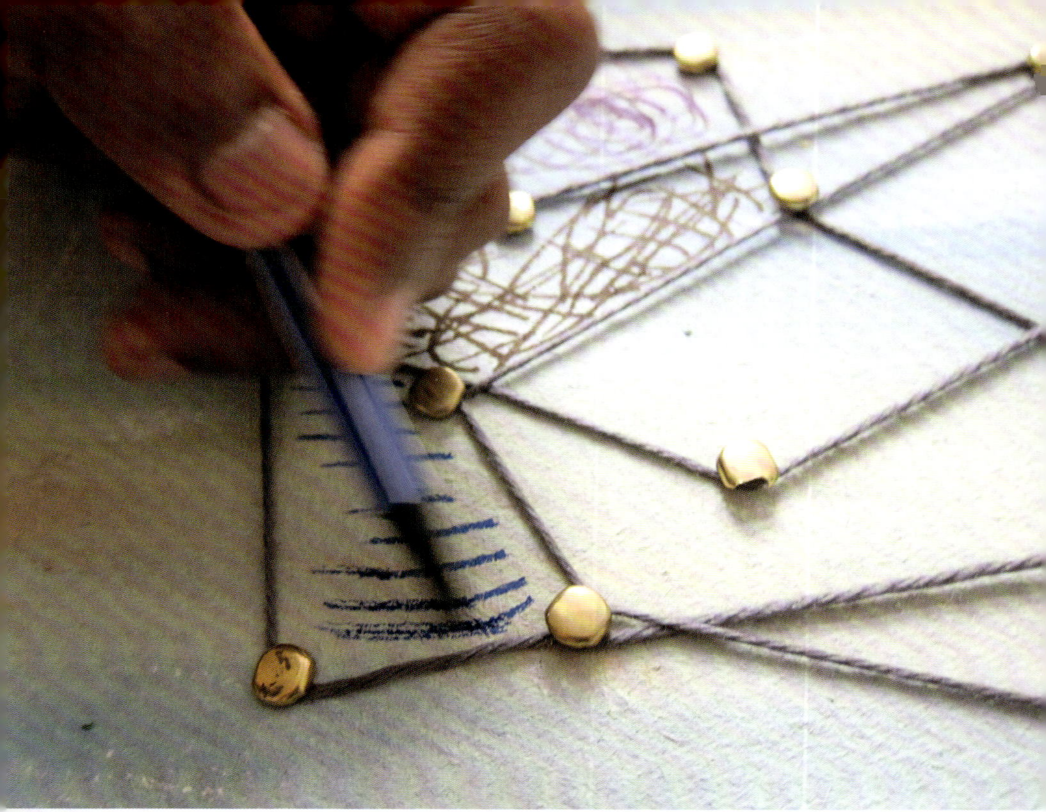

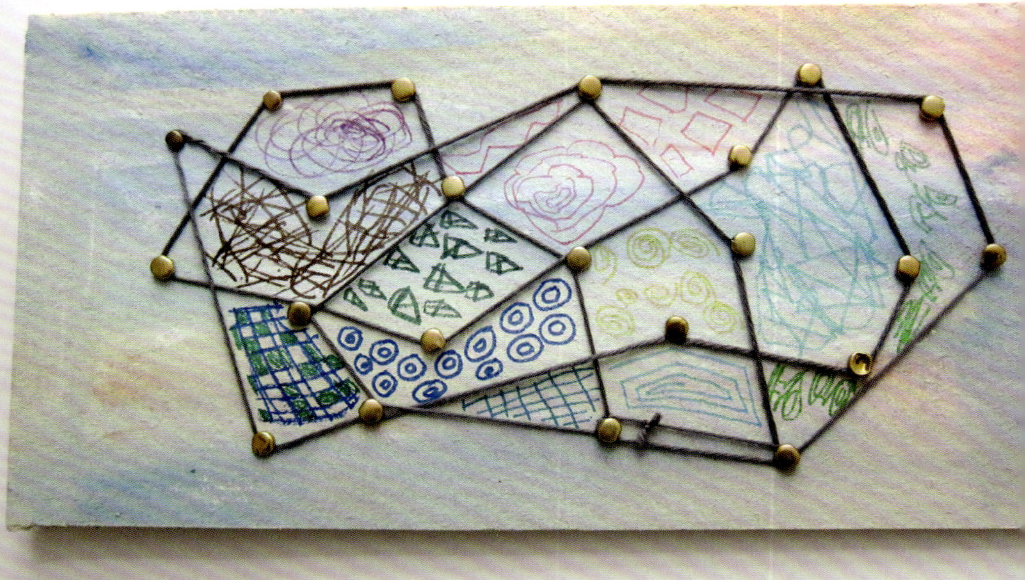

Dani begann mit Filzstiften die leeren Felder zwischen den Verspannungen künstlerisch auszugestalten und zwar nicht an- oder auszumalen, sondern in jedes Feld malte er ein individuelles Muster hinein. Aber nicht nur die Muster waren verschieden, sondern auch die Wahl der Farben war für ihn wichtig, nämlich für jedes Feld eine andere.

Danis Werk war nun fertig, ein scheinbar lockeres, luftiges Bild, das aber einen sicheren, festen inneren Zusammenhalt hatte, auffallend ist auch die stabile Grenze nach außen, umgeben von einem großen Freiraum, also Platz für mögliche Erweiterungen.

Gedanken: Der Karton hatte in der Arbeit die Funktion anzuzeigen, es braucht etwas Starkes, Stabiles, aber auch Bewegliches – was in dem Fall die Splinten waren - damit etwas zusammenhält. Freundschaften und Beziehungen brauchen etwas Starkes, damit ein innerer Zusammenhalt gewährleistet ist. Wie die Verbindungen sein sollen, dafür gibt es zwar kein Rezept, aber Freundschaften und Beziehungen bedürfen einer Pflege, sonst gehen sie verloren. Durch die Splinte wird aber auch so etwas wie Individualität angezeigt. Sie stehen alleine, sind nicht verbunden, damit erscheinen sie aber verloren, denn sie haben keine Funktion. Bewegung und Leben kam in das Bild erst, als Dani die Vernetzungen herstellte, denn plötzlich waren Verbindungen und Kommunikation erst möglich. In der Ausgestaltung der Zwischenräume zeigte Dani eine notwendige Individualität jeder Verbindung und jeder Freundschaft. Mit den unterschiedlichen Mustern deutete er an, wie bereichernd Freundschaften sein können und wie arm wir ohne sie wären und dass wir von Freundschaften reich beschenkt sein können, wenn Individualität in jeder Freundschaft akzeptiert und keine Gleichmachung angestrebt wird. Damit hatte Dani ein großes Geheimnis verstanden, obwohl er noch so jung ist, nämlich dass wir gleichzeitig individuelle und soziale Wesen sind, was er in seinem Werk unmissverständlich und in berührender Einfachheit ausgedrückt hat.

Ehrlichkeit

Material: starker Karton, Zeichenpapier, Kleber, Acrylfarben, Spachtel

Methode: Zeichenpapier wird in Stücke zerrissen, die zerrissenen Teile werden ohne System auf den Karton aufgeklebt. Ausgewählte Acrylfarben (3 – 4) werden auf die Fläche mit den zerrissenen Papierstücken punktähnlich aufgetragen. Mit der Spachtel werden dann die Farben auf der Papierfläche verteilt.

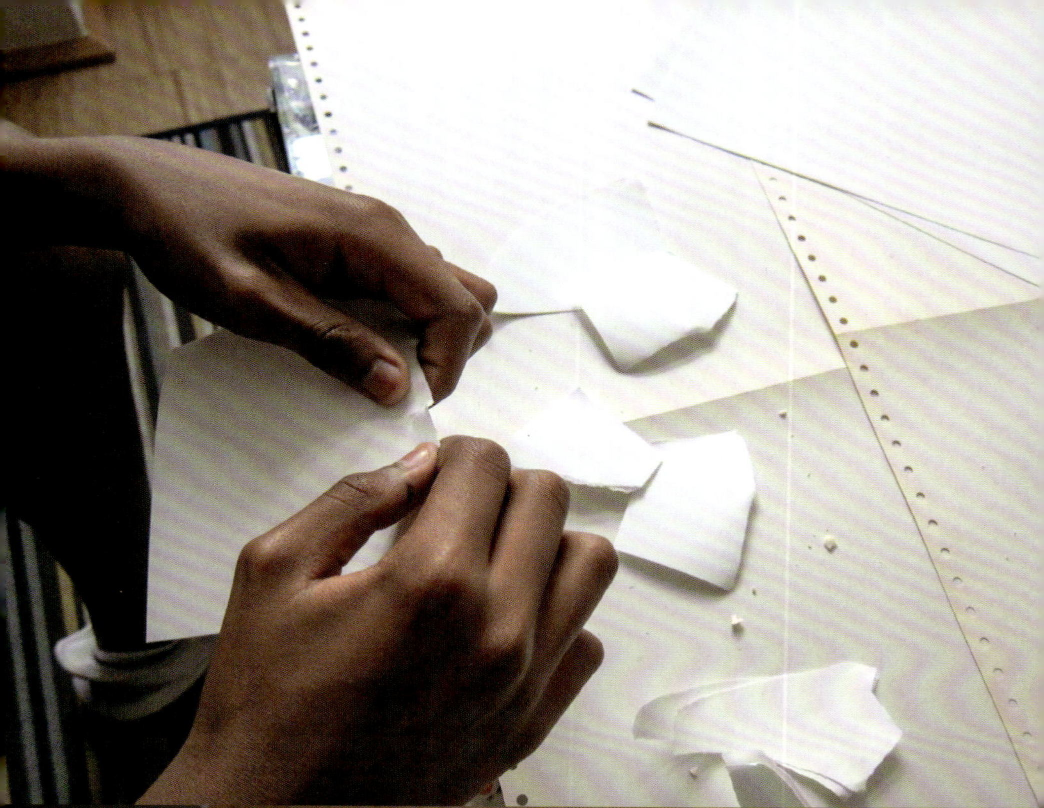
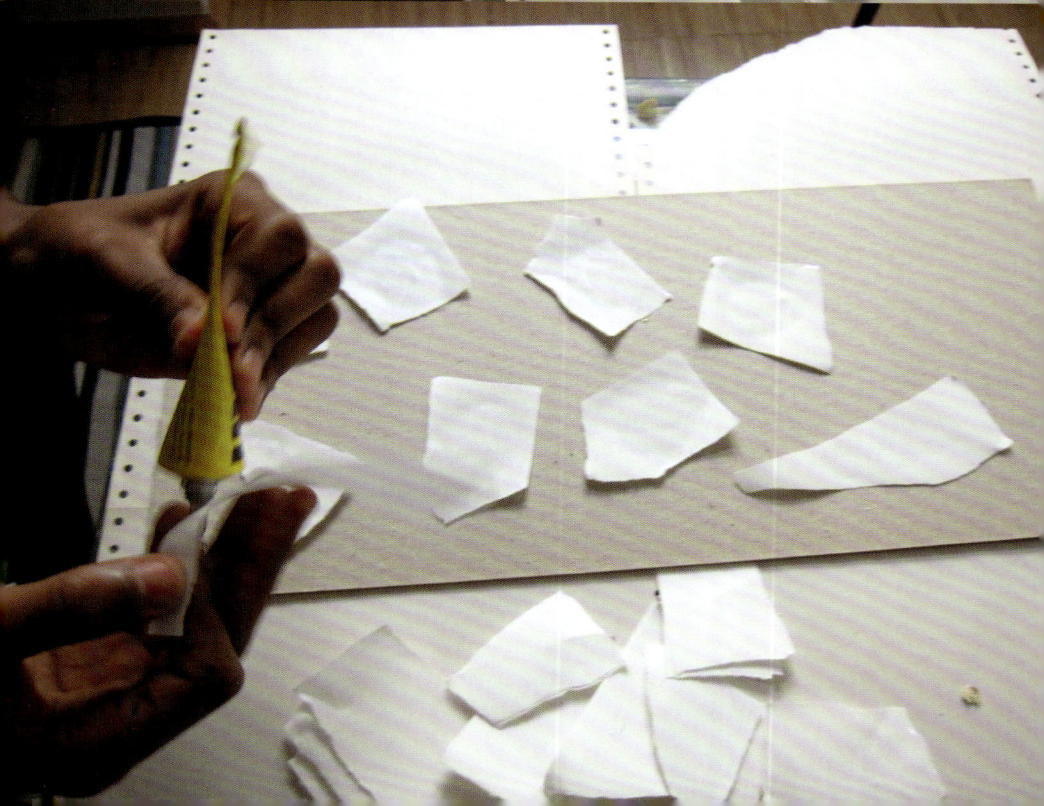

Dani zerriss viel Papier, nicht ganz dünnes Papier, sondern Zeichenpapier, was ziemlich viel Arbeit war. Er machte das in seiner besonnenen Genauigkeit, aber relativ schnell und ohne viel zu reden. Was allerdings auffallend war, war sein eher monotones Arbeiten, geistig schien er abwesend zu sein, so als ob eine Glaswand zwischen ihm und mir stehen würde. Ich überließ Dani seinen inneren Monologen, ich störte diesen Prozess nicht durch Fragen. Damit er sich nicht beobachtet zu fühlen brauchte oder sich aufgefordert fühlte etwas sagen zu „sollen", half ich ihm beim Zerreißen der Blätter, so waren wir durch die Arbeit verbunden.

Nachdem alle hergerichteten Zettel zerrissen waren, begann Dani die einzelnen Stücke „locker" in größeren Abständen auf den Karton zu kleben. Dem aggressiven Zerreißen folgte nun der wesentlich ruhigere Arbeitsschritt. Wie aus heiterem Himmel begann Dani zu sprechen und zwar von dem Unverständnis, warum Kinder immer wieder von ihren Eltern angelogen werden. Ich war ein wenig überrascht von dem, was Dani sagte, denn er formulierte das nicht als Frage, sondern als Feststellung, und er war darüber ziemlich wütend. Offensichtlich hatte er diesbezüglich irgendwo und irgendwie etwas mitbekommen. Seine nun doch offene Frage war: „Ob es üblich ist, dass Eltern ihren Kindern irgendetwas erzählen, nur um Kinder nicht zu ängstigen". Als Beispiel nannte er, dass die Kinder nicht wissen sollen, dass die Eltern viel streiten u.v.a.m. Dani meinte dann noch dazu: „Die Eltern glauben immer nur, dass ihre Kinder so blöd sind und manche Zusammenhänge nicht mit bekommen". Und Dani setzte mit seinen Feststellungen fort, dass er weiß, dass dann viele Kinder „mitspielen", aber sie aufhören den Eltern zu vertrauen, was diese dann oft gar nicht bemerken.

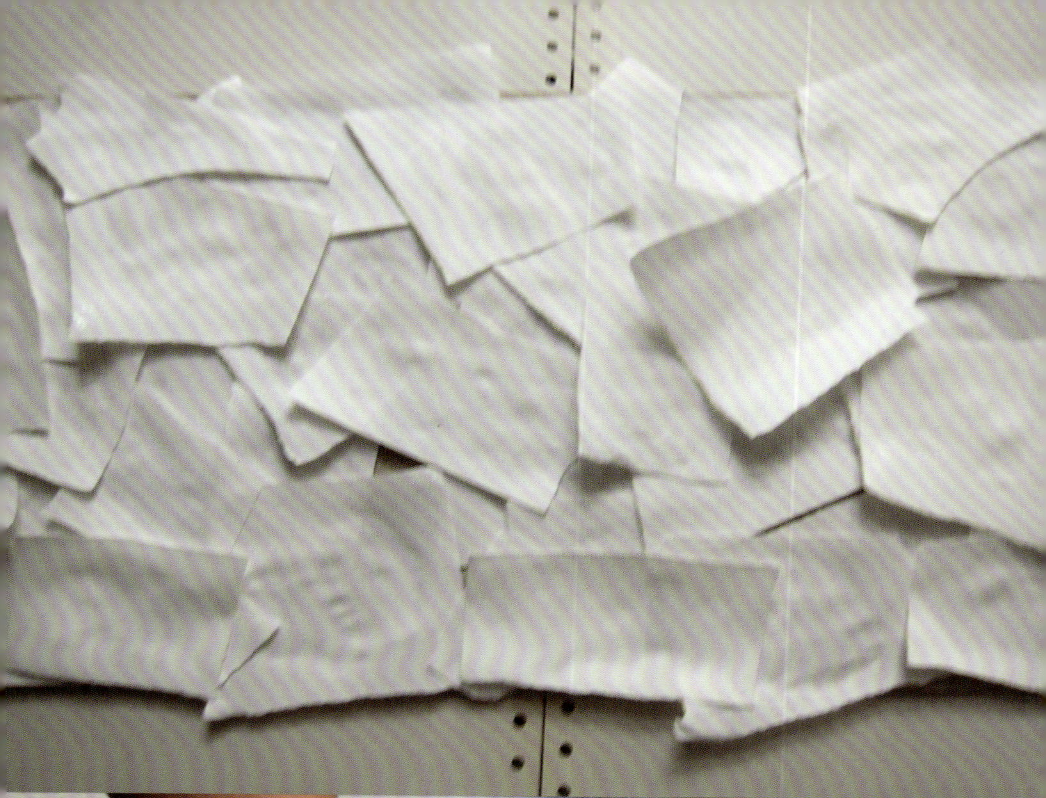

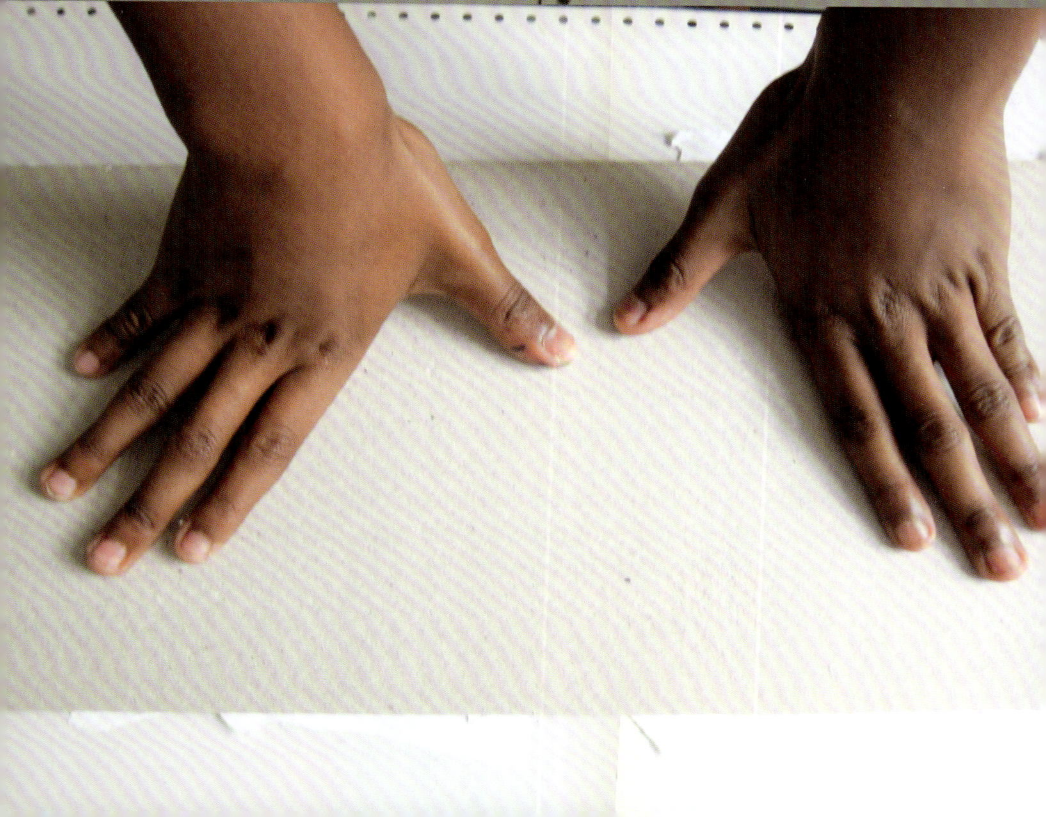

Viele, viele zerrissene Zetteln klebten in Schichten auf dem Karton, das hat viel Zeit in Anspruch genommen. Dani sprach nun ganz überraschend und unvermutet über die für ihn größte Kränkung, die seiner Meinung nach ein Kind erfahren kann, das ist nämlich laut Dani, wenn Eltern ihren Kindern verheimlichen, dass sie adoptiert wurden. Trotzdem, dass das im Fall von Dani gar nicht hätte möglich sein können, denn Dani ist farbig, was ja seine Eltern nicht sind, ist er seinen Eltern in aller Aufrichtigkeit und Wertschätzung zutiefst dankbar, dass er von ihnen diesbezüglich, eingeschlossen vieler anderer Fragestellungen auch, noch nie belogen wurde. Dani war aber wütend, dass es solche Eltern gibt, die ihre Kinder belügen und deshalb für ihn einfach furchtbar sind, mit denen er nie etwas zu tun haben möchte. Wir sprachen viel darüber, was solche Lügen für Auswirkungen auf das Leben haben können, wenn man nichts glauben und niemandem vertrauen kann.

Weil die Papierstücke sich nach dem Kleben teilweise aufbogen, drehte Dani den Karton um und drückte fest darauf, damit die Papierstücke angepresst werden sollten. Wir dachten dann noch beide laut nach, was Eltern für Beweggründe haben könnten, ein Kind zur Adoption freizugeben. Dani weiß, dass seine leibliche Mutter gestorben und der Vater unbekannt ist, damit war Dani frei für „neue" Eltern. Dass seine Adoptiveltern gerade ihn gefunden haben, kann er oft vor Glück nur schwer fassen, denn er weiß, dass es Millionen anderer Kinder gibt, die das Glück nicht haben, so liebe Eltern zu bekommen.

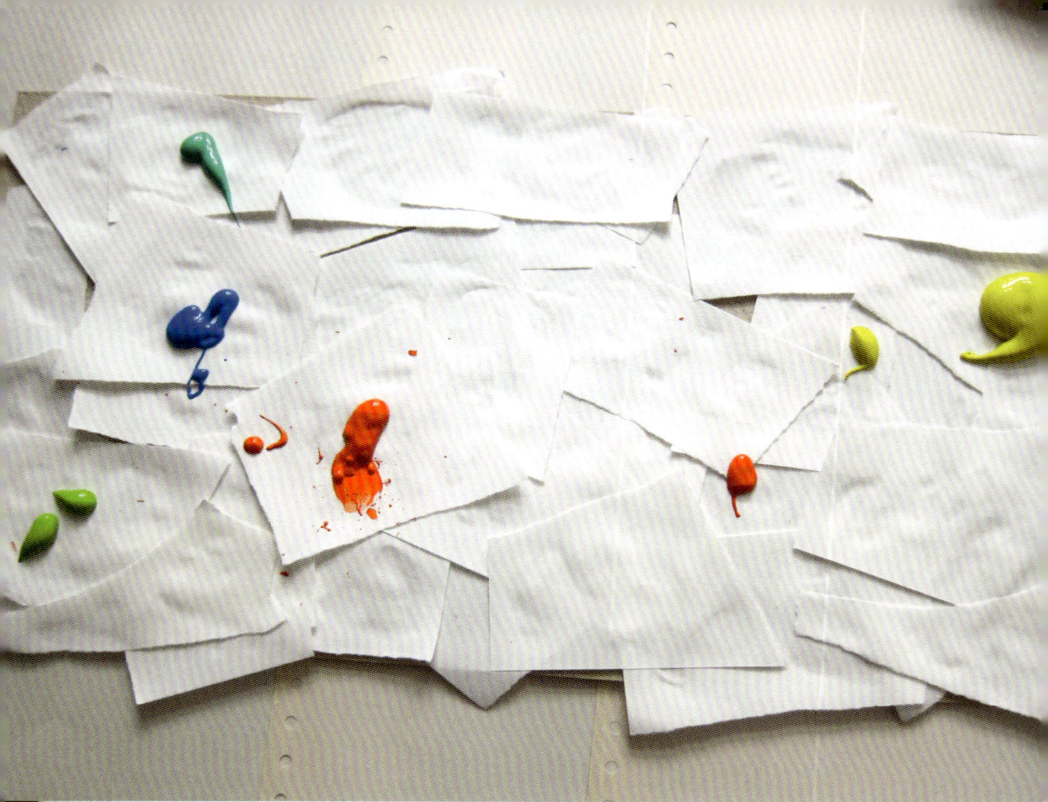
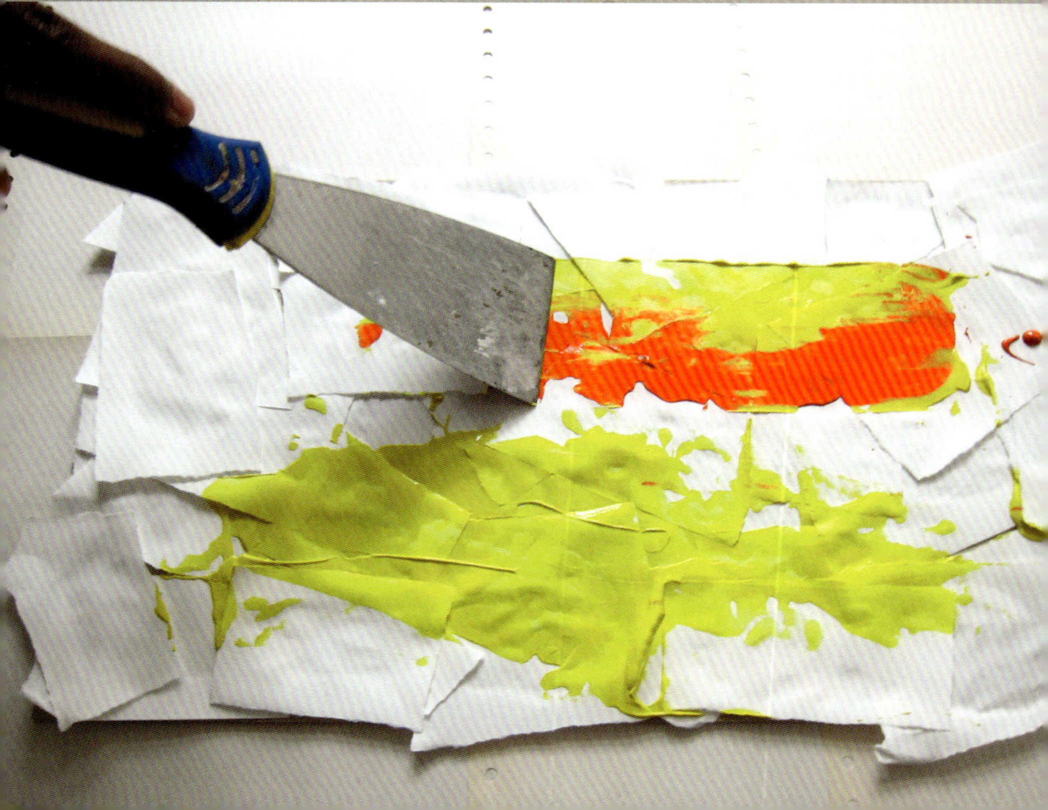

Zum Bemalen wählte Dani die Farben Gelb, Rot, Türkis, Dunkel- und Hellgrün. Auftauchend aus den schweren Themen hat Dani dann festgestellt: „Vielleicht werde ich einmal Rechtsanwalt und dann werde ich gegen alle diese Ungerechtigkeiten kämpfen".

Mit der Spachtel verteilte Dani die Farben auf seinem Werk, was eine sehr lustbetonte Tätigkeit war nach all den körperlichen und geistigen Anstrengungen. Dani arbeitete rasch und voller Dynamik, er war überrascht, dass nach so wenigen Spachtelbewegungen gleich so viel Effekt entsteht. Vor allem faszinierte ihn, dass durch die Unebenheiten des aufgeklebten Papiers besondere Effekte entstanden, denn die Oberfläche war nun dreidimensional und das wirkte sich auf das Bild laut Aussagen von Dani sehr gut aus.

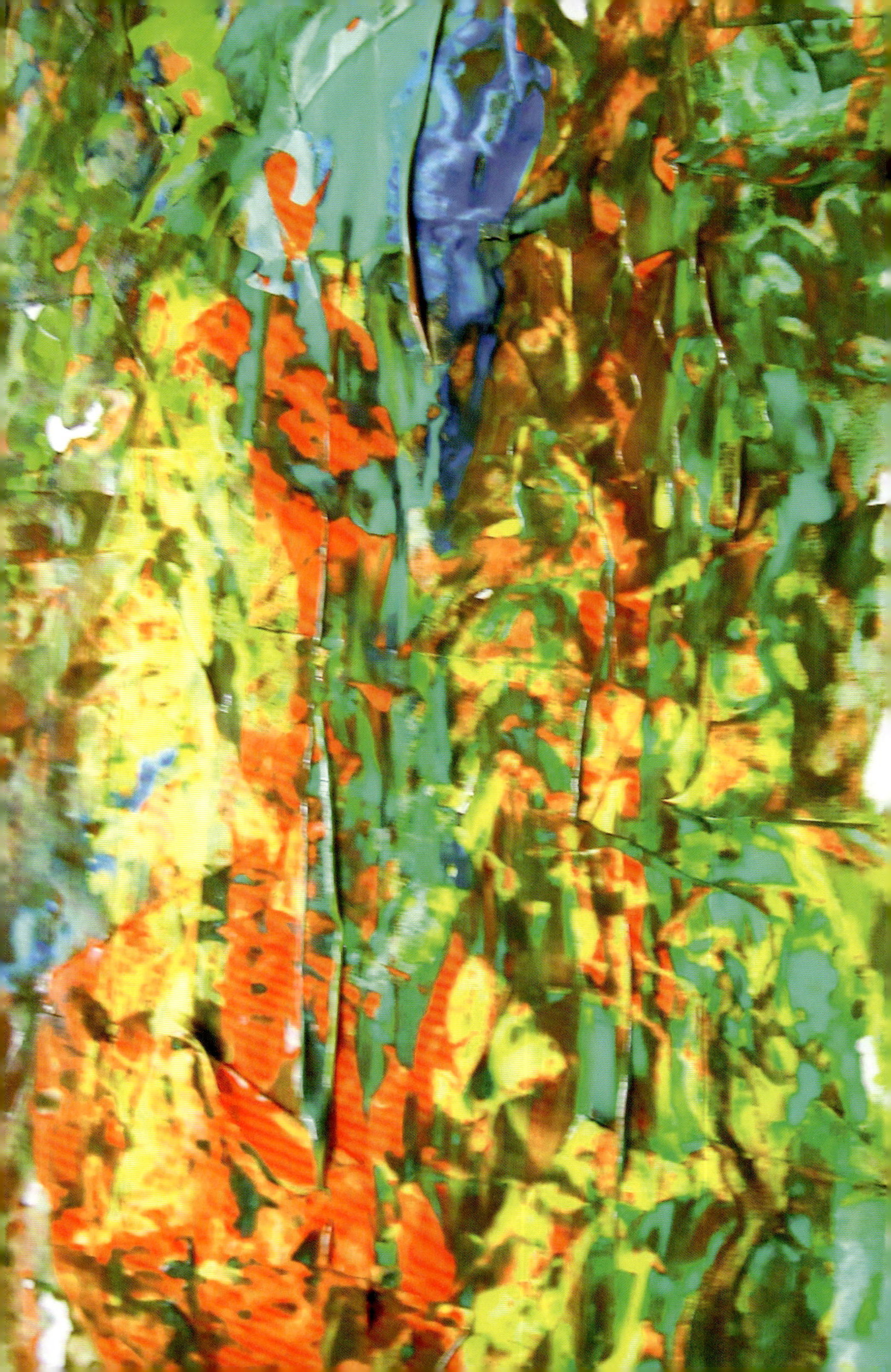

Mit ein paar Spachtelstrichen war das Bild fertig, es war nass und satt von Farben und auch Dani hatte genug. Das war Danis letztes Bild vor dem heißersehnten Urlaub, es ging nach Israel, in sein geliebtes Israel. Als Wertschätzung an Israel durfte die „Israelfarbe“ – von uns beiden so genannt – nicht fehlen, das ist das Türkisblau im oberen Abschnitt des Bildes.

Gedanken: Das Zerreißen des Papiers kann befreiend und lösend sein, etwas zu zerreißen und wegzuschmeißen, wer kennt nicht den befreienden Akt. Mauern können zerreißen, Gedanken und Herzen. In Dani ist anscheinend auch etwas gerissen oder aufgebrochen. Für ihn ist es absolut nicht nachvollziehbar, warum Eltern ihre Kinder als „blöd“ verkaufen, so wie Dani es nannte, und in dem Moment verachtete er solche Eltern, offensichtlich hat er diesbezüglich von Freunden etwas mitbekommen. Was er aber nicht fassen kann, ist das Glück, das er mit seinen Eltern hat, und dass andere durch andere Eltern benachteiligt sind. Denn Dani bemerkte auch sehr richtig, wer einmal eine so große Lüge verbreitet, dem kann man nie mehr etwas glauben, auch wenn er verspricht, die Wahrheit zu sagen.

Ausblick

Material: Fließpapier, Filzstifte, Wasser, Schere, Zeichenpapier A3 oder A4

Methode: Auf dem Fließpapier werden mit Filzstiften Streifen gemalt, diese sollten nicht aneinander grenzen. Mit der Schere wird das bemalte Fließpapier in Streifen geschnitten, diese werden dann ins Wasser getaucht, die Filzstiftfarben beginnen sich dann „auszudehnen“, danach kommen die Streifen zum Trocknen auf das Zeichenpapier.

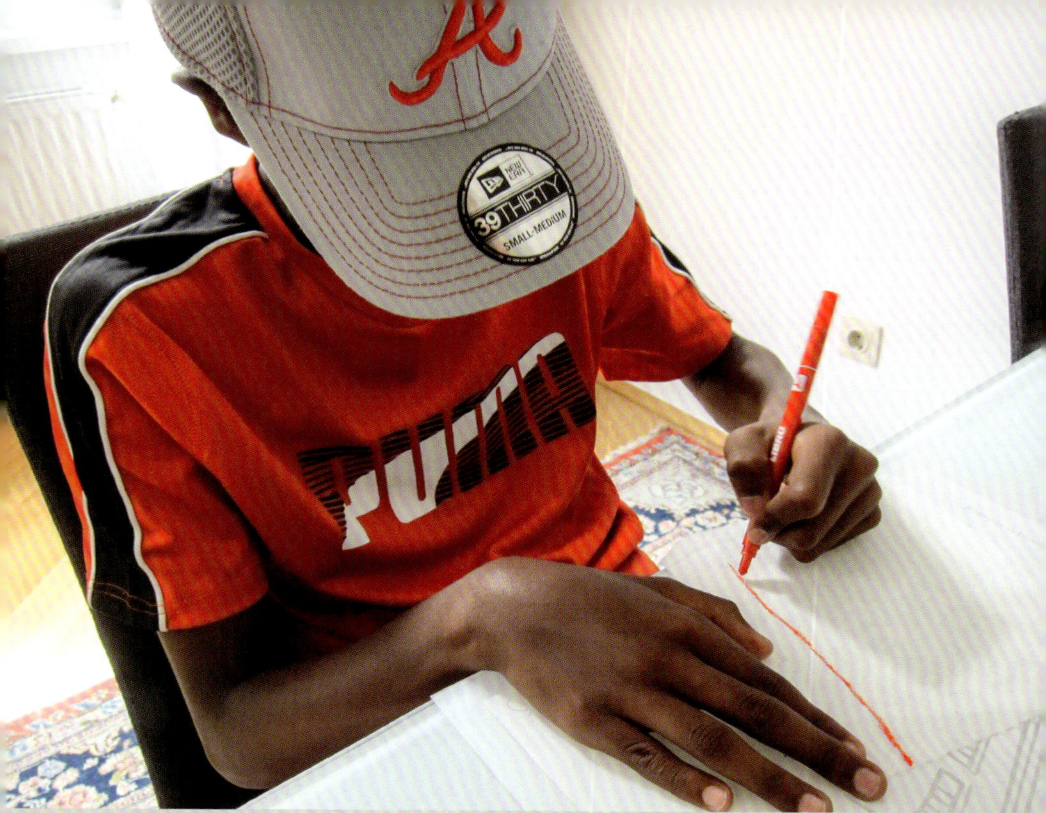
39THIRTY
SMALL-MEDIUM
PUMA

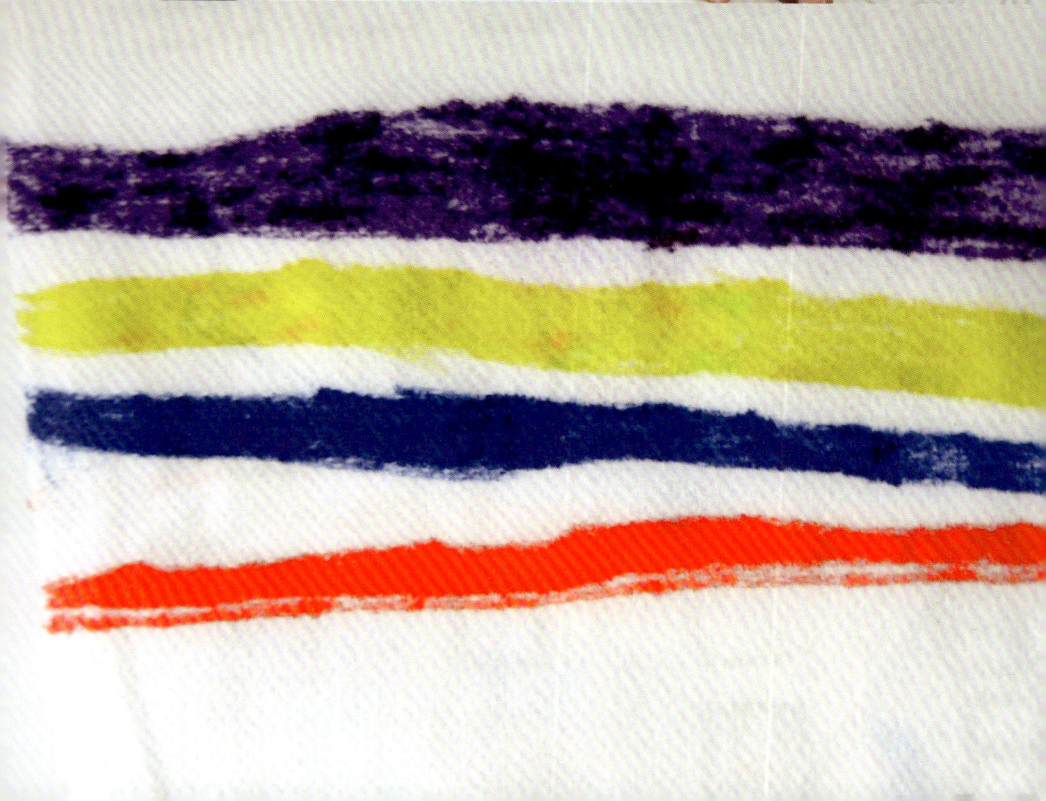

Die Ferien sind nun fast zu Ende, zum Wiedereinstieg richtete ich Dani ein Material her, das er schon kannte, nur der Gebrauch sollte anders werden. Dani malte mit den Filzstiften Streifen auf das Fließpapier, was nicht ganz einfach ist, denn die Filzstifte gleiten eher schlecht auf dem relativ rauen Papier.

Dani malte relativ dicke Streifen auf das Papier, seine Lieblingsfarbe Blau durfte sowohl in der hellen wie auch in der dunklen Variante vorkommen. Dani erzählte ein bisschen von seinen Ferienerlebnissen, ein wenig sprunghaft, aber ich ließ ihn reden und wollte ihn nicht unterbrechen.

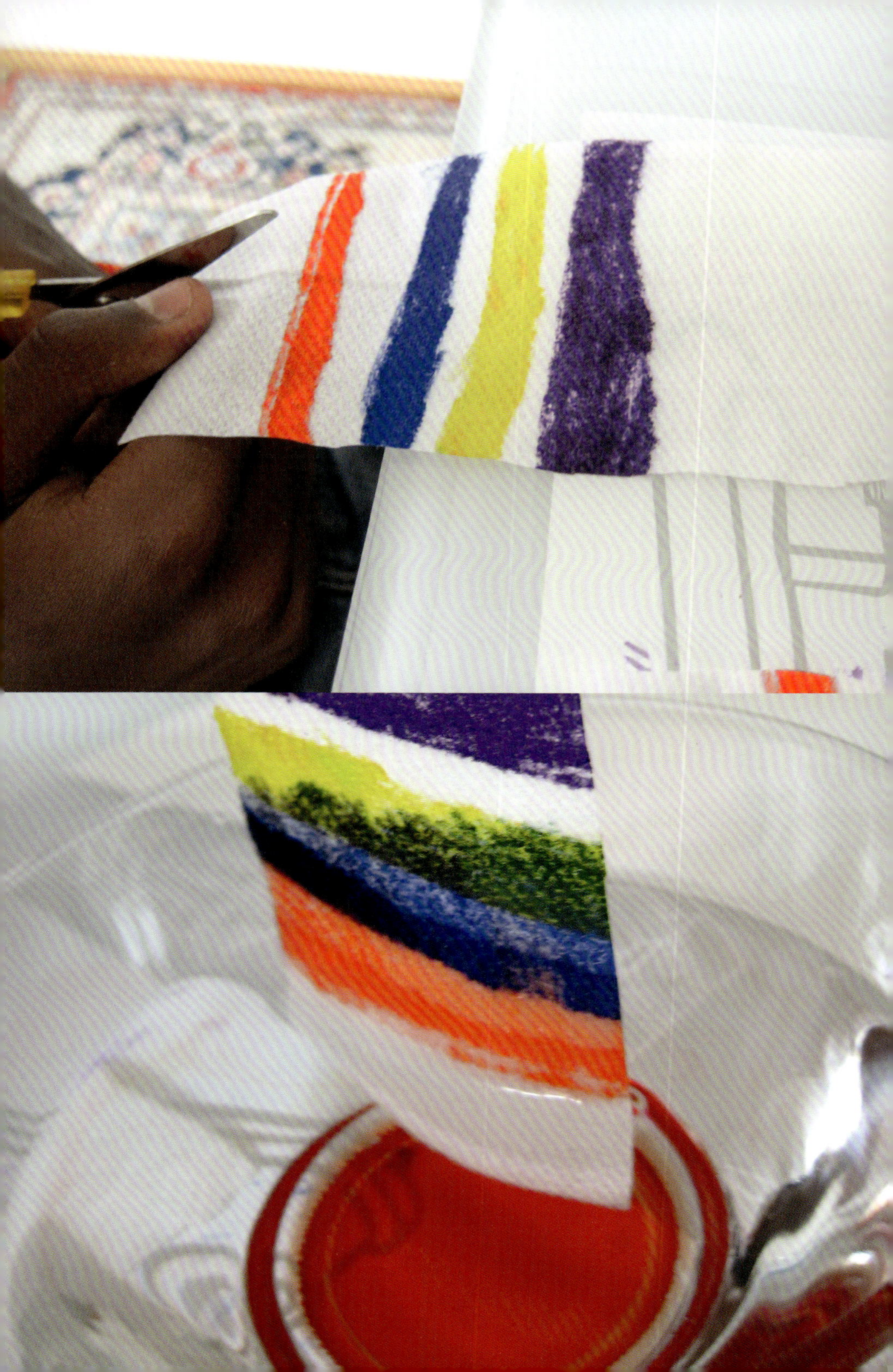

Mit der Schere zerschnitt er seine Arbeit in mehrere Teile, ordentlich und vor allem sehr genau. Dani hatte in den Ferien viel erlebt, was er aber erwähnte, was mich auch ein wenig erstaunte, war, dass er sich nun schon auf einen anderen Ordnungsrahmen und auf die Regelmäßigkeit freut, die das kommende Schuljahr wieder mit sich bringen wird. Dani ist in den Ferien viel herumgereist, hat viel gesehen, viele Eindrücke mitgenommen, aber nun schien es genug zu sein. Er stellte auch dar, dass es ihm wichtig ist, sich Bildung in Form von Lernen anzueignen, was in seinem Alter als Wunsch nicht unbedingt üblich ist.

Die zurechtgeschnittenen Teile tauchte Dani nun ins Wasser, er schaute gespannt zu, wie sich die Farben auszubreiten, zu vermischen, zu verändern begannen und was besonders wichtig war, es entstanden Farben, die nicht einmal gemalt worden waren. Obwohl die Farbverteilung auf jedem Streifen gleich war, veränderte sich jeder anders und es wurden vier verschiedene kleine Bilder.

Dani legte die vier Streifen auf das hergerichtete A4 Blatt und beobachtete weiterhin den Veränderungsprozess und das Entstehen von neuen Farben, denn Violett hatte er nicht aufgetragen. Nachdem die Streifen sehr nass waren, nahm auch das Papier darunter die Farben an.

Gedanken: Die Ferien waren fast um, Dani und ich haben einander längere Zeit nicht gesehen, deshalb wählte ich eine Methode, die ein leichter Wiedereinstieg für Dani sein sollte. Das brauchte es aber nicht, denn wir haben rasch an „unsere“ wertschätzenden Arbeits- und Kommunikationsmuster anschließen können.

Was aber Dani so toll herausgearbeitet hat, war, Veränderungen sichtbar zu machen, und zwar auf einer gefühlsmäßigen Ebene. Die Bilder zu Beginn der Ferien waren geprägt von der Lust an der Freiheit, der Freizeit, der Unabhängigkeit von der Zeit, seinem Schlaf- und Wachbedürfnis nachzugehen, wegzukommen von „beeile dich, es ist schon spät, habe ich etwas vergessen, habe ich genug gelernt“. All das hatte nach dem Genuss während der Ferien an Attraktivität verloren und der Wunsch nach Ordnungen löste die Ferienwünsche ab. Vielleicht ist es ein großes Glück, wenn es uns möglich ist, in zyklischen Zeiteinteilungen zwischen Regeln und Freiheit, zwischen Ordnungen und Chaos, zwischen Spannung und Entspannung zu leben, denn durch das eine können wir erst das andere schätzen lernen.

Träumen

Material: Luftballon, Acrylfarben, Pinsel, A3 Papier

Methode: Ein Luftballon wird aufgeblasen, an der Oberseite wird er mit Acrylfarben bemalt, um damit dann Abdrücke auf einem Papier zu hinterlassen.

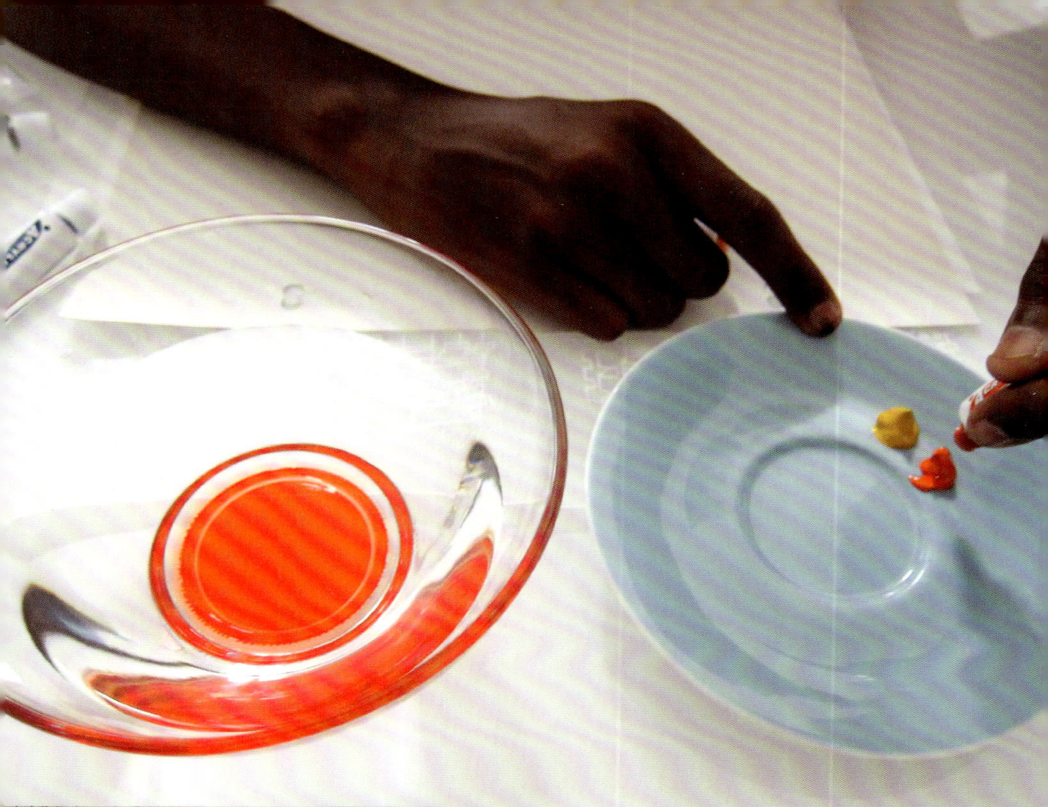

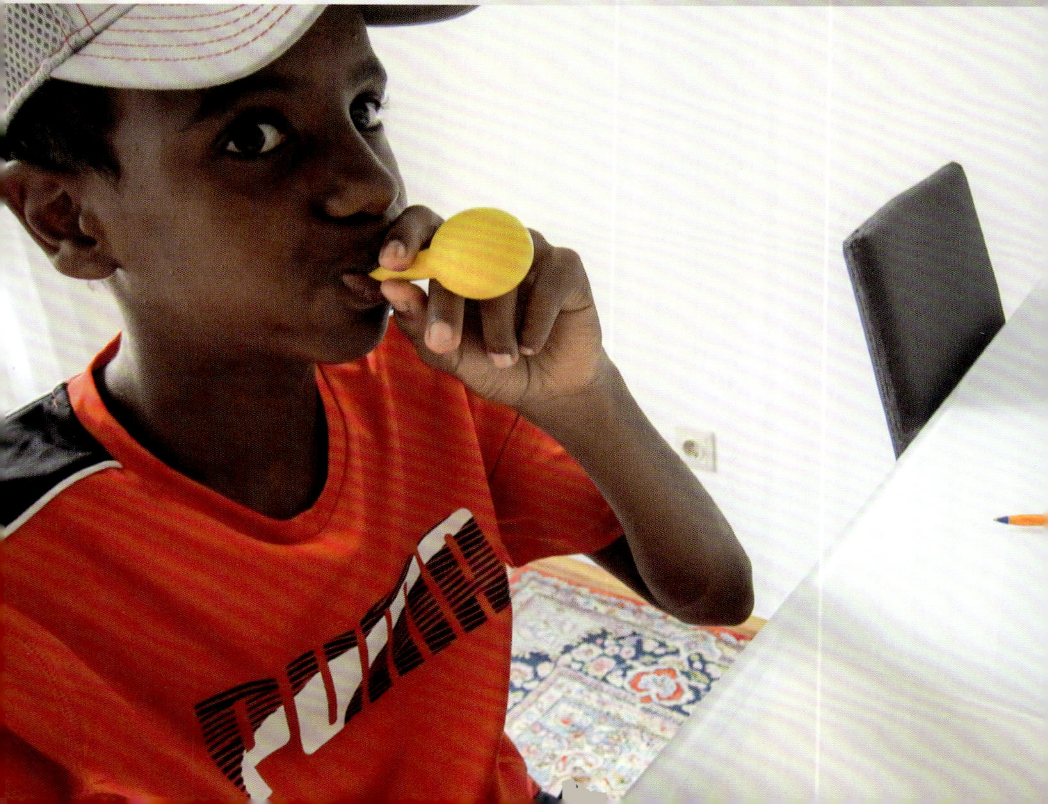

Dani richtete sich Farben her, er suchte nicht aus, er nahm die, die am nächsten lagen. Dani erzählte zwar von den Ferien, die aber nun schon fast der Vergangenheit angehörten, seine Gedanken richteten sich eher auf die Zukunft, im Spannungsfeld zwischen Freude auf die Schule und dem Wiedererwachen der Probleme, die das Schuljahr wieder bringen wird.

Dani entschied sich für einen gelben Luftballon, den er mit großer Kraftanstrengung selbst aufblasen wollte, das hat er auch geschafft. Die Farbe Gelb wählte er deshalb, weil es eine helle Farbe ist und er Farben darauf leichter mischen würde können. Bevor der Ballon fest verschlossen wurde, flog er mehrmals durch die Luft.

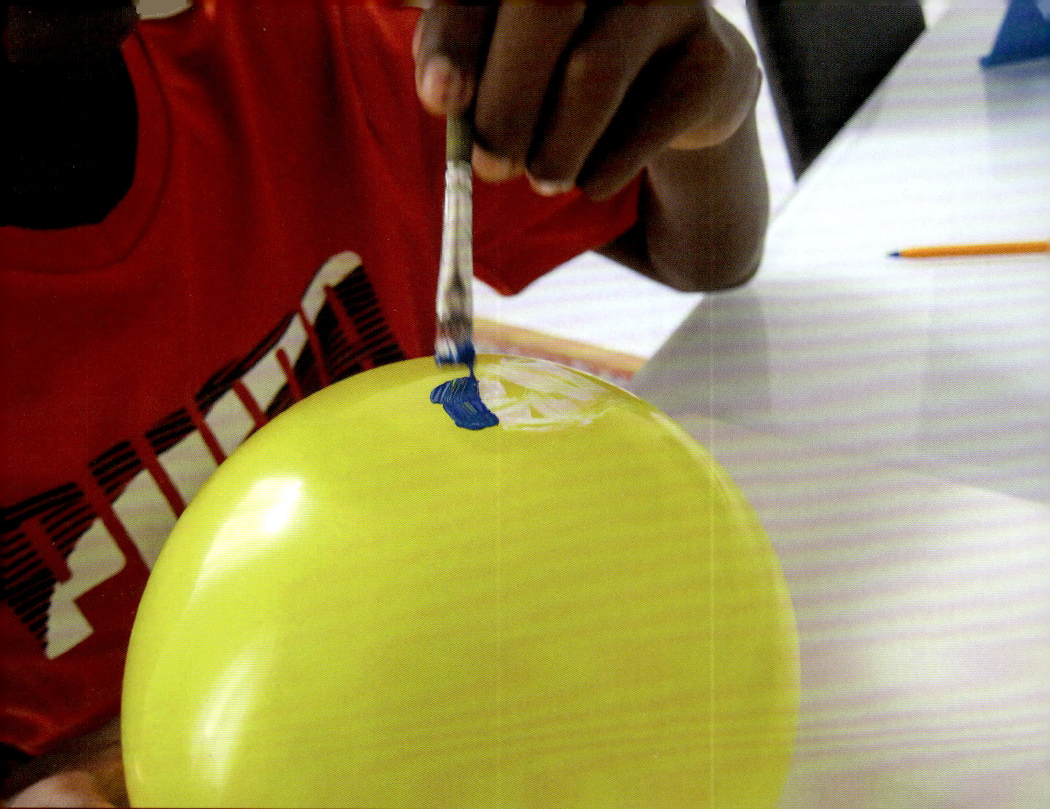

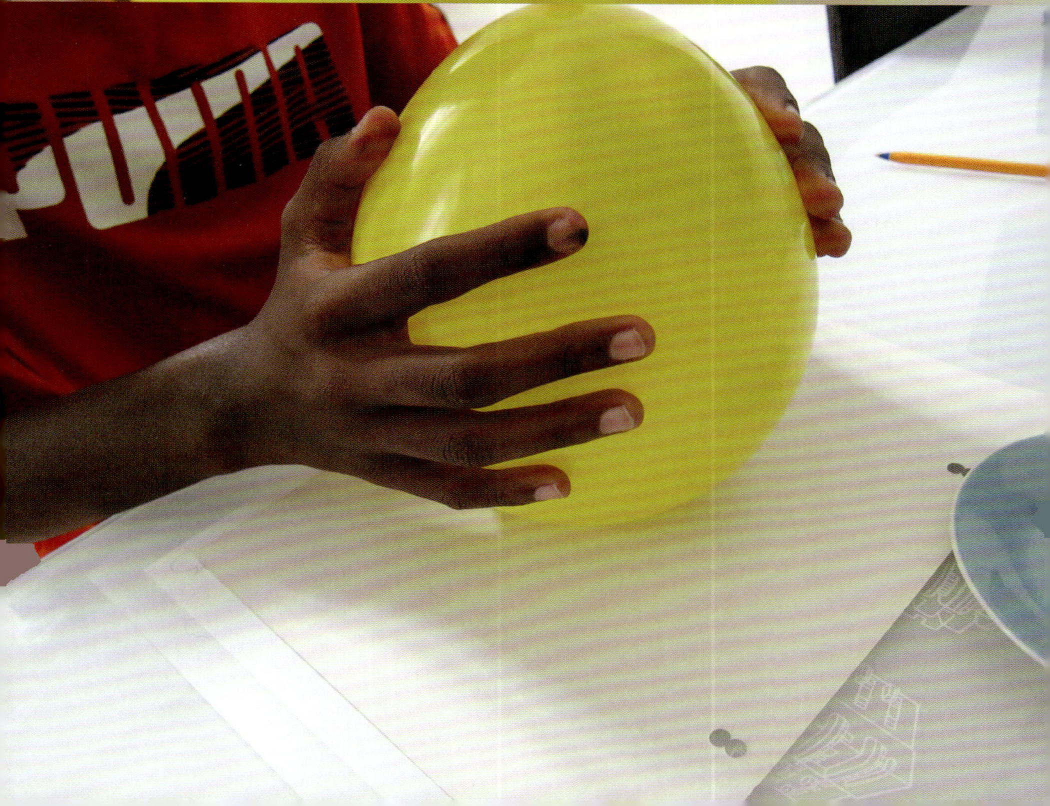

Dani war ganz im Tun, wir sprachen kaum, er konnte sich in dem Moment gar nicht vorstellen, wie das mit dem Abdruck sein wird. Dani wurde ein bisschen unsicher und immer, wenn er ein wenig unsicher ist, dann arbeitet er sehr langsam. Bei diesem Arbeitsschritt so langsam, dass die Farbe fast trocknete, ehe er einen Abdruck machte.

Mit einem Luftballon zu stempeln ist lustbetont und effektiv. Wenn der Luftballon auf das Papier gedrückt wird, dann gibt er nach, der Luftballon verwandelt sich zu einem Hüpfballon, was die meisten Klienten als ungewohnt, aber auch als lustig bezeichnen. Als Dani das ausprobierte, empfand er es auch so und alle Langsamkeit war aus ihm verschwunden.

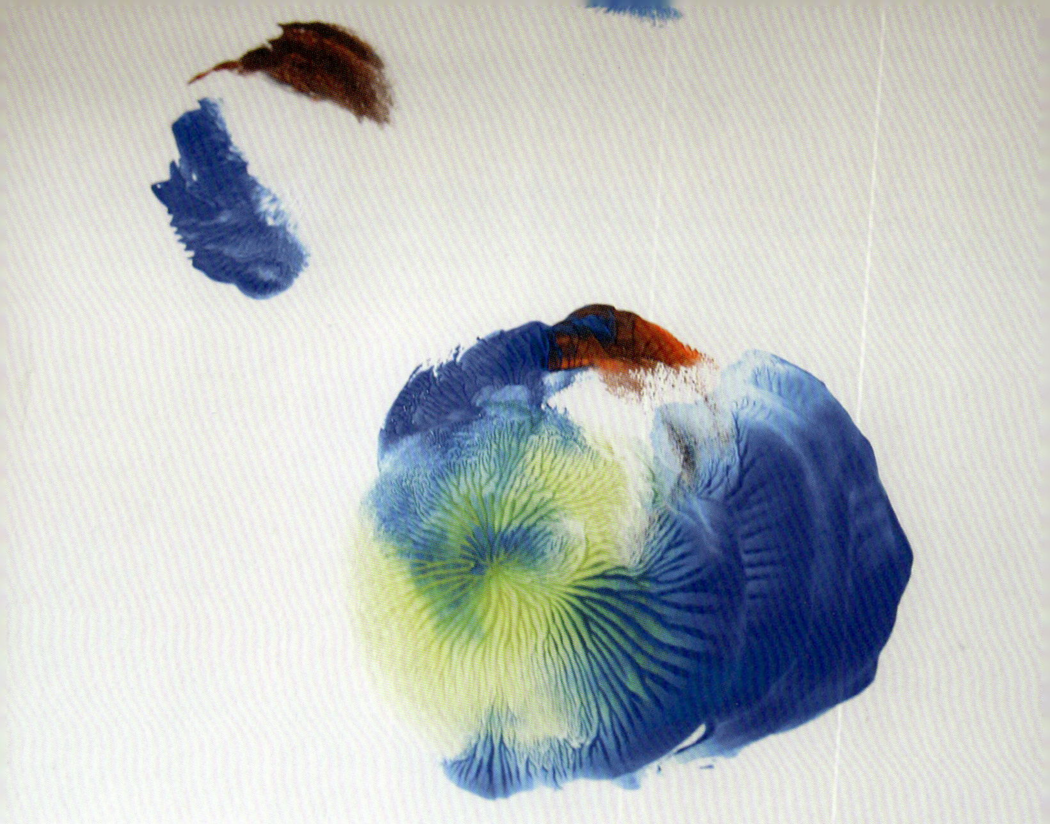

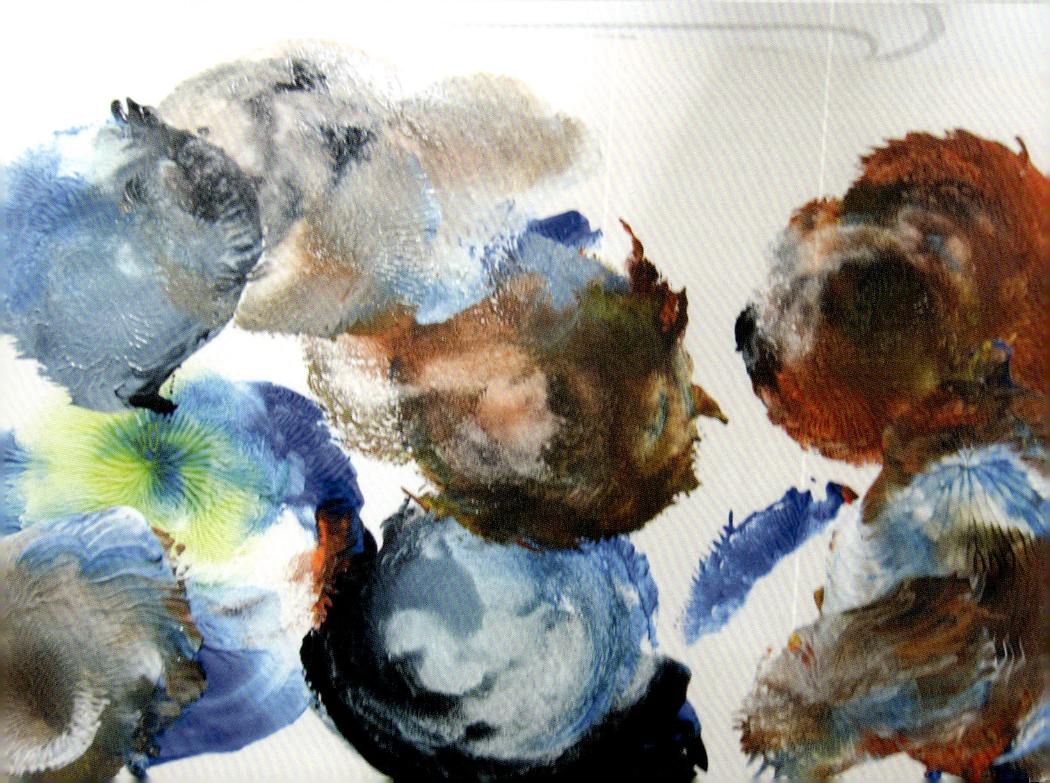

Nachdem der erste Versuch durch die eingetrockneten Farben eher dürftig war, wiederholte Dani den Versuch.

Er war nun nicht mehr so zurückhaltend wie zu Beginn, er fand Gefallen nicht nur am Bemalen, sondern auch am Stempeln, er sparte nicht mehr an Farben und an Platz, er nahm sich den Platz, der ihm zustand, und es machte ihm Freude. Nachdem Dani wieder alles unter „Kontrolle" hatte, erzählte er mir von einer neuen Idee, die seine ganze Aufmerksamkeit band. Er erinnerte sich sehr gut, dass er in seiner „alten" Schule nicht ganz glücklich war und dass er zwar gerne lernte, aber mit manchen seiner Lehrer nicht gut zurecht gekommen ist. Außerdem ist Dani ein eher lärmempfindliches Kind, er hatte oft erwähnt, dass es in der Klasse so laut ist und es ihm schwer fällt, sich bei diesem Lärm zu konzentrieren, aber er hat sich vorgenommen zu vermitteln, wann es für ihn zu laut und deshalb zu störend wird.

Ein Schulwechsel wurde wohl auch in Erwägung gezogen, aber Dani blieb dann doch in seiner Schule, denn es hätte ihn wahrscheinlich mit zu großer Wehmut erfüllt, wenn er nicht nur Vertrautes verlassen hätte müssen, sondern auch die liebgewonnenen Schulfreunde. Wir unterhielten uns noch einige Zeit darüber, dass Abschied und Neubeginn so ganz nah nebeneinander liegen, so wie Freude und Schmerz. Und dass es kaum einen Schritt gibt, der nicht immer beide Komponenten beinhaltet, aber dass eine Komponente meist stärker ist, und die hieß bei Dani, in seiner „alten" Schule zu bleiben.

Gedanken: Eine scheinbar einfache Technik, bei der es kaum Möglichkeiten zur Gestaltung gibt, außer bei der Auswahl der Farben. Im Kontakt zu dem entstehenden Werk gibt es einen großen Abstand, einen Luftpolster, der auf der einen Seite schützt und bremst, aber auf der anderen Seite den direkten Kontakt verhindert, sodass es kaum möglich ist gestalterisch einzugreifen. Auch Dani war zu dieser Zeit getrennt von seinen Schulfreunden, die Ferienzeit war noch „dazwischen". Vielleicht hatte er erst dadurch den Mut gefunden sich zu überlegen, was er wirklich möchte. Die Wünsche, Freundschaften weiter zu pflegen und in Bekanntes zurückzukehren, waren für ihn stärker als einen Neubeginn zu wagen. Auch nach Schulbeginn war Dani mit seiner Entscheidung, die er mit Hilfe seiner Eltern getroffen hatte, zufrieden.

Überlegungen

Material: harte Unterlage, wertloses Material, Kleber, Pinsel, Acrylfarben

Methode: Ein Holzbrett oder ein steifer Karton dient als Untergrund, auf den wertloses Material geklebt wird, das dann mit Acrylfarben bemalt wird.

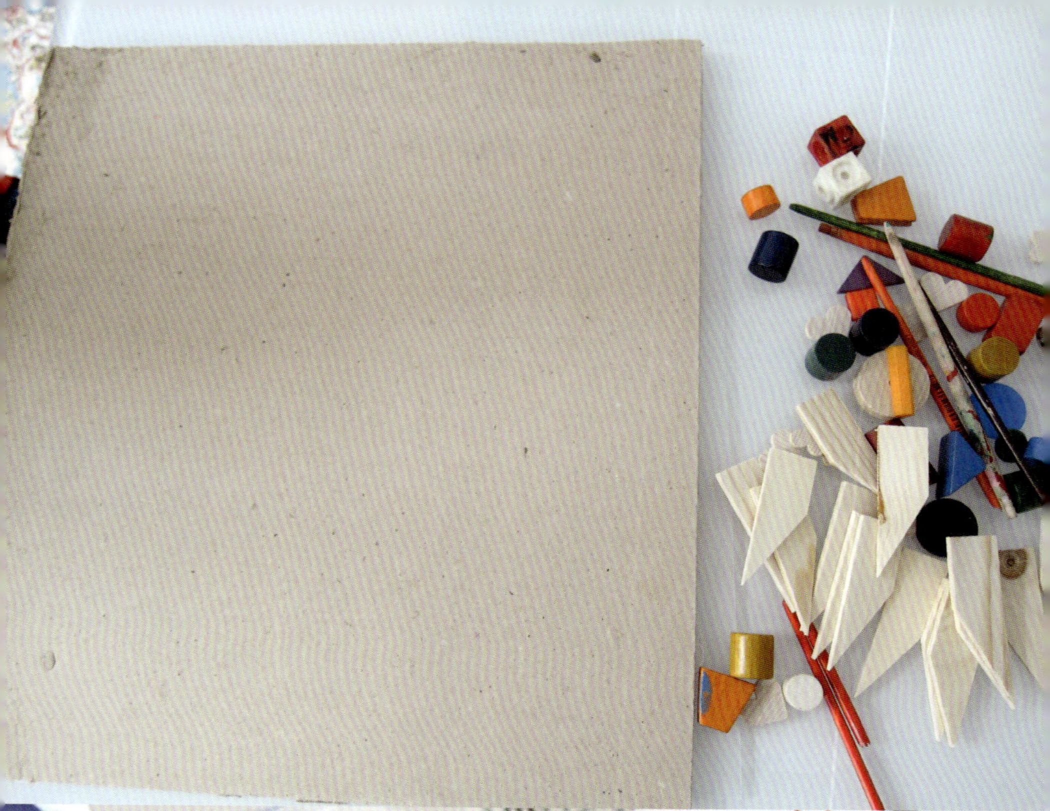

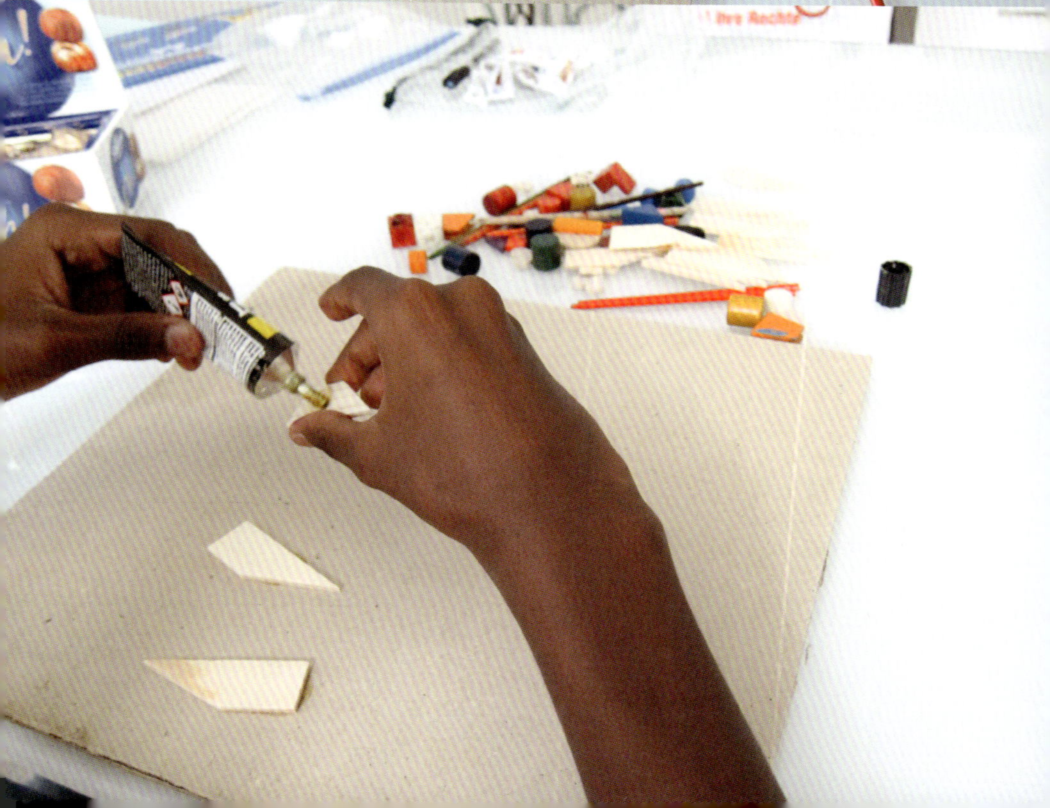

Aus dem Fundus an wertlosem Material suchte sich Dani einiges aus, seine Vorliebe galt den kleinen Holzkeilen, weil sie sich leicht aufkleben und kolorieren lassen. Die meisten anderen Teile sind schon bunt, deshalb ist das Übermalen nicht sehr leicht.

Dani klebte zuerst seine Lieblingsstücke auf, eines nach dem anderen, noch war er in sich gekehrt, langsam tauchte er wieder ein in seine Gedanken, arbeitete ohne Plan, sondern ließ einfach geschehen, seine Hände arbeiteten, während seine Gedanken ganz wo anders waren.

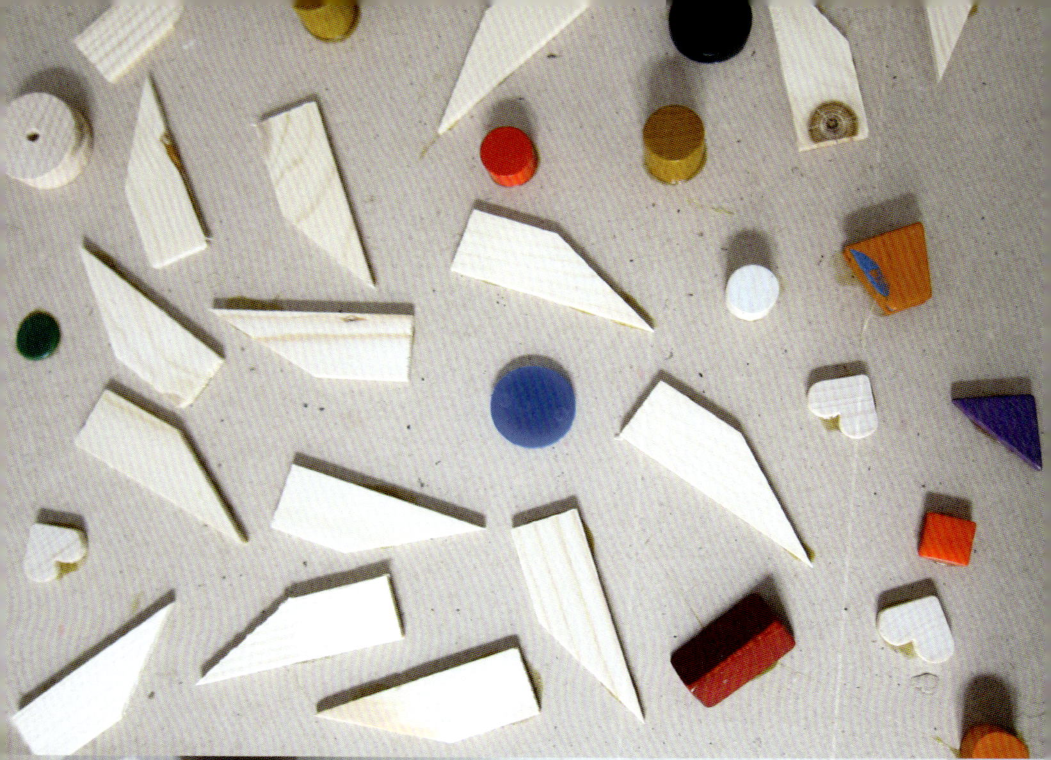
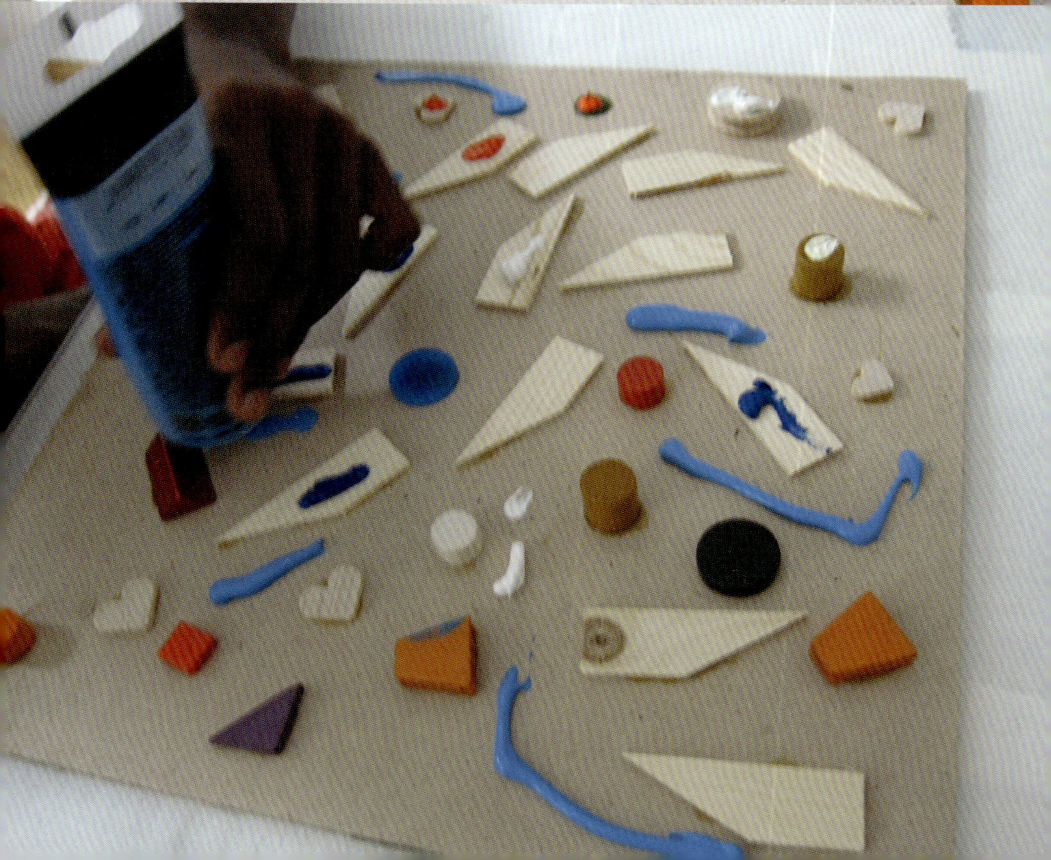

Relativ rasch war Dani mit den Klebearbeiten fertig, von dem wertlosen Material, das er hergerichtet hatte, wählte er sorgsam aus, er nahm nicht alles. Was mich erstaunte war, dass er sich auch für die kleinen Holzherzchen entschied, was so gar nicht seiner Art entsprach. Dani mag die Herzerl- und Smiley Welt nicht, die teilt er den kichernden Mädchen zu, die ihm ziemlich auf die Nerven gehen.

Dani verteilte Acrylfarben auf sein Bild, bei der Auswahl entschied er sich für seine Lieblingsfarben Türkis, Blau und Weiß. Mit der Farbe Blau assoziierte und erinnerte er sich an den Urlaub in Israel. Dani erzählte von dem Urlaub, immer wieder betonte er, dass er den Urlaub genossen hat, aber da hat es etwas gegeben, womit Dani schwer fertig geworden ist, weil er das weder verstanden hat noch irgendwie in seinem Denken einordnen kann.

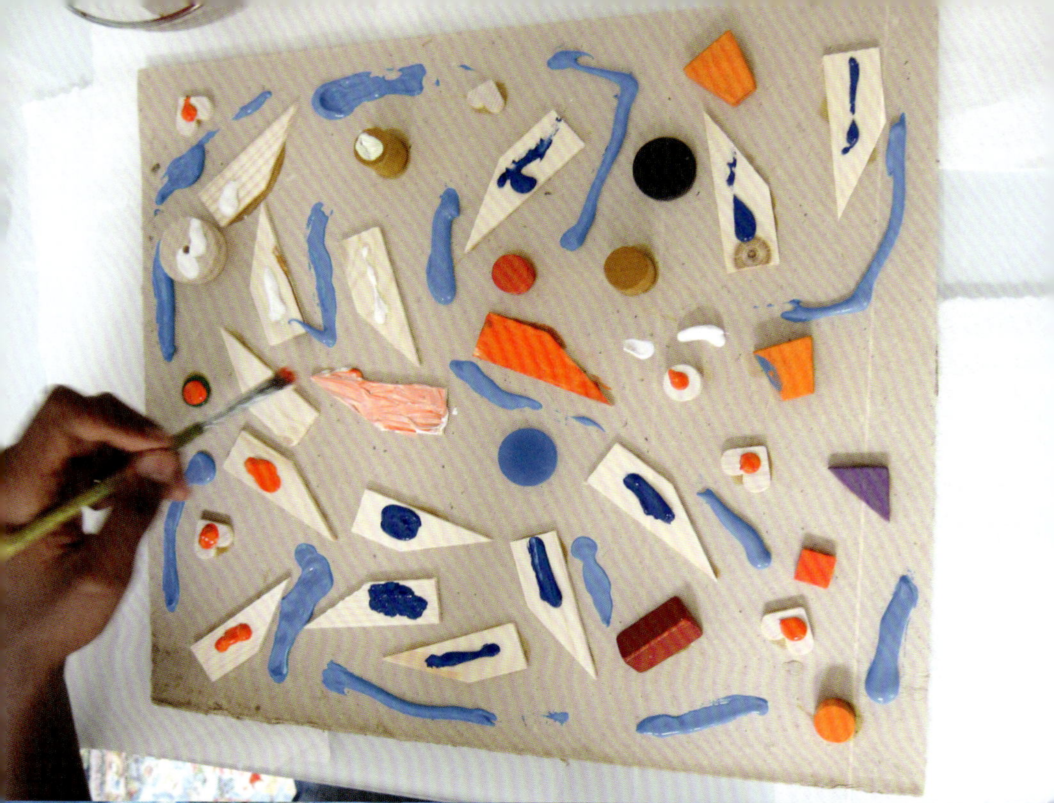

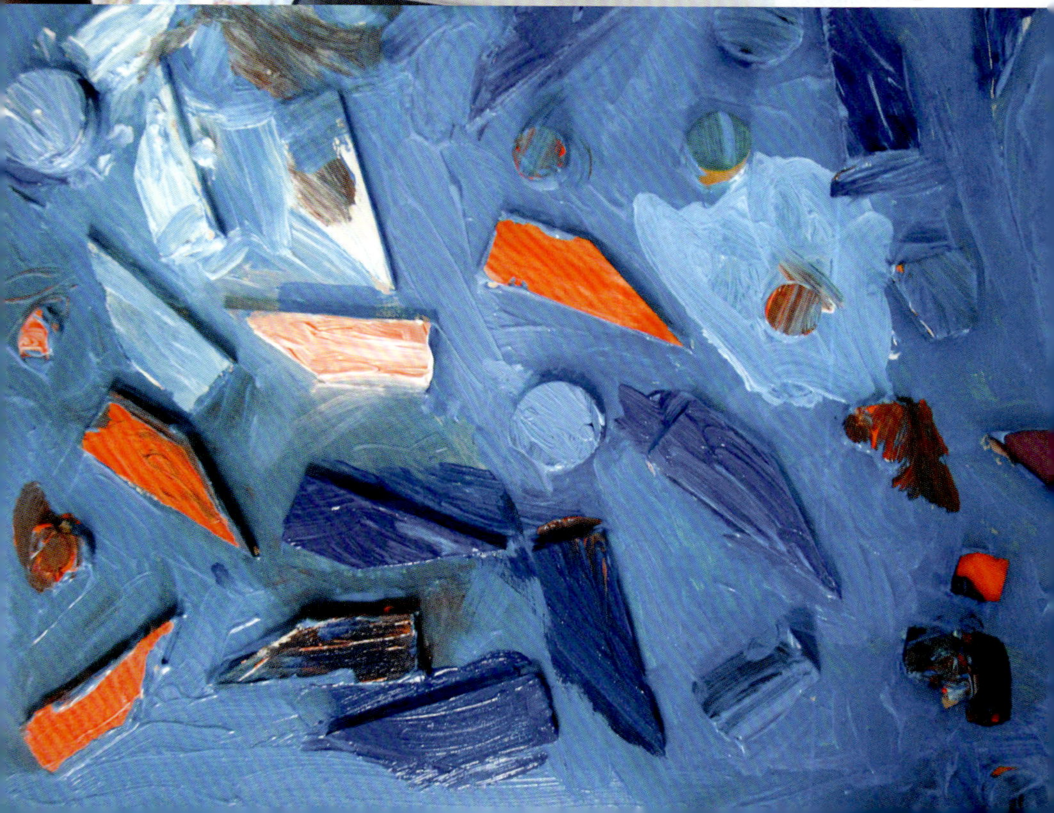

Auf einige Teile hat Dani die Farbe Rot aufgetragen, vor allem auch auf die Herzerln. Zuerst begann er die rote Farbe zu verteilen. Während des Malvorganges erzählte Dani mir, dass er in Israel etwas erlebt hat, mit dem er nicht fertig wird. Dani war mit seiner Familie bei einer Hochzeit eingeladen. Dani war erstaunt und es hat ihn fasziniert, wie toll das Fest gestaltet war, wie liebevoll alles hergerichtet war, wie viele Leute gekommen sind, wie schön die Gäste angezogen waren u.v.a.m.

Während Dani erzählte, malte und malte er, das Blau wurde in unterschiedlichen Schattierungen immer vorherrschender, während das Rot immer mehr verschwand. Was Dani bei der Hochzeitsfeier so verwunderte, war der Umstand, dass er empfunden hatte, dass sich die Braut nach seiner Wahrnehmung nicht genug gefreut hat. Danis Herz war aber nicht bei der Braut, sondern beim Bräutigam, er tat ihm so leid. Dani hat mitbekommen, wie sehr sich der Bräutigam angestrengt hat, wie er sich bemüht hat, dass das Fest schön wird, dass es ein Tag wird, den man nie vergisst. Dani war wirklich betrübt, weil ihm der Bräutigam so leid tat, er bezog das auf sich und betonte immer, wie traurig er wäre, wenn ihm das widerfahren würde.

Gedanken: Mit dem Bild gestaltete sich Dani einen Weg in die Vergangenheit, der aber so nicht geplant war, wahrscheinlich hat es ihn sozusagen hineingezogen, vor allem durch die Farbe Blau, seine Lieblingsfarbe, „sein Israelblau". Erinnerungen an den noch gar nicht lange zurückliegenden Urlaub konnten wiedererstehen, aber es waren Bilder, die ihn peinlich berührt hatten, die für ihn unangenehm waren, auch deshalb, weil er für sich das nicht einordnen konnte, wahrscheinlich auch kein Hintergrundwissen dazu hatte u.v.a.m. Es entwickelte sich daraufhin aber ein liebevolles, sehr zartes Gespräch darüber, wie sich ein Bräutigam fühlt, der liebt. Die kleinen Herzchen bekamen nun eine ganz andere Bedeutung. Die Gestaltung des Bildes hatte ihn dazu gebracht, seinen Standpunkt ein bisschen zu verlassen und sich vorzustellen, wie das ist, wenn man ein Du liebt. Etwas, was ganz neu für und bei Dani war.

Wurzeln

Material: Knöpfe, Unterlage

Methode: Der erste Auftrag lautet, aus einem Fundus von Knöpfen den schönsten Knopf zu wählen, der dann den Klienten repräsentiert, der nächste Auftrag lautet, Knöpfe zu suchen als Repräsentanten von Menschen, Tieren, Dingen u.v.a.m., die einem wichtig sind, entweder im Positiven oder im Negativen.

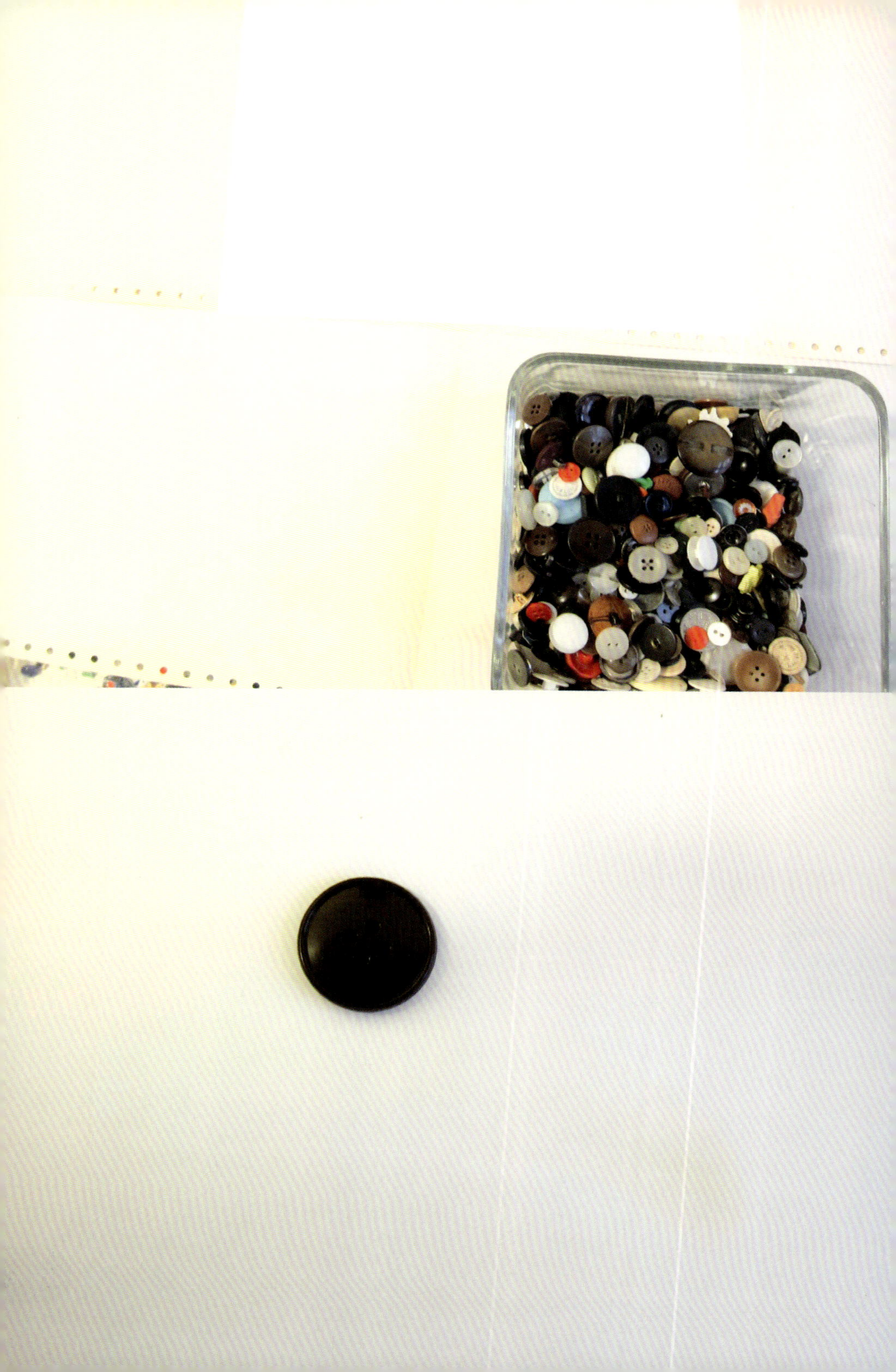

Ein Blatt, das als Unterlage dient, stellt quasi den Lebensraum dar, in dem es Begegnungen mit Menschen, Tieren, Dingen u.v.a.m. gibt, die dem Klienten mehr oder minder wichtig sind. Ein Gefäß, das mit vielen unterschiedlichen Knöpfen gefüllt ist, steht bereit, um aus dieser Fülle wählen zu können.

Der erste Arbeitsschritt für Dani war, sich den schönsten Knopf auszusuchen. Dani wühlte zwar ein bisschen im Knopfgefäß herum, hat sich aber bald für einen relativ großen dunkelbraunen Knopf entschieden, den er als den schönsten bezeichnete. Erst im Anschluss daran vermittelte ich ihm, dass das im Spiel er ist. Dani fand, dass er seine Auswahl gut getroffen hatte, und wollte nicht mehr tauschen. Er platzierte den Knopf zwar nicht im Zentrum des Blattes, aber doch nahe der Mitte.

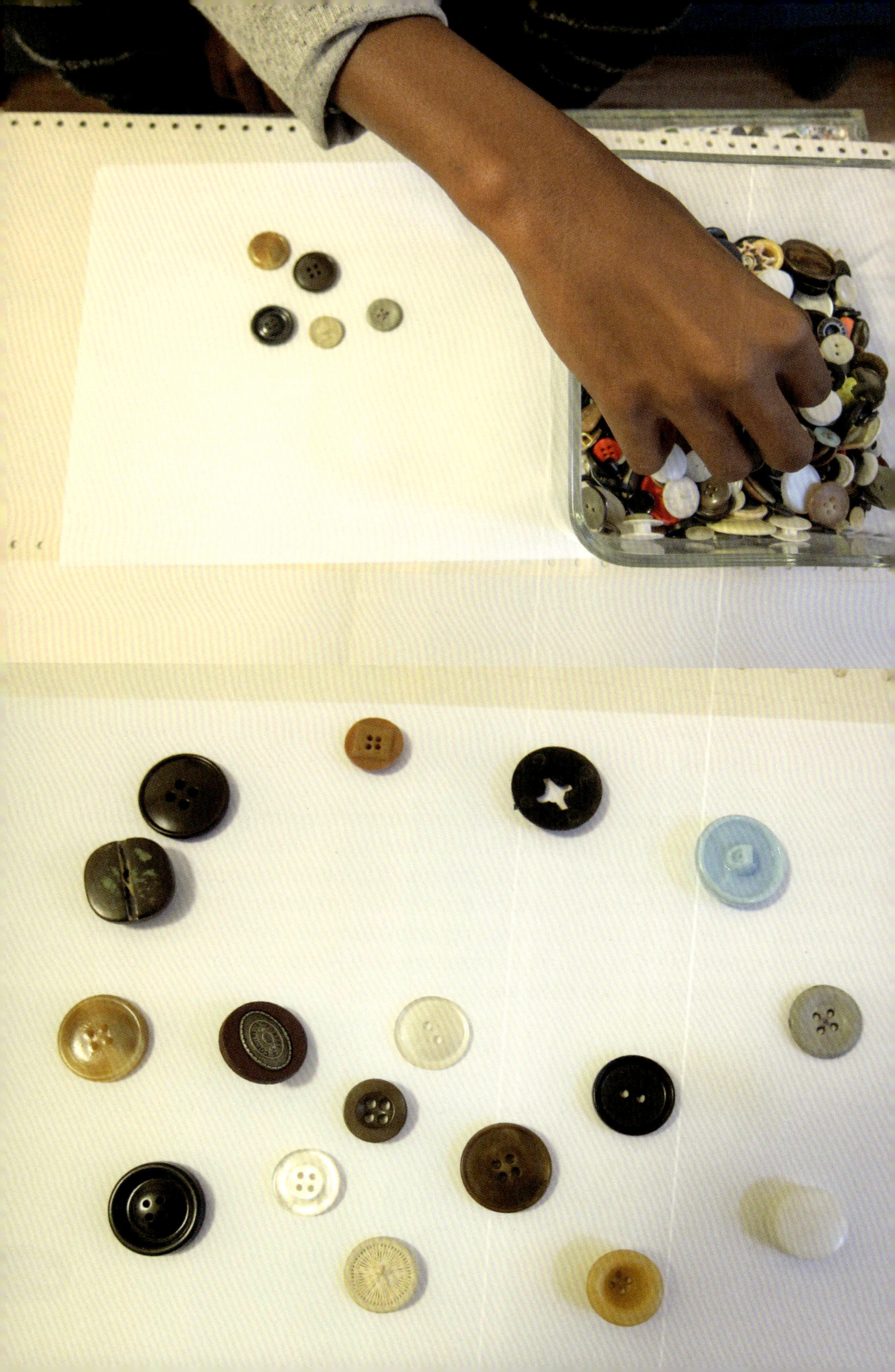

Nachdem er ganz sicher war, dass die Wahl „seines“ Knopfes gut war, bat ich ihn, aus dem Fundus noch mehr Knöpfe zu wählen, und zwar für das, was ihm im Moment wichtig ist, das können Menschen, Institutionen, Tiere u.v.a.m. sein. Dani überlegte gar nicht lange und begann eifrig nach „passenden“ Knöpfen zu suchen, die er zunächst ohne erkennbares System auf das Blatt legte. Dani nahm sich viel Zeit dazu und es war zu erkennen, dass er das ernst nahm und ihm viele Knöpfe wichtig waren.

Nachdem er relativ viele Knöpfe ausgewählt hatte, begann er die Knöpfe auf dem Bild überlegt zu gruppieren. Dazu brauchte er einige Zeit, denn Nähe und Distanz zwischen den Knöpfen, die aus seiner Sicht notwendig waren, waren eine Herausforderung für ihn und er machte es sich nicht leicht. Den größten Teil der Knöpfe gruppierte er in einem großen Kreis, ergänzt mit einem halben Innenkreis. Dani befand sich im Außenkreis, seinen Bruder (den weiße Knopf) legte er ins Zentrum. Er begründete dies damit, dass sein Bruder im Moment, auf Grund seines pubertären Verhaltens, für seine Eltern nicht immer leicht zu ertragen ist, wobei Dani – er ist um einiges jünger – nur schwer verstehen kann, warum sein Bruder zur Zeit gegen alles und jedes ist, was nur irgendwie mit Autorität zu tun hat. Die Eltern legte Dani neben sich. Der Großteil der Knöpfe repräsentiere aber das, was für Dani im Moment am allerwichtigsten ist, und das sind seine Freunde. Lächelnd stellte er fest, dass diese im Moment Hälfte – Hälfte sind, nämlich fünf Mädchen und fünf Burschen, wobei er seine beiden besten Freunde, die ihm im Moment ganz, ganz wichtig sind, hervor hob. Was Dani aber feststellte war, dass es auf dem Bild ziemlich „zugeht“, es kaum Ordnungen gibt und eine Orientierung daher nicht immer ganz leicht ist.

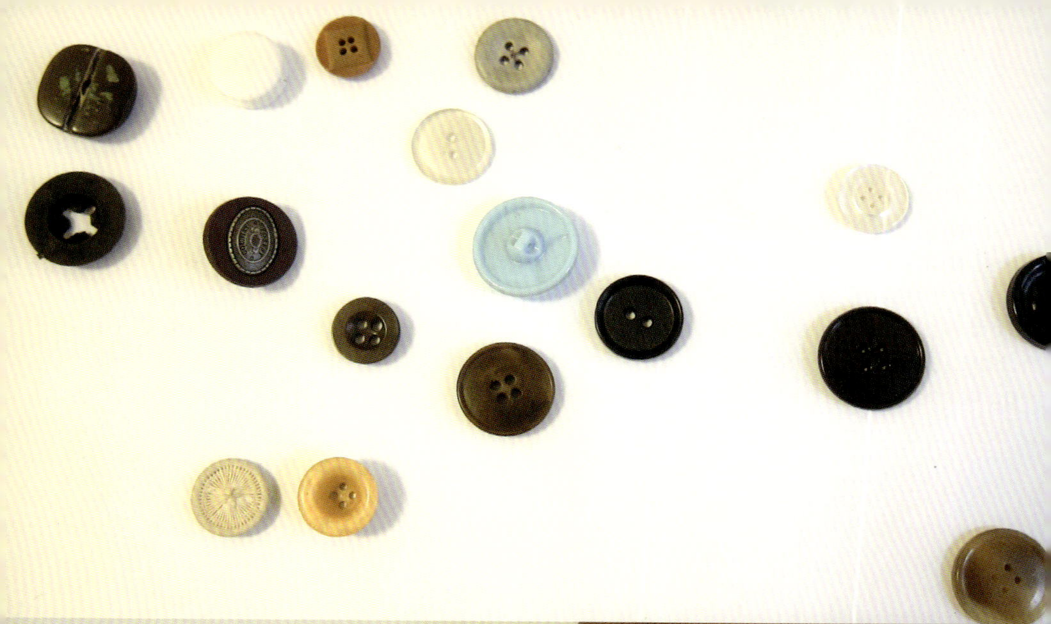

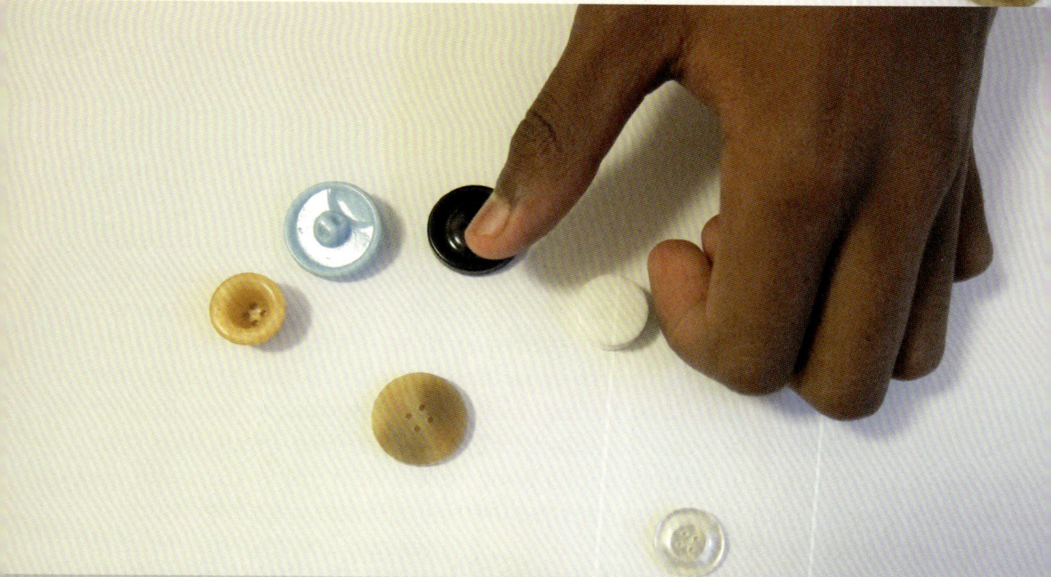

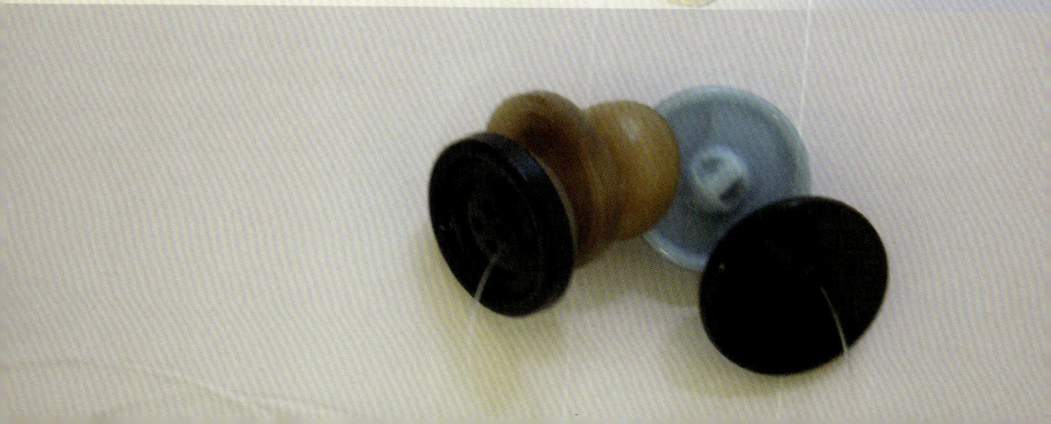

Im Dialog erarbeiteten wir, wie es für Dani entlastender sein könnte. Das erste, was er machte, er schaffte sich mehr Freiraum, die Eltern stellte er auf mein Anraten hinter sich, was er auch – in Wirklichkeit – so empfindet, denn er erwähnte, dass er sich darauf sicher verlassen kann, dass die Eltern immer hinter ihm stehen werden, auch wenn er Blödsinn macht. Neben sich legte er den Knopf, der seinen Bruder repräsentiert, den er unendlich liebt, auch deshalb, weil er immer schon da war - Zeit seines Lebens, also ewig. Vor sich selbst gruppierte er seine besten Freundinnen und Freunde, die er aber nicht nur als „Freunde" sieht, sondern auch als Ressource für seine Zukunft, denn in Danis Vorstellung werden sie alle einmal, so wie er, tolle Berufe haben und dann können sie einander weiterhin unterstützen, so wie es Dani jetzt auch empfindet. Dani war mit den realen und den vorgestellten Bildinhalten zufrieden.

Zum Abschluss fragte ich Dani, ob er sich einige Knöpfe behalten wolle um sie nach Hause mitzunehmen. Ja – das wollte er, er suchte sich die aller aller wichtigsten Knöpfe aus. Das waren er, seine Eltern, sein Bruder und die beiden besten Freunde.

Das Angebot, die wichtigsten Knöpfe aufzufädeln, damit sie beisammen sind und er keinen verliert, nahm Dani gerne an.

Gedanken: Vor vielen Jahren habe ich von einer aufgelassenen Näherei einen großen Sack mit vielen Kilos an Knöpfen geschenkt bekommen. Eigentlich war ich damals ziemlich verzweifelt, weil ich nicht wusste, wo und wie ich sie unterbringen sollte. Mehr aus Verlegenheit stellte ich in meiner Praxis ein Gefäß mit Knöpfen auf, so nach dem Motto, irgendwann werden sie schon verarbeitet werden.

Für viele meiner Klienten hatte dieses Glas einen großen Aufforderungscharakter und sie begannen oft so ganz beiläufig darin herumzugraben und ungefragt erzählten sie dabei mir dann Geschichten aus ihrem Leben, die meist mit Omas Knopfkisten zu tun hatten.

Irgendwie kam es dann, dass vor allem Kinder sich „schöne" Knöpfe aussuchten und sie behalten wollten. Daraus entwickelten sich die „Minifamilienknopfaufstellungen".

Diese „Knopfaufstellungen" werden meist als liebenswertes Spiel betrachtet, in der Figurenbeweglichkeit ein bisschen wie ein Schachspiel, denn es kann verschoben, gesprungen, verrückt u.v.a.m. werden, es spielen nicht nur Menschen mit, sondern alles, was im Moment wichtig ist, das können Familienmitglieder, Freunde, Länder, Gebäude, Schulen, aber auch geliebte oder ungeliebte Tiere u.v.a.m. sein.

Für Dani waren es seine Eltern, sein Bruder und vor allem seine Freunde, die ihm im Moment sehr wichtig sind. Er unterstrich damit die Wichtigkeit von Freundschaften, was auch bedeutet, anerkannt und geschätzt zu werden. Was ihm aber durch das Spiel aufgefallen ist, war, dass wenn Generationen „vermischt" sind, z.B. Eltern und Kinder, es ein ziemliches Durcheinander geben kann, was ihn in seiner Darstellung nicht nur verunsicherte, sondern auch stresste.

Nach dem Umlegen der Knöpfe schien das Bild für ihn dann eine akzeptable Ordnung zu haben. Drei Veränderungen durch die Umstellungen haben ihn besonders beeindruckt, dass wie schon erwähnt seine Eltern hinter ihm stehen, sein Bruder neben ihm und seine zwei besten Freunde ganz nah bei ihm.

Zukunft

Material: eine Menge von Karten, die ich einmal entworfen und hergestellt habe, sie bestehen aus Bildern und den dazu passenden Titeln, wie z.B. Arbeit, Liebe, Freude, Trauer, Vertrauen, Vater, Mutter, Wasser, Feuer u.v.a.m.

Methode: Vom Klienten werden aus der Menge dieser Karten diejenigen ausgesucht, die ihn in irgendeiner Art und Weise ansprechen, die anderen werden ausgeschieden. Nachdem in der Regel immer sehr viele Karten ausgesucht werden, ersuche ich die Klienten, sich auf ca. 10 zu beschränken, damit es nicht zu unübersichtlich wird. Dies ist für die Klienten meistens eine schwierige Aufgabe. Die gewählten Karten werden dann besprochen, vor allem warum sie wichtig sind, und dann sollen sie der Vergangenheit, der Gegenwart und der Zukunft zugeordnet werden.

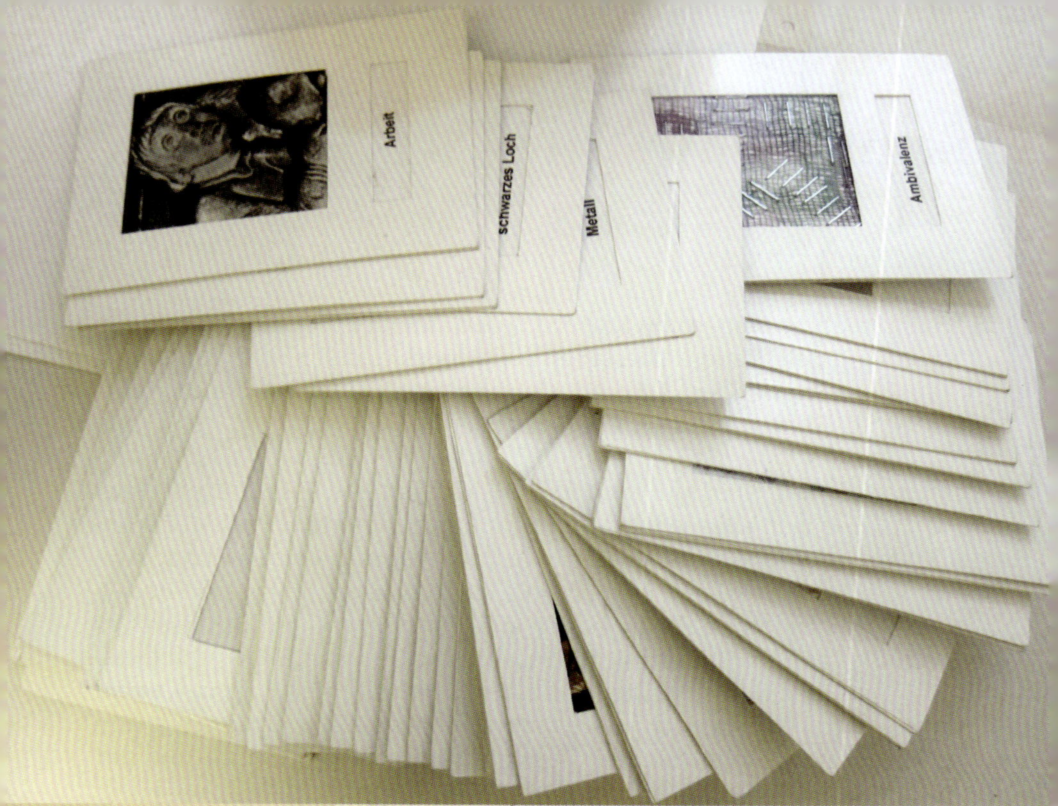
Arbeit
Schwarzes Loch
Metall
Ambivalenz

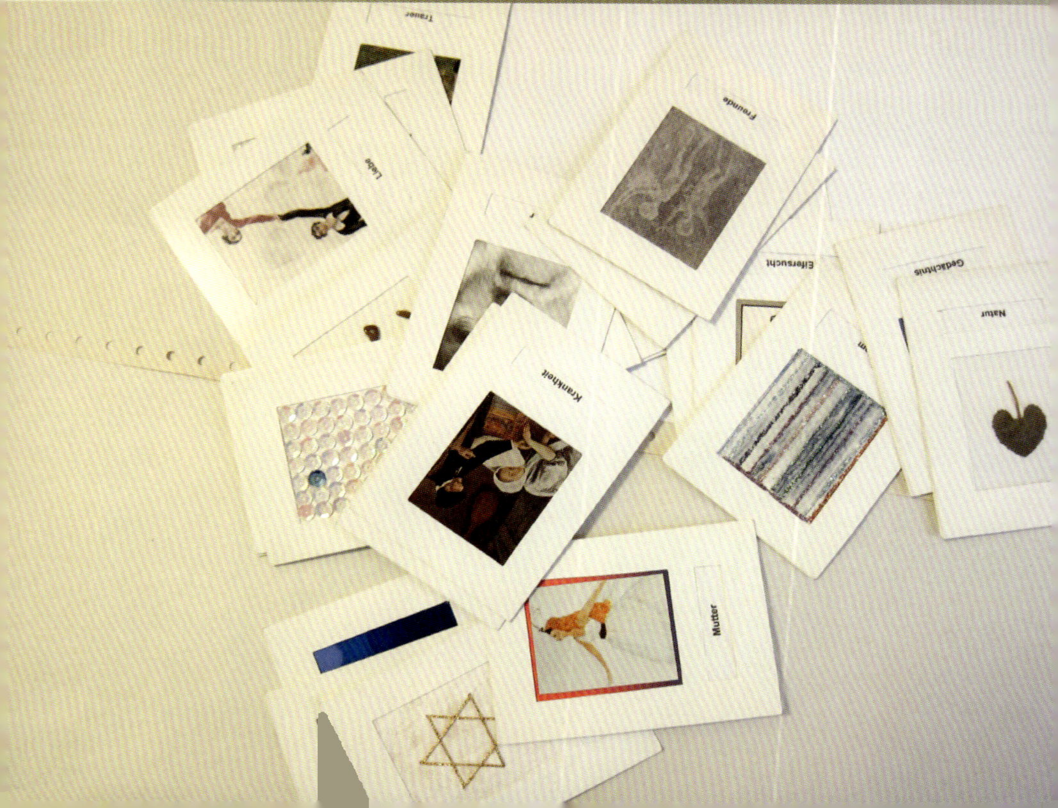
Trauer
Freunde
Liebe
Eifersucht
Gedächtnis
Natur
Krankheit
Mutter

Die Karten begann Dani in seiner besinnlichen Art eine nach der anderen anzuschauen und nach Wichtigkeit zu bewerten und auszusuchen.

Dani ließ sich dazu viel Zeit, er suchte aus, was ihm wichtig war, und trennte diese von denen, die ihm unwichtig waren. Das war nicht leicht für ihn, denn er hatte zu viel zu vielen Karten passende Assoziationen, sortierte aber dann doch etwa die Hälfte als unwichtiger aus.

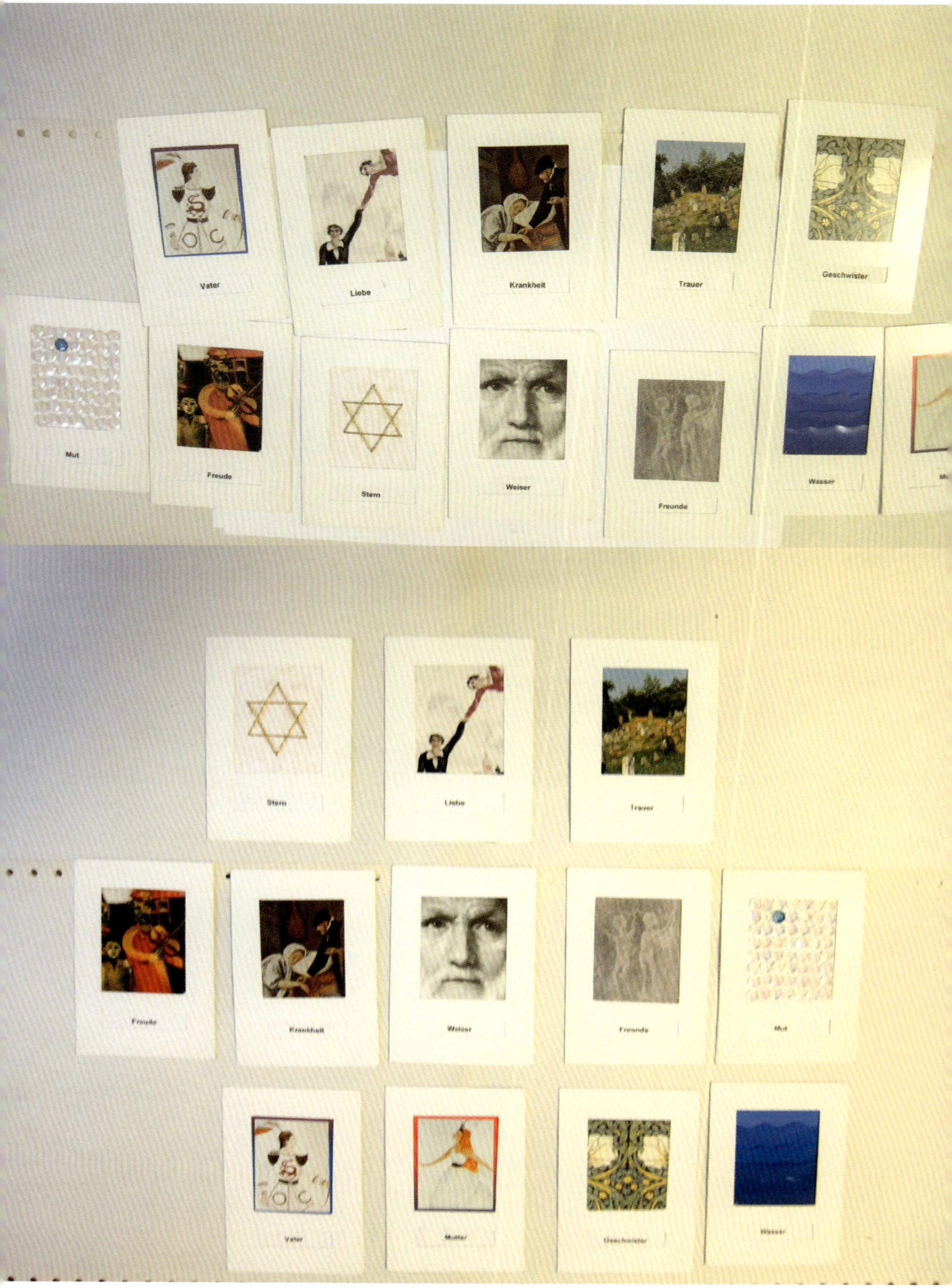
Vater
Liebe
Krankheit
Trauer
Geschwister
Mut
Freude
Stern
Weiser
Freunde
Wasser
Stern
Liebe
Trauer
Freude
Krankheit
Weiser
Freunde
Mut
Vater
Mutter
Geschwister
Wasser

Ich bat ihn dann, noch einmal zu reduzieren und wirklich nur die ganz wichtigen zu behalten. Dann sortierte Dani noch einmal aus, aber 12 waren für ihn ganz wichtig und er wollte sich von keiner dieser Karte mehr trennen. Er entschied sich für die Karten mit den Titeln: Vater, Liebe, Krankheit, Trauer, Geschwister, Mut, Freude, Stern, Weiser, Freunde, Wasser, Mutter.

Ich fragte Dani, ob es ihm möglich wäre, die 12 Karten danach aufzuteilen, was ihm in der Vergangenheit wichtig war, was ihm jetzt in der Gegenwart wichtig ist und was er glaubt, was ihm in der Zukunft wichtig sein wird. Dazu brauchte Dani gar nicht lange, da war er sich ziemlich sicher.

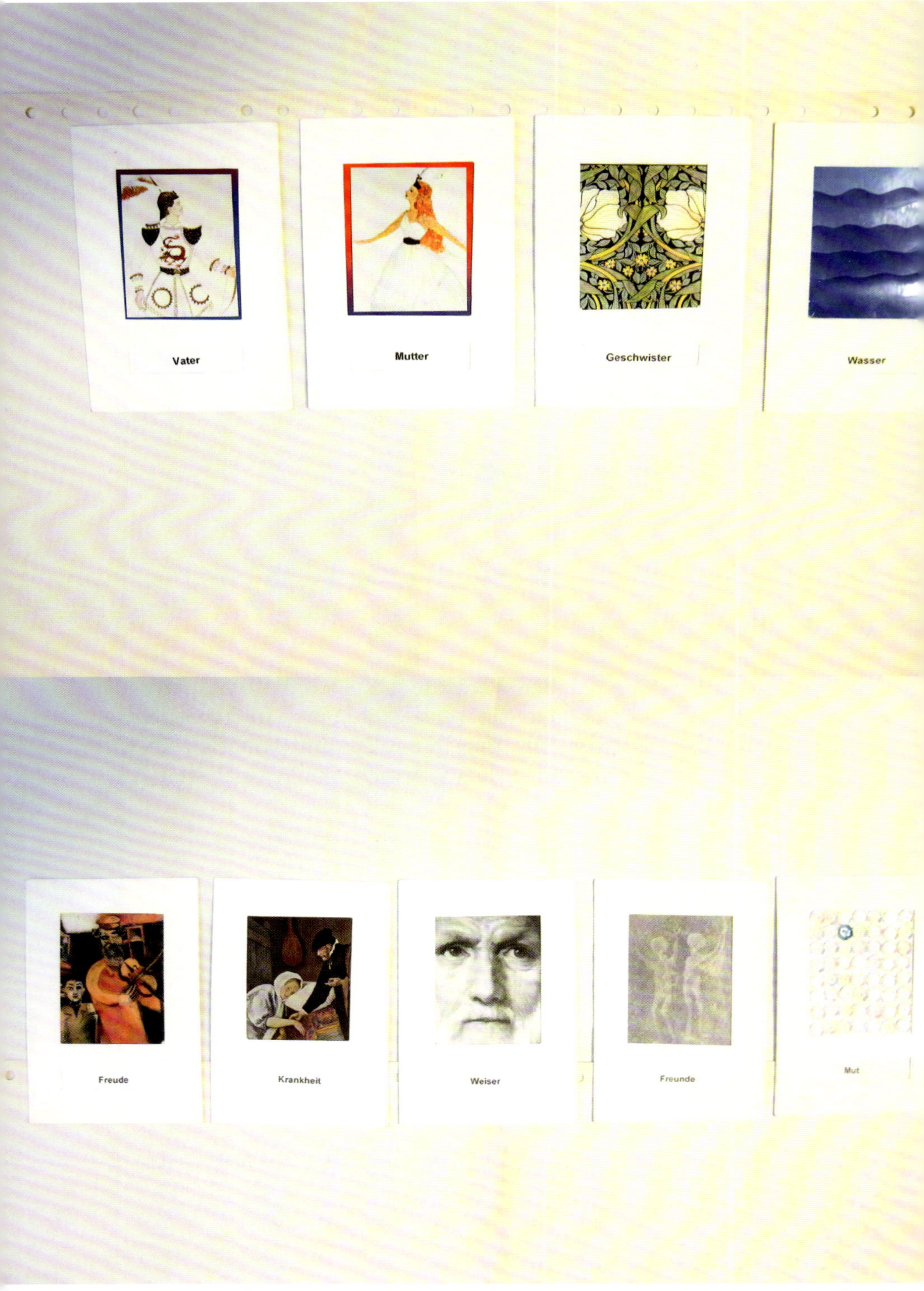
Vater
Mutter
Geschwister
Wasser
Freude
Krankheit
Weiser
Freunde
Mut

In die Vergangenheit legte er Vater, Mutter, Geschwister und Wasser. Seine Begründung dafür war, seine Eltern und seinen Bruder kennt er Zeit seines Lebens, sie sind die längste Vergangenheit, die er sich vorstellen kann. Und Wasser wird immer gebraucht und ohne Wasser kann nichts und niemand leben, deshalb entschied er sich für Wasser, das es immer und überall gibt. Und immer gab.

Für die Gegenwart wählte er die meisten Karten, denn sie ist ihm natürlich am wichtigsten. „Denn es ist ja immer nur jetzt". Die getroffene Auswahl fiel auf „Freude", „Krankheit", „Weiser", „Freunde" und „Mut", all das ist Dani im Moment sehr, sehr wichtig.
„Freude und Feiern" liebt Dani, das brauchte auch nicht weiter besprochen werden.
Zur Karte „Krankheit" meinte Dani, dass er schon manchmal erfahren musste, dass Gesundheit keine Selbstverständlichkeit ist, dass es Krankheit auch schon bei jungen Menschen gibt und dass Gesundheit eine Gnade ist, die man sich nur wünschen kann, sie aber keine Selbstverständlichkeit ist.

Zu Karte „Weiser" erklärte Dani, dass ihm Bildung wirklich wichtig ist, dass er lernen möchte um nicht nur „gescheit" zu sein, sondern dies immerzu erweitern möchte, um einmal einen tollen Beruf ergreifen zu können. Wobei ihm Geld verdienen nicht reicht, sondern er möchte auch einmal etwas bewirken, und dies scheint ihm im Moment mehr wert zu sein, als nur viel Geld zu verdienen.

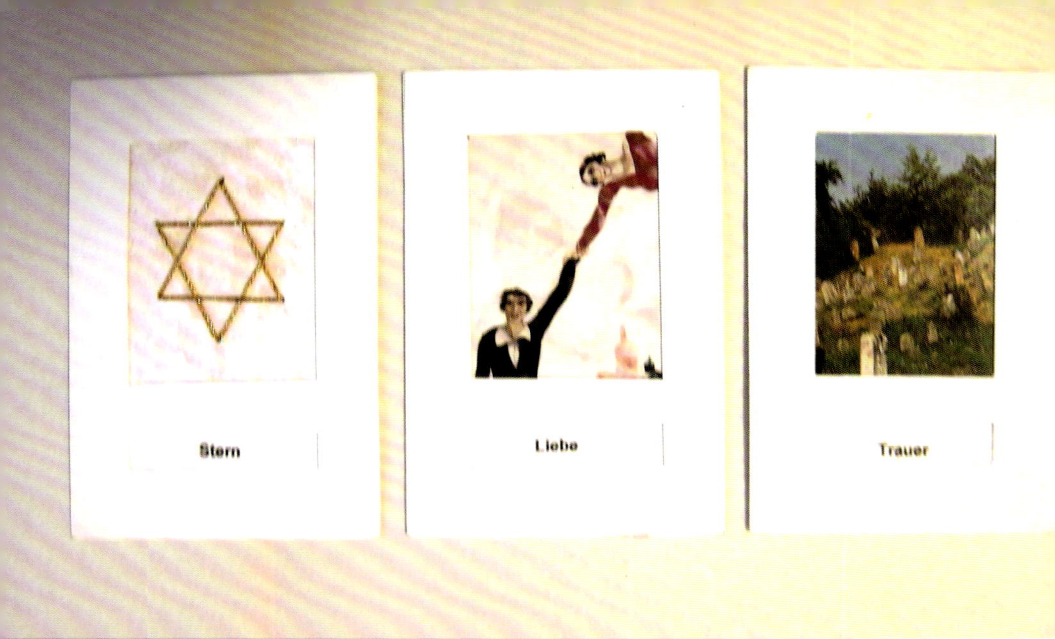
Stern
Liebe
Trauer

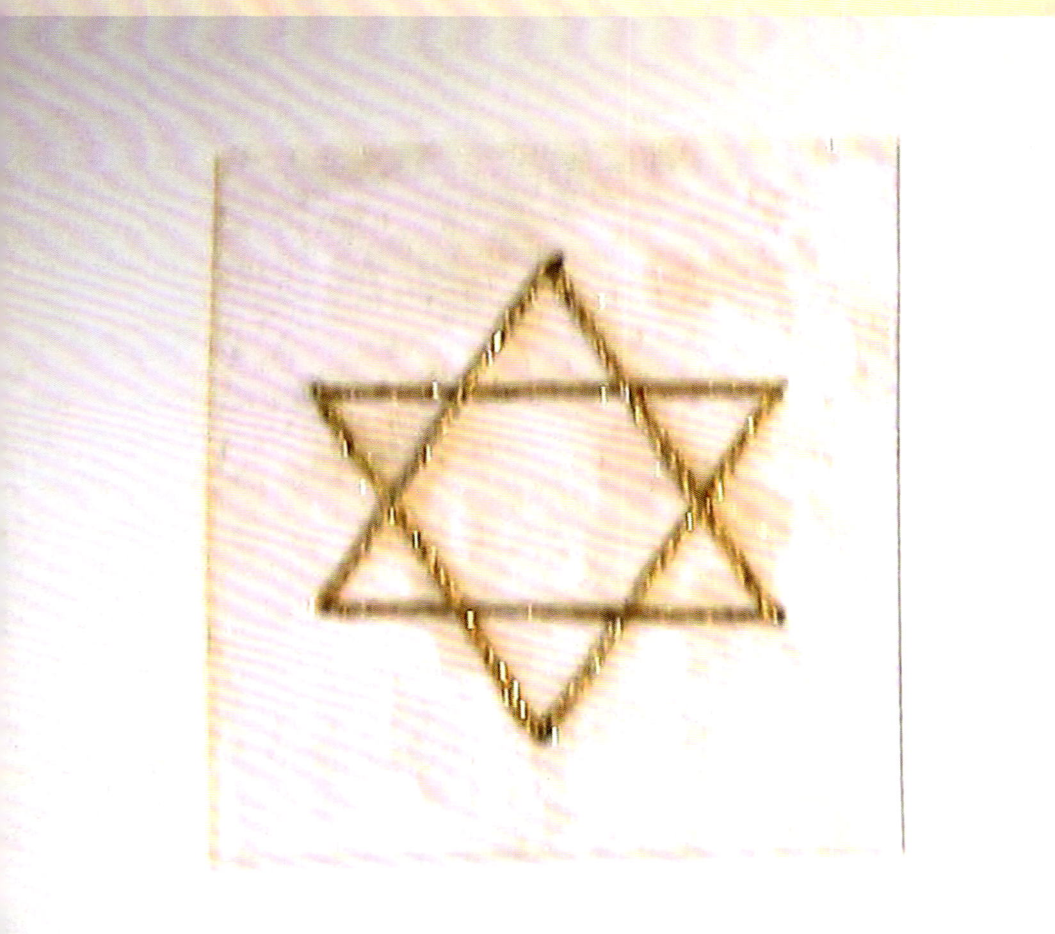

Für die Zukunft wählte er „Trauer“, „Liebe“ und „Stern“. „Trauer“ deshalb, weil er schon erleben hat müssen, dass Menschen gestorben sind, Menschen verzogen sind, Freundschaften sich aufgelöst haben, all das hat bei ihm mit Trauer zu tun und er meinte sehr richtig, dass ihn dies ein ganzes Leben lang begleiten wird. Mit Liebe interpretierte Dani nicht nur die Liebe zu einer möglichen Partnerin in Zukunft, sondern die Liebe zu vielem, zu vielen Freunden, zur Familie, zur Arbeit, zur Natur, zum Sport, zu schöner Kleidung und zu vielem, was man lieben kann. Zur letzten Karte äußerte er den Wunsch, dass alles das und noch viel mehr unter einem guten Stern stehen möge.

Nur Träumer werden die Sterne erreichen,
stand am Beginn dieser Arbeit,
vielleicht ist es aber so,
dass die Sterne den Träumern auch entgegenkommen.

Abschlussgedanken

In diesem Buch habe ich Methoden aufgelistet, die eines gemeinsam haben, sie sind einfach auszuführen, einfach zu handhaben und das Material ist einfach zu beschaffen. Meiner Vorstellung nach empfinde ich Methoden als Türöffner, die es dem Klienten möglich machen, zu Verborgenem, zu Verschleiertem, zu Schönem, zu Vergessenem, zu Angenehmem, zu vernachlässigten Aspekten in seiner Seele vorzudringen. Der Türöffner stößt nicht auf, erschreckt oder überrascht nicht, denn das könnte unangenehm sein. Durch die Methode wird angeklopft und erst wenn man hereingebeten wird, gleich einem erwarteten Gast, dann lässt sich die Türe öffnen.

Dani hat dies bei den methodisch so unterschiedlichen Arbeiten in beeindruckender Weise gezeigt. Er hat gemalt, geschnitten, geklebt, gerissen, gezeichnet, gehämmert u.v.a.m. und weil die Methoden so einfach waren, standen sie nicht im Vordergrund, sondern Dani wurde es durch sie möglich, seinen inneren Monologen zu lauschen, diese anzuhören, sie ernst zu nehmen und sie auch auszusprechen. Das Arbeiten mit den Materialien war für ihn so einfach, so spannend, dass er das „Machen" nicht beachten musste, denn seine Hände formten, zeichneten, malten, klebten, hämmerten das, was ihnen bzw. ihm sein Herz mitteilte. Viele Geschichten, Ereignisse durften dadurch sich formen, in Abwandlungen, je nach Bedürfnis, so wie er sie im Moment empfand. Dani zeigte auch, dass ein und dieselbe Geschichte, ein und dasselbe Erlebnis so oder anders gesehen werden kann, dass es Verwandlungen gibt, die oft an „Zauberei" grenzen. Denn ein und dasselbe Erlebnis kann man im Lichte der Belastung oder der Bereicherung sehen, weil Erlebnisse wandelbar sind und sich verwandeln lassen. Zeichnen und Spielen sind verwandt (Winnicott), Dani zeigte dies in vielen seiner Arbeiten. Durch die Ausführung der unterschiedlichen Methoden wurde es ihm möglich mit seinen Geschichten zu spielen, um sie zu verbessern oder anders zu gestalten, sie zu verändern u.v.a.m. Durch die angebotenen Methoden hatte er einen Schlüssel gefunden, der ihn befähigte zu verändern, um einen Zugang und Verständnis für etwas zu finden, was vorher im Dunkeln lag.

Die unterschiedlichen Methoden, die ich beschrieben habe und die Dani so genial ausgeführt hat, all diese sind – sofern der Klient das zulässt – nicht nur Wege zu bestimmten Türen, sondern auch die passenden Öffner, dadurch kann es dem Klienten möglich werden, aktiv in etwas einzugreifen, auch wenn es vergangen ist, und dadurch die Freiheit zu bekommen, Gedanken, Empfindungen, Angenehmes, Unangenehmes anzunehmen oder abzulehnen.

Die entstandenen Bilder, Werke, Arbeiten wurden zu vielen, vielen Schlüsseln, die Dani sich selbst zum Geschenk gemacht hat, denn er hat sie in seinen Werken erschaffen. Und er ist auch der alleinige Besitzer dieser Schlüssel, er hat die Freiheit zu öffnen oder zu schließen, jemanden eintreten zu lassen oder jemanden auszusperren und sich genau anzuschauen, wer würdig ist, ein gebetener Gast zu sein.

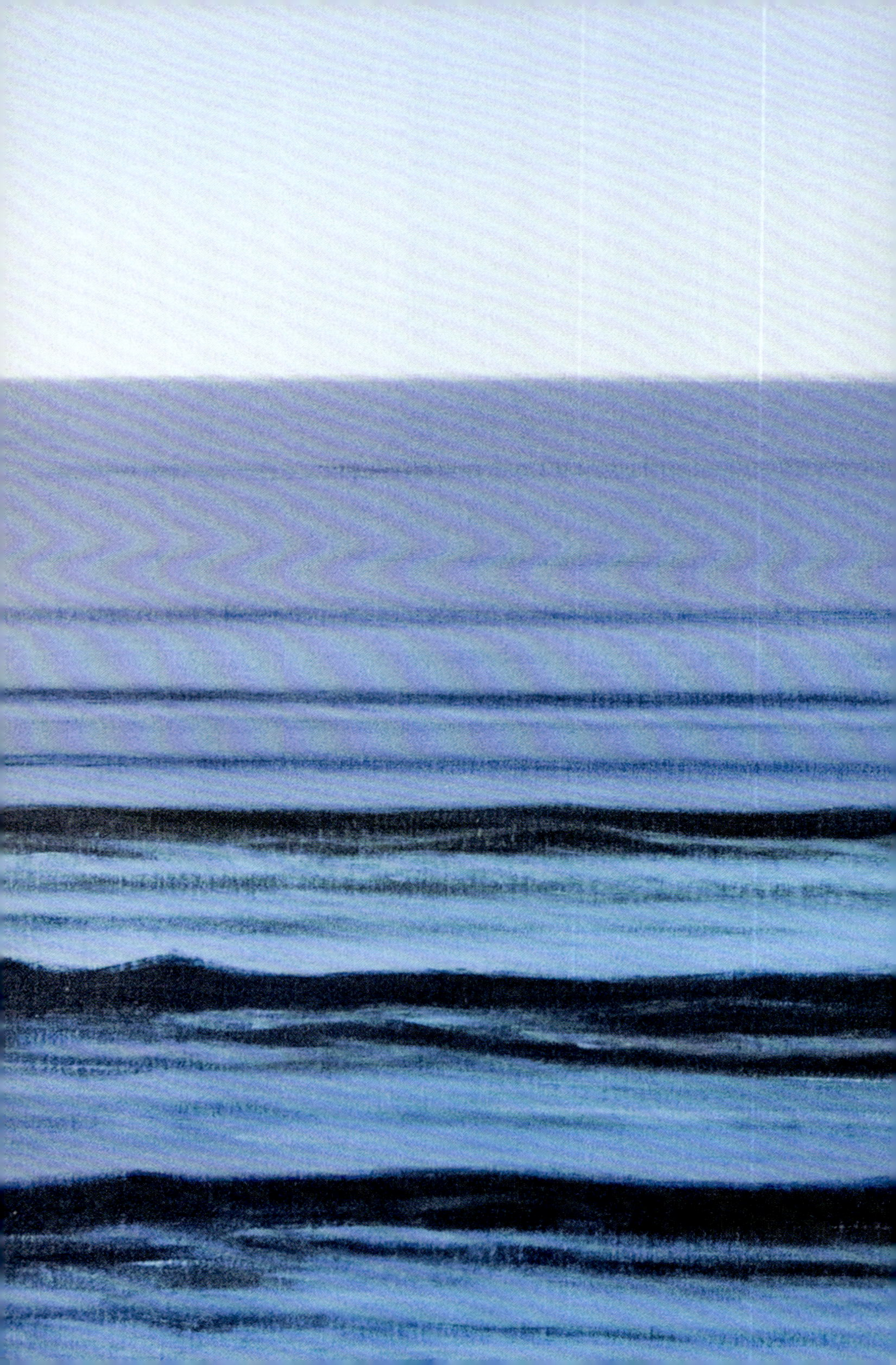

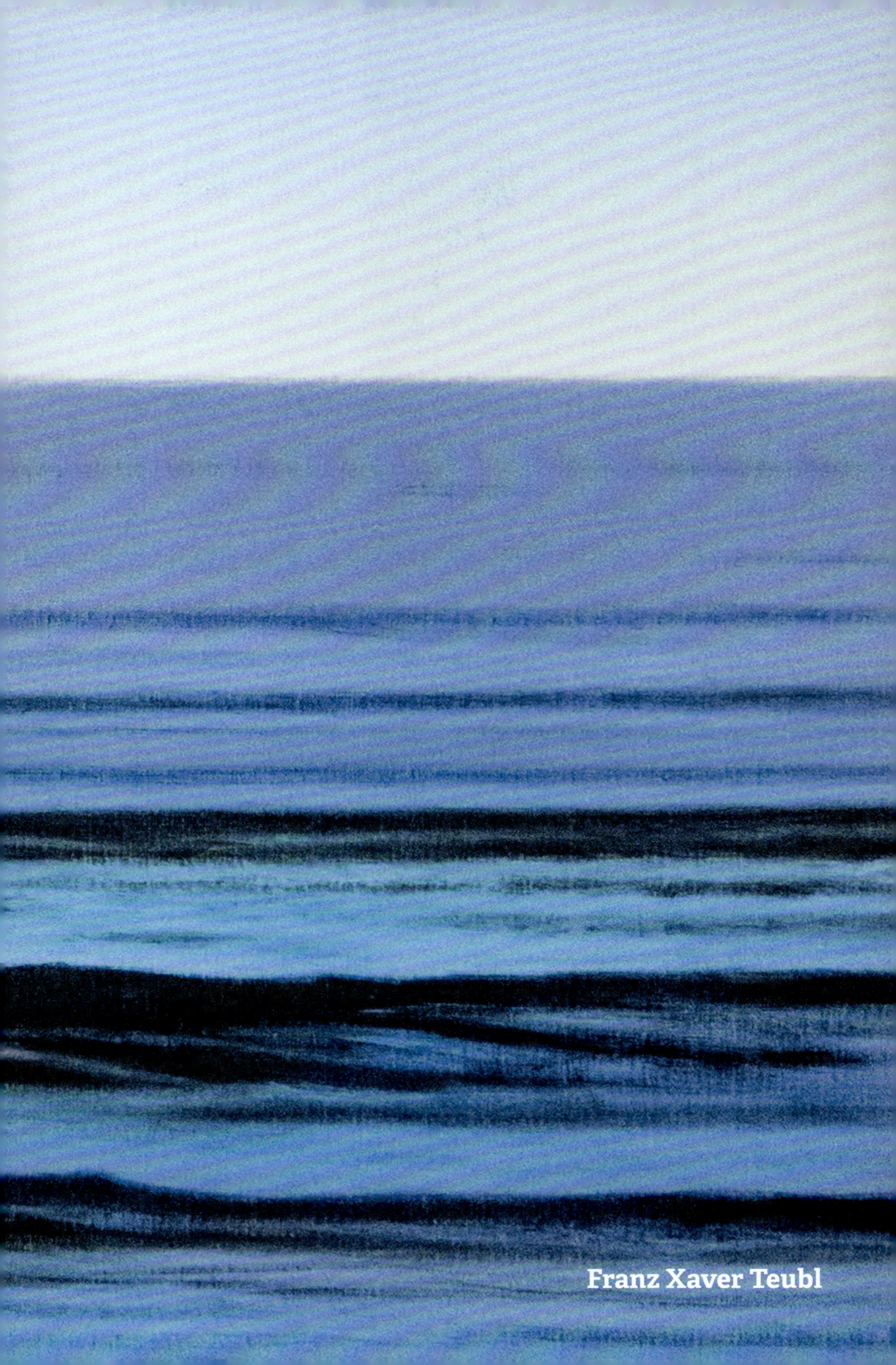
Franz Xaver Teubl

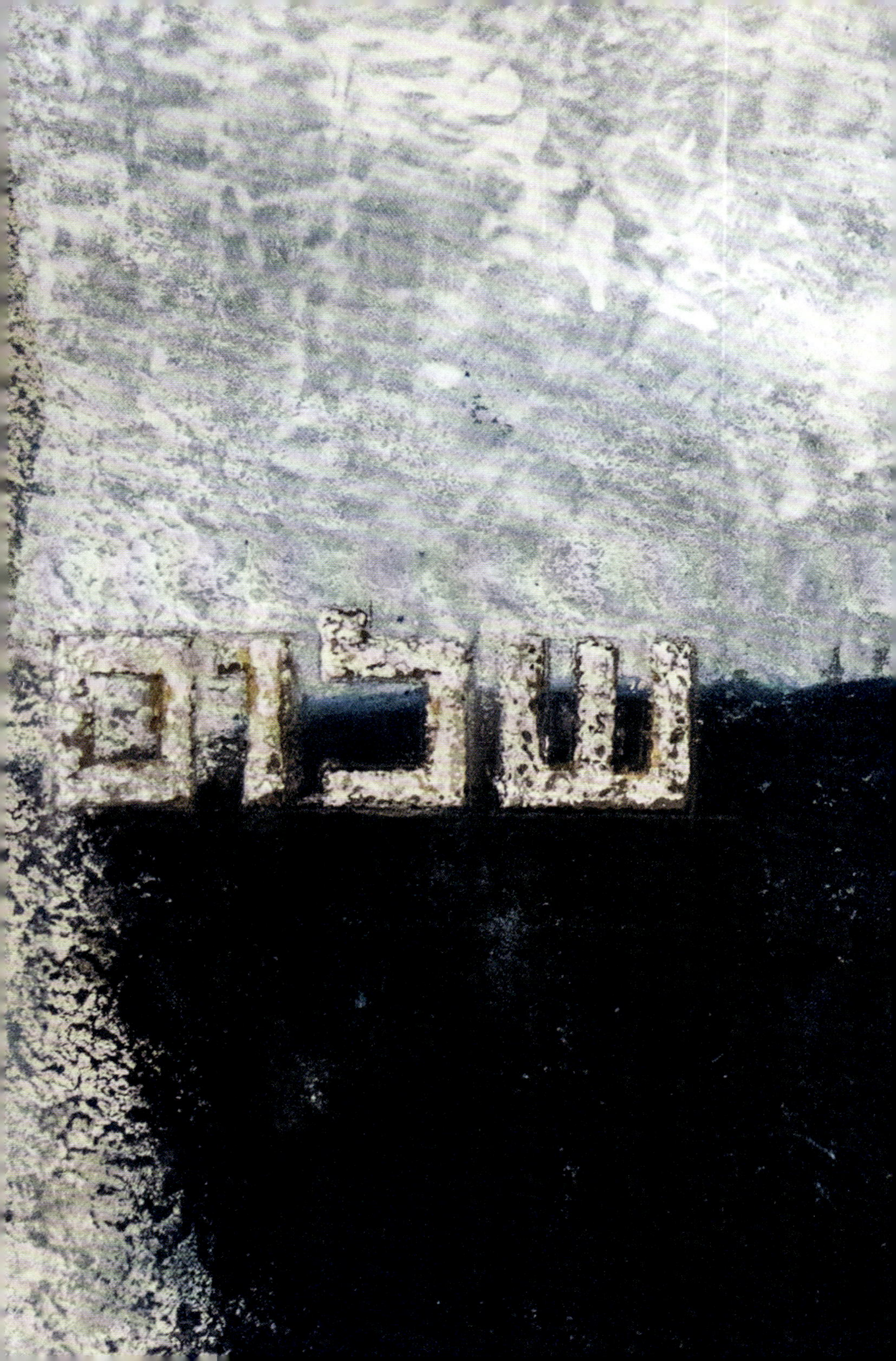
שלום

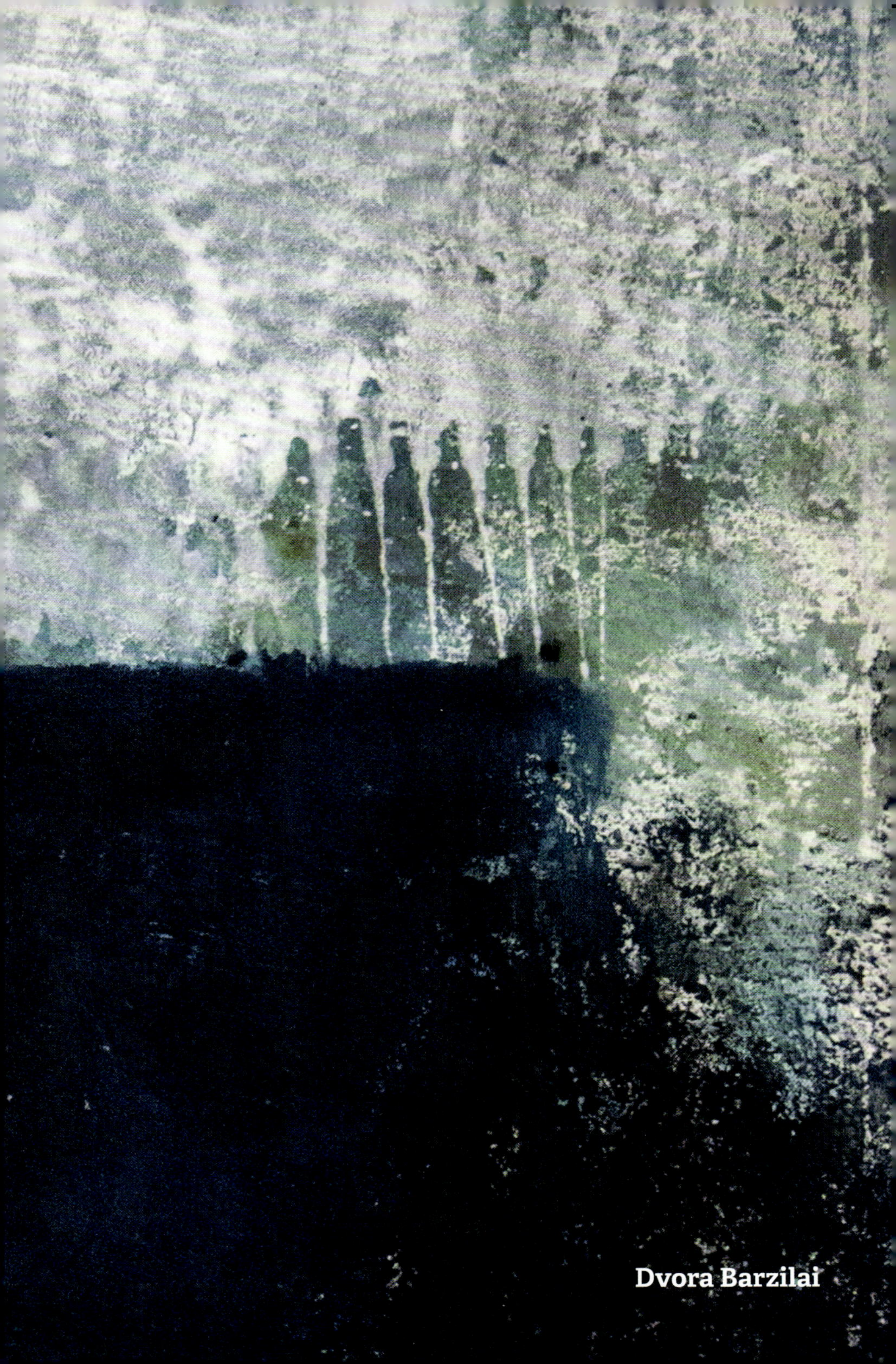

Dvora Barzilai